协和护考

全国护理学中级（主管护师）资格考试优选卷

专业实践能力
[社区护理学亚专业]
优选卷（一）

中国协和医科大学出版社
北　京

专业实践能力［社区护理学亚专业］
优选卷（一）

【A1 型题】

1. 关于母乳喂养的护理，错误的是
   A. 产后30分钟内开始哺乳
   B. 哺乳前洗净双手
   C. 喂奶完后婴儿以右侧卧位为佳
   D. 乳汁不足者，可增加哺乳次数
   E. 乳胀时可用温热毛巾湿热敷并按摩乳房
2. 外阴鳞状细胞癌的主要表现为
   A. 疼痛
   B. 溃疡
   C. 出血
   D. 尿频
   E. 外阴瘙痒
3. 临产的重要标志
   A. 有规律子宫收缩
   B. 破膜
   C. 不规律子宫收缩
   D. 腹痛
   E. 胎心音加快
4. 学龄前期的保健要点不包括
   A. 防治弱视
   B. 预防学习疲劳
   C. 培养良好的生活习惯
   D. 定期体格检查
   E. 发展身心健康
5. 对青少年进行健康教育，最常用的方式是
   A. 启发式教育
   B. 示范性教育
   C. 矫正性教育
   D. 预警式教育
   E. 从众性教育
6. 不属于社区护理服务的特点的是
   A. 综合性
   B. 专业性
   C. 突出性
   D. 高效性
   E. 可及性
7. 关于流行病学中的现况研究，描述错误的是
   A. 又称为横断面研究
   B. 包括普查和筛查2种类型
   C. 可提供疾病致病因素的线索
   D. 不能验证病因与疾病的因果关联
   E. 是描述性研究中应用最广泛的方法
8. 子宫内膜癌最典型的临床症状为
   A. 绝经后阴道出血
   B. 接触性出血
   C. 月经量过多
   D. 不规则阴道流血
   E. 血性白带
9. 关于雌激素替代疗法的优点，错误的说法是
   A. 减轻围绝经期症状

B. 预防脑血管疾病

C. 预防心血管疾病

D. 预防骨质疏松

E. 预防乳腺癌

10. 社区护理研究中的伦理原则不包括

A. 优先原则

B. 自律原则

C. 善行原则

D. 无害原则

E. 公正原则

11. 有关社区护士基本条件的描述正确的是

A. 必须是护理本科毕业

B. 从事护理工作3年以上

C. 有护士执业资格，但不必注册

D. 必须通过学校设置的社区护士岗位培训

E. 必须通过卫生行政部门规定的社区护士岗位培训

12. 细菌性肝脓肿的主要症状是

A. 恶心、呕吐

B. 黄疸

C. 右上腹肌紧张

D. 局部皮肤凹陷性水肿

E. 寒战、高热，肝区疼痛，肝大

13. 下列不属于癌前病变的是

A. 黏膜白斑

B. 慢性宫颈炎

C. 乳腺炎

D. 慢性萎缩性胃炎

E. 皮肤慢性溃疡

14. 下列有关帕金森病的叙述正确的是

A. 多起病于青壮年

B. 继发性中枢神经系统变性

C. 女性患病较多

D. 活动时手指震颤明显，精细动作困难

E. 呈现典型的慌张步态，转弯动作分解

15. 开展社区康复护理首先应

A. 普查社区内所服务对象的基本情况

B. 组织服务对象参加娱乐活动

C. 对服务对象及家属进行健康教育

D. 配合实施各种康复治疗

E. 指导家庭及社区改造环境

16. 制订社区护理目标时，描述错误的是

A. 应以服务对象为中心

B. 应是可实现、可测量的

C. 可分为长期目标和短期目标

D. 一个护理诊断只能有一个目标

E. 目标陈述中要包括评价日期和时间

17. 服用磺胺类药物后，护士应嘱患者多饮水的原因是

A. 避免难以溶解，妨碍吸收

B. 减轻服药引起的恶心

C. 增加药效

D. 避免损害肝功能

E. 避免尿中结晶堵塞肾小管

18. 关于人际沟通的特征，描述错误的是

A. 人际沟通是整体信息的交流

B. 人际沟通以改变对方的行为为目的

C. 人际沟通注重信息的反馈和人际互动

D. 人际沟通信息的内容和关系必须保持一致

E. 人们可根据自己的意志控制人际沟通的发生与否

19. 成人胸外心脏按压的深度和频率为

A. 1~3cm，80~100次/分

B. 2.5~4.0cm，80~100次/分

C. 4~5cm，80~100次/分

D. 2.5~4.0cm，100次/分

E. 5~6cm，100~120次/分

20. 下列哪项尚不属于临终者的权利

A. 有权要求不在孤独中死去

B. 有权参与接受相关照顾的决定

C. 有权要求安乐死

D. 有权用自己的方式表达对死亡的感受

E. 有权要求死后遗体受到尊重

21. 下列属于社区人群预防冠状动脉粥样硬化性心脏病（冠心病）的一级预防是

A. 康复护理

B. 病情急变的抢救

C. 建立健康生活方式

D. 社区人群的监测和发病筛选

E. 并发症的预防和治疗

22. 关于流行病学中的病例对照研究，描述错误的是

A. 可建立病因假设

B. 需要的样本量较小

C. 适用于罕见病研究

D. 可得出因果关系的结论

E. 可为进一步队列研究提供线索

23. 下列有关消化性溃疡流行病学特点的描述，正确的是

A. 我国十二指肠溃疡和胃溃疡的发病率相同

B. 女性和男性之比为（3~4）:1

C. 胃溃疡的最高发病率较十二指肠溃疡约早10年

D. 具有季节性，初发或复发均以冬春寒冷季节多发

E. 60岁以上老年人一般不发病

24. 下列属于独立性护理措施的是

A. 静脉输液

B. 插导尿管

C. 配合心理医生进行心理治疗

D. 与居民共同制订社区健康教育计划

E. 与营养师共同为居民制订饮食处方

25. 下列不属于家庭内资源的是

A. 经济支持

B. 维护支持

C. 情感支持

D. 结构支持

E. 医疗资源

26. 生物性致病因子是

A. 酗酒

B. 放射线

C. 甲醛

D. 噪声

E. 病毒

27. 不属于家庭咨询内容的是

A. 婚姻咨询

B. 子女教育问题

C. 家庭关系问题

D. 家庭经济问题

E. 家庭遗传学咨询

28. 有关家庭病床的描述，错误的是

A. 分为医疗型、康复型和综合型3种

B. 是我国开展居家护理工作的主要形式

C. 以患者家庭为基本医疗单位设立

病床

D. 护理对象包括急、慢性病患者及临终者

E. 社区护士按医嘱上门执行护理和治疗措施

29. 下列对社区卫生服务的描述中，正确的是

A. 社区卫生服务的对象是社区中的患病人群

B. 社区卫生服务的地点是社区医院

C. 社区卫生服务提供的时间，应适应居民的需求

D. 当居民的健康问题得到解决后，社区卫生服务即可停止

E. 社区卫生服务的内容是对居民进行健康教育

30. 不属于心脏压塞常见症状的是

A. 心律失常

B. 呼吸困难

C. 血压下降，中心静脉压升高

D. 心音遥远

E. 颈静脉怒张

31. 根据《中华人民共和国传染病防治法》规定，梅毒属于乙类传染病，要求

A. 发现后 12 小时内上报

B. 发现后 24 小时内上报

C. 在城镇发现后 2 小时内上报，农村不超过 6 小时

D. 在城镇发现后 6 小时内上报，农村不超过 12 小时

E. 在城镇发现后 12 小时内上报，农村不超过 24 小时

32. 外科急腹症的特点是

A. 先腹痛，后发热、呕吐

B. 排便后腹痛可好转

C. 常伴腹泻、心悸等症状

D. 有停经和阴道流血史

E. 腹部压痛不明显

33. 股骨颈骨折患者术后第 2 周可进行

A. 下肢关节主动屈伸运动

B. 下肢关节被动旋转运动

C. 桥式运动

D. 空踩自行车运动

E. 持续性被动运动

34. 社区卫生工作的重点是

A. 提供护理

B. 给予照顾

C. 提供治疗

D. 促进人群健康

E. 促进康复

35. 洗胃时一般取什么体位

A. 左侧卧位

B. 右侧卧位

C. 仰卧位，头偏向一侧

D. 去枕仰卧位，头偏向一侧

E. 头低足高位

36. “夫妻和谐素”是

A. 维生素 E

B. Ca^{2+}

C. Zn

D. Fe

E. I

37. 护士小张练习戴无菌手套的操作，下列程序中错误的是

A. 戴手套前先洗手、戴口罩和工作帽

B. 核对手套包标签上的手套号码及灭

菌日期

C. 戴上手套的右手持另一手套的内面戴上左手

D. 戴好手套的双手置腰部水平以上空间

E. 脱手套时，手套外面勿触及手

38. 关于流行病学中的队列研究，描述正确的是

A. 属于描述性研究

B. 需要的样本量较小

C. 适用于发病率较低的疾病

D. 观察方向由“果”至“因”

E. 能验证暴露因素与疾病之间的因果关系

39. 下列关于加强对性传播疾病的自我防护中，不正确的说法是

A. 不与他人共用生活用品

B. 尽量避免使用公共厕所的坐式马桶

C. 不到消毒不彻底的理发店理发

D. 到重视消毒的医院和诊所拔牙、打针等

E. 预防性服用抗生素

40. 有关排泄功能训练正确的做法是

A. 留置导尿时每6小时放尿1次

B. 间歇导尿时，每4~6小时导尿1次，睡前留置并关闭

C. 间歇导尿时，每次导尿前半小时嘱患者试行排尿，若排尿需测定残尿量

D. 间歇导尿时随残尿量增加而适当延长导尿间隔时间以至逐渐停止导尿

E. 排便失禁者可饮食调理，增加粗纤维食物摄入

41. 训练偏瘫患者平衡功能时应从哪种体位开始

A. 仰卧位

B. 俯卧位

C. 侧卧位

D. 坐位

E. 立位

42. 世界卫生组织对中年期年龄的界定为

A. 40~45岁

B. 35~44岁

C. 35~55岁

D. 45~59岁

E. 40~55岁

43. 脊髓损伤患者，生命体征稳定后即可开始的训练是

A. 关节被动运动

B. 关节主动运动

C. 肌力训练

D. 功能性牵引

E. 持续性被动运动

44. 慢性支气管炎最突出的症状是

A. 长期反复咳嗽、咳痰

B. 反复发热

C. 反复咯血

D. 咳大量脓痰

E. 时有喘息

45. 发病之前可能出现视物模糊等先兆症状，常表现为一侧或双侧颞部搏动性头痛，可反复发作并伴有家族史的头痛类型可能为

A. 偏头痛

B. 高颅压性头痛

C. 鼻源性头痛

D. 耳源性头痛

E. 精神性头痛

【A2 型题】

46. 患者，女性，45 岁，大学教师。昨日讲课时突然跌倒在地，肢体麻木无力，不能说话，于我院诊断为急性脑出血。同事来探望时，遭到患者拒绝。则目前患者存在的主要护理问题不包括

A. 意识障碍

B. 言语沟通障碍

C. 自尊紊乱

D. 躯体移动障碍

E. 自理缺陷

47. 患者，女性，40 岁。以“系统性红斑狼疮”入院，经住院治疗症状基本缓解。下列对该患者的健康指导，不正确的是

A. 每日用肥皂水清洗皮损部位

B. 局部用温水湿敷，每日 3 次

C. 外出时戴遮阳帽或撑伞

D. 禁用化妆品

E. 远离紫外线，禁止进入紫外线消毒室

48. 患儿，男性，3 岁。1 周前因急性化脓性扁桃体炎入院治疗，发病后患儿出现高热、烦躁不安、哭闹，扁桃体、颊黏膜等多处出现化脓灶，昨日患儿出现腹泻症状，病原学检测为轮状病毒感染。患儿最有可能发生

A. 环境感染

B. 交叉感染

C. 医源性感染

D. 自身感染

E. 不属于医院感染

49. 某肺癌晚期患者，因疼痛夜间难以入眠，首要措施是

A. 鼓励与亲朋好友道别

B. 协助完成未了的心愿

C. 协助探寻生与死的意义

D. 守在身边，让其回顾自己的一生

E. 有效控制疼痛

50. 某患者，1 周前脑卒中发作，目前存在左侧偏瘫，但打哈欠时会出现左手上抬，处于偏瘫恢复过程的哪个阶段

A. 迟缓期

B. 非随意运动期

C. 共同运动期

D. 分离运动期

E. 协调运动期

51. 某女士，患糖尿病 3 年，近日出现糖尿病酮症酸中毒，其呼吸特点为

A. 叹息样呼吸

B. 呼吸浅慢

C. 呼吸音响异常

D. 深而大的呼吸

E. 浮浅性呼吸

52. 某慢性原发免疫性血小板症患者，女性，32 岁，经常出血不止，血小板常在 $50\times10^9/L$ 以下，经口服泼尼松治疗 6 个月后症状无缓解，最近出血更为严重，血小板计数低于 $20\times10^9/L$。目前最好应选择下列哪项治疗措施

A. 改用地塞米松治疗

B. 应用环磷酰胺治疗

C. 大量血浆置换

D. 做脾切除

E. 输血小板悬液

53. 某先生，左髋关节置换术后，对其训练或指导不妥的是

A. 术后第 3 天可开始进行左髋、左膝关节被动运动

B. 术后 3 个月内睡眠以右侧卧位为宜

C. 术后 3 个月内左髋屈曲不超过 90°

D. 术后 6 个月内不下蹲、盘腿

E. 避免剧烈运动

54. 某患者，因乏力、食欲缺乏、腹痛、腹泻后，渐出现鼻出血、牙龈出血、尿血、便血入院。查出凝血时间延长。10 天前曾食狗肉，余无明确的毒物接触史。患者最有可能发生以下哪种中毒

A. 有机磷农药中毒

B. 毒鼠强中毒

C. 敌鼠钠中毒

D. 氰化物中毒

E. 细菌性食物中毒

55. 患者，男性，55 岁。患有慢性阻塞性肺疾病（COPD）10 年。近期进一步被诊断为肺源性心脏病伴心力衰竭。肺源性心脏病心力衰竭可出现以下常见症状和体征，除了

A. 尿少

B. 水肿

C. 颈静脉充盈

D. 咳粉红色泡沫痰

E. 肝大及压痛

56. 患者，男性，50 岁。患高血压 10 年。专家建议，高血压患者每日食盐的摄入量是以

A. 不超过 12g 为宜

B. 不超过 10g 为宜

C. 不超过 8g 为宜

D. 不超过 6g 为宜

E. 不超过 4g 为宜

57. 患者，男性，55 岁。在喷洒乐果农药时候中毒。有机磷农药中毒患者最早出现的症状是

A. 迟发性神经病

B. 中间综合征

C. 毒蕈碱样症状

D. 烟碱样症状

E. 中枢神经系统症状

58. 患者，男性，60 岁。因“三无”症状被诊断为抑郁症。抑郁症的关键症状是

A. 自责自罪

B. 情绪低落

C. 无价值妄想

D. 认知扭曲

E. 精神运动性迟钝

59. 患者，男性，50 岁。因脑出血不能自理。在护患沟通过程中，有关触摸的描述错误的是

A. 触摸不受文化背景的限制

B. 触摸是非语言沟通的一种形式

C. 触摸是心理支持的重要方法之一

D. 触摸使用不当可造成误解和反感

E. 触摸能传递其他沟通形式不能取代的某些信息

60. 患者，男性，50 岁。由于车祸发生小腿骨折。对下肢骨折患者的皮肤护理措施不妥的是

A. 向患者及家属介绍压疮相关知识

B. 保持患者皮肤清洁

C. 保持床单位及贴身衣物的整洁、舒适

D. 了解患者排泄控制能力及营养状态

E. 发现骶尾部皮肤发红时即取俯卧位

【A3/A4 型题】

（61～62 题共用题干）

患者，女性，45 岁。慢性肝炎史 8 年，近 5 个月来乏力、食欲缺乏，黄疸进行性加重，腹胀明显，尿量减少。查体：神志清楚，精神差，巩膜深度黄染．腹部移动性浊音（+），肝、脾肋下未触及。谷丙转氨酸（GPT）100U/L，总胆红素 340μmol/L，白蛋白 28g/L，球蛋白 35g/L。

61. 患者最可能的诊断是

A. 肝硬化

B. 肝癌

C. 慢性重型肝炎

D. 低蛋白血症

E. 腹水

62. 该患者饮食方面的要求是

A. 易消化的饮食

B. 酌情低盐饮水

C. 低蛋白饮食

D. 半流质饮食

E. 无须注意

（63～64 题共用题干）

患者，女性，45 岁。间歇性上腹痛 10 年，多为餐前出现。钡餐透视十二指肠球部变形。

63. 该患者最可能的诊断是

A. 十二指肠炎

B. 非溃疡性消化不良

C. 慢性胃炎

D. 十二指肠球部溃疡

E. 十二指肠球后溃疡

64. 社区护士为其进行健康教育时，下列不妥的一项是

A. 进食要规律，少食多餐，避免在 2 餐之间进食

B. 有明显疼痛时，可进食饼干或抗酸药物

C. 建议使用非甾体抗炎药

D. 忌酒、少饮浓茶

E. 去除焦虑、紧张情绪

（65～66 题共用题干）

患者，男性，70 岁。晨练过程中突然晕倒在地，经现场抢救，呼吸、心搏恢复，但意识仍未恢复，现场救护人员协助患者取复原体位，密切观察病情变化，等待急救车到来。

65. 复原体位是

A. 侧卧位

B. 仰卧位

C. 俯卧位

D. 头低足高位

E. 半坐卧位

66. 取复原体位的主要目的是

A. 防止呕吐物误吸

B. 使膈肌下降利于呼吸

C. 保证脑部的血液供应

D. 便于观察病情变化

E. 膈肌下降，减少对心脏的压迫

（67～68 题共用题干）

患者，女性，58 岁。3 个月前因急性脑梗死致左侧肢体偏瘫，出院后生活在家中，由老伴照顾。

67. 作为社区护士，对患者进行健康教育时，侧重点应该是

A. 卫生保健知识

B. 预防性卫生教育

C. 疾病的临床表现及治疗

D. 患肢康复锻炼

E. 死亡教育

68. 对患者进行健康教育时，首选的健康教育形式是

A. 录像

B. 小册子

C. 座谈会

D. 个别教育

E. 专题讲座

（69~70 题共用题干）

患者，男性，60 岁。患高血压 30 年。与朋友聚餐时突然两手掐住脖子，不能咳嗽，不能说话，然后晕倒在地，查呼吸、心搏停止。

69. 患者发生猝死的可能原因是

A. 窒息

B. 脑梗死

C. 脑出血

D. 急性心肌梗死

E. 急性食物中毒

70. 现场人员首先应该做的是

A. 拨打急救电话

B. 人工呼吸

C. 胸外心脏按压

D. 立即去除气道梗阻

E. 就近搬到床上或沙发上

（71~73 题共用题干）

患儿，男性，12 岁。因发热、头痛 2 天入院。T 39.5℃，BP 100/70mmHg，呼吸规整，神志清，双侧瞳孔等大等圆，对光反射灵敏，全身散在瘀点，颈抵抗（+），克尼格征（+），诊断为“流行性脑脊髓膜炎（流脑）”。

71. 该患者目前所处的临床类型是

A. 轻型流脑

B. 普通型流脑

C. 重型流脑

D. 极重型流脑

E. 暴发型流脑

72. 为该患者取血标本做血培养检查时，下列注意事项中不恰当的是

A. 标本应立即送检

B. 最好床旁培养

C. 在使用抗生素之前

D. 多次送检

E. 标本无法及时送检时可放入冰箱中保存

73. 病程中患者出现面色苍白、四肢厥冷、发绀、皮肤呈花斑状、脉搏细速、血压测不出。对该患者的处理措施中不恰当的是

A. 立即给患者吸氧

B. 立即建立静脉通道

C. 给患者保暖

D. 遵医嘱大量补液

E. 患者仰卧位休息

（74~76 题共用题干）

患者，女性，24 岁。因“全身关节肿痛伴发热 4 周”入院。查体：面部可见紫红色蝶形红斑，Hb 80g/L，红细胞沉降率 120mm/h，尿蛋白（++）。

74. 最可能的诊断是

A. 类风湿关节炎

B. 急性风湿病

C. 慢性肾炎

D. SLE

E. 皮肌炎

75. 有助于诊断的检查是

A. 肌电图

B. 红细胞沉降率

C. 放射性核素肾图

D. 抗酸性核蛋白抗体（抗 Sm 抗体）

E. 关节 X 线

76. 目前治疗本病的首选药物是

A. 糖皮质激素

B. 非甾体抗炎药

C. 抗疟药

D. 免疫抑制药

E. 强效广谱抗生素

（77~79 题共用题干）

患儿，男性，6 岁。突然发热、腹痛、腹泻 2 天，每天排便 15 次以上，粪便为黏液脓血便。入院查体：体温 39.9℃，BP 110/70mmHg，神清，双侧瞳孔等大等圆，左下腹压痛。入院诊断为“细菌性痢疾（菌痢）”。

77. 该患者目前的临床分型为

A. 急性轻型

B. 急性普通型

C. 急性重型

D. 中毒型菌痢休克型

E. 中毒型菌痢脑型

78. 确诊前，为该患者采集便标本时，下列注意事项不需要的是

A. 采集脓血部分

B. 可连续多次取样

C. 标本应立即送检

D. 注意标本保温

E. 不要被尿液污染

79. 病程中该患者突然出现呼吸不规则，T 40℃，双侧瞳孔不等大，且忽大忽小，连续惊厥 2 次，惊厥后神志不清。此时应立即采取的措施为

A. 加快补液速度

B. 遵医嘱给予 20%甘露醇静脉滴注

C. 加大抗生素剂量

D. 给予退热剂降温

E. 严密隔离

（80~82 题共用题干）

患者，男性，20 岁。1 周前开始出现高热，持续不退，伴有食欲缺乏，粪便干燥，轻度腹胀。查体：T 39.2℃，P 80 次/分，肝肋下 2cm，脾肋下 1cm。血常规示白细胞（WBC）2.4×10^9/L，中性粒细胞占比 0.43，淋巴细胞占比 0.57。肥达反应：“O” 1∶160，“H” 1∶320。诊断为伤寒。

80. 目前患者正处于伤寒病程的

A. 初期

B. 极期

C. 缓解期

D. 反应期

E. 恢复期

81. 此时患者宜采取的饮食护理措施是

A. 禁食

B. 减少餐次

C. 少食多餐

D. 可进食牛奶、豆浆等营养丰富的流

质饮食

E. 进食易消化、富含纤维素的饮食

82. 患者入院 15 天，体温开始下降，食欲较前明显改善，无腹胀等不适。查体：T 38.4℃，P 84 次/分。对于此时的患者来讲，下列做法错误的是

A. 给予少渣、少纤维素的饮食

B. 由软饭逐渐过渡到正常饮食

C. 给予高热量、高蛋白、富含维生素的半流质饮食

D. 避免过饱

E. 避免进食生冷、不易消化的食物

【B 型题】

（83~85 题共用备选答案）

A. 否认阶段

B. 愤怒阶段

C. 协议阶段

D. 抑郁阶段

E. 接受阶段

83. “为什么是我？”的心态多出现于临终患者的哪个心理发展阶段

84. 尽可能满足患者提出的要求，尤其针对处于哪个阶段的临终患者

85. 鼓励患者的亲朋好友探访，对处于哪个阶段的临终患者更重要

（86~88 题共用备选答案）

A. 肌张力丧失

B. 胃肠道蠕动逐渐减弱

C. 循环功能减退

D. 呼吸困难

E. 感觉改变

86. 保持房间光线明亮，主要针对临终患者的哪项生理变化

87. 保持皮肤清洁、干燥，主要针对临终患者的哪项生理变化

88. 协助取半卧位，主要针对临终患者的哪项生理变化

（89~91 题共用备选答案）

A. 幼儿期

B. 少年期

C. 青年期

D. 中年期

E. 老年期

89. 尚不能理解死，常会把死亡和睡眠当作一回事，多见于人生哪个阶段

90. 常因父母或朋友的死联想到自己，开始考虑剩下的生存时间，多见于人生哪个阶段

91. 开始理解到死亡是普遍的、不可逆的事件，多见于人生哪个阶段

（92~94 题共用备选答案）

A. 下肢关节主动屈伸运动

B. 下肢关节被动旋转运动

C. 桥氏运动

D. 空踩自行车运动

E. 持续性被动运动

92. 人工膝关节置换术后患者当日首选

93. 脑卒中患者为伸展髋关节可进行

94. 股骨颈骨折患者术后第 2 周可进行

（95~97 题共用备选答案）

A. 收缩压 130 ~ 139mmHg，舒张压 85~89mmHg

B. 收缩压 140 ~ 159mmHg，舒张压 90~99mmHg

C. 收缩压 160 ~ 179mmHg，舒张压 100~109mmHg

D. 收缩压≥180mmHg，舒张压≥110mmHg

E. 收缩压≥140mmHg，舒张压<90mmHg

95. 2级高血压是指

96. 正常高值是指

97. 单纯收缩期高血压是指

（98~100题共用备选答案）

A. 餐前1小时服用

B. 餐前半小时服用

C. 饭后即刻服用

D. 餐后1小时服用

E. 晚上临睡前服用

98. 治疗消化性溃疡时，氢氧化铝宜

99. 治疗消化性溃疡时，硫糖铝宜

100. 治疗消化性溃疡时，阿托品宜

参考答案

专业实践能力［社区护理学亚专业］　优选卷一

【A1 型题】

1. C　2. E　3. A　4. B　5. A　6. C
7. B　8. A　9. E　10. A　11. E　12. E
13. C　14. E　15. A　16. D　17. E
18. E　19. E　20. C　21. C　22. D
23. D　24. D　25. E　26. E　27. D
28. D　29. C　30. A　31. B　32. A
33. A　34. D　35. A　36. C　37. C
38. E　39. E　40. C　41. D　42. D
43. A　44. A　45. A

【A2 型题】

46. A　47. A　48. B　49. E　50. B
51. D　52. E　53. B　54. C　55. D
56. D　57. C　58. B　59. A　60. E

【A3/A4 型题】

61. B　62. C　63. D　64. C　65. A
66. A　67. D　68. D　69. A　70. D
71. B　72. E　73. E　74. D　75. D
76. A　77. B　78. D　79. B　80. B
81. C　82. B

【B 型题】

83. B　84. C　85. D　86. E　87. A
88. D　89. A　90. D　91. B　92. E
93. C　94. A　95. C　96. A　97. E
98. D　99. B　100. A

解　析

扫码查看
相关内容

协和护考

全国护理学中级（主管护师）资格考试优选卷

专业实践能力
[社区护理学亚专业]
优选卷（二）

中国协和医科大学出版社
北 京

专业实践能力［社区护理学亚专业］
优选卷（二）

【A1 型题】

1. 下列情况中，可疑为病理性黄疸的是
   A. 黄疸出现的时间为生后第 2 日
   B. 黄疸持续时间为 12 日
   C. 血清总胆红素为 171μmol/L（10mg/dl）
   D. 血清结合胆红素为 34μmol/L（2mg/dl）
   E. 胆红素每日增加 34μmol/L（2mg/dl）
2. 提示消化性溃疡已有并发症的是
   A. 恶心、腹胀明显
   B. 反酸、嗳气明显
   C. 上腹压痛明显
   D. 疼痛的节律性发生改变
   E. 出现夜间痛
3. 与“不健康的生活方式和行为”相对应的自我保健方式是
   A. 自我诊断、自我治疗
   B. 自我意识
   C. 自我调节、自我控制
   D. 个人参与、自助
   E. 个人影响、自我防护
4. 遵循自我保健原则开展的传染病防治健康教育活动是
   A. 重大自然灾害发生后开展安全用水和消毒知识宣传教育
   B. 对社区居民开展以使用一次性注射器为主题的安全防病教育
   C. 进行季节性传染病宣传教育
   D. 在传染病流行地区开展大规模的疾病控制教育
   E. 指导肺结核患者学会如何正确处理痰液
5. 恐惧症的首选心理治疗方法是
   A. 认知疗法
   B. 支持疗法
   C. 行为疗法
   D. 精神分析疗法
   E. 暗示疗法
6. 下列毒物中毒后不可口服牛奶以保护胃黏膜的是
   A. 苯酚
   B. 甲酚皂溶液
   C. 磷化锌
   D. 敌敌畏
   E. 氰化物
7. 按智商测定分级，轻度精神发育迟滞的智商（IQ）范围为
   A. 70~84
   B. 55~69
   C. 40~54
   D. 25~39
   E. 0~25
8. 下列对康复的描述错误的是
   A. 其对象是有功能障碍的病伤残者
   B. 其目的是提高生活水平
   C. 其手段可分为医疗的、教育的、职业

的、社会的、工程的

D. 其措施包括训练服务对象和营造利于康复的环境两大方面

E. 其目标是服务对象重返社会生活

9. 儿童死亡率最高的时期，下列说法最准确的是

A. 婴儿期

B. 幼儿期

C. 学龄前期

D. 出生后7天内

E. 学龄期

10. 哮喘的典型症状是

A. 反复发作的吸气性呼吸困难

B. 反复发作的呼气性呼吸困难

C. 逐渐加重的咳嗽、咳痰

D. 一过性混合性呼吸困难

E. 逐渐加重的呼吸困难

11. 下列不属于社区卫生服务的范围的是

A. 为高血压患者进行饮食指导

B. 为老年痴呆患者的家庭提供支持

C. 为孕妇进行围产期保健的指导

D. 为肾衰竭患者做肾移植手术

E. 为儿童实施预防接种

12. 无排卵性功能失调性子宫出血（功血）的临床特点中，错误的陈述是

A. 月经周期紊乱，经期长短不一

B. 出血量时多时少

C. 多停经数周或数月后大量出血，不宜自止

D. 亦有表现为长时间少量出血

E. 一般伴有腹痛

13. 一氧化碳中毒后较为典型的临床症状是

A. 幻听、失语

B. 呼吸困难、面色苍白

C. 无力、嗜睡

D. 四肢湿冷、全身大汗

E. 口唇呈樱桃红色

14. 保护易感人群最主要的措施是

A. 使用转移因子等免疫激活药

B. 使用高价免疫球蛋白

C. 预防性使用抗生素

D. 接种疫苗、菌苗或类毒素等

E. 增加营养，提高机体的抵抗力

15. 关于沟通的形式，描述正确的是

A. 写信属于非语言沟通的一种形式

B. 非语言沟通不如语言沟通具有感染力

C. 语言沟通占人际沟通的绝大部分比例

D. 语言沟通可分为口头沟通和书面沟通

E. 书面沟通是最具影响力的一种沟通形式

16. 哪组症状对诊断精神分裂症最有意义

A. 思维迟缓，情感低落，企图自杀

B. 意识蒙眬，伴有错觉幻觉

C. 违拗，紧张性木僵

D. 情绪不稳定及假球性麻痹

E. 意识清晰，联想过程缺乏连贯性和逻辑性

17. 社区的基本构成要素不包括

A. 一定的地域范围

B. 特定的文化背景

C. 必需的生活服务设施

D. 生活方式

E. 相对不固定的人群

18. 能验证暴露因素与疾病之间因果关联的研究类型是
A. 筛查
B. 现况研究
C. 队列研究
D. 生态学研究
E. 病例对照研究

19. 保持肢体功能位可预防
A. 压疮
B. 肌力减弱
C. 关节畸形
D. 肌肉萎缩
E. 吸入性肺炎

20. 下列不属于社区护士职责的是
A. 参与社区诊断工作
B. 承担就诊患者的诊断工作
C. 参与对社区人群的健康教育与咨询
D. 参与社区传染病预防与控制工作
E. 参与完成社区儿童计划免疫任务

21. 只有一个权力中心的家庭类型是
A. 核心家庭
B. 主干家庭
C. 联合家庭
D. 复式家庭
E. 直系家庭

22. 在进行社区评估时，社区功能的评估要点不包括
A. 社区活动
B. 社区档案管理
C. 社区发展规划
D. 社区评价体系
E. 社区卫生保健设施

23. 关于判断家庭角色功能是否充分的标准，描述错误的是
A. 家庭成员的角色固定不变
B. 家庭对某一角色的期望一致
C. 家庭成员乐意扮演自己的角色
D. 家庭的角色模式符合社会规范
E. 家庭成员能适应自己的角色模式

24. 下列关于社区护理的描述，错误的一项是
A. 社区护理的对象包括社区中的健康人群和患病人群
B. 社区护士需要与社区管理者密切协调
C. 社区护士可能需要进入居民家庭提供护理服务
D. 社区护理的目标是减少残障
E. 社区护理的工作重点是提供预防性服务

25. 在家庭访视过程中，有关护士与服务对象的关系，描述错误的是
A. 护理目标多为长期目标
B. 家庭成员可能拒绝合作
C. 护士对家访有较多的控制力
D. 护士需与家庭成员建立共同的目标
E. 护士的服务活动与家庭成员的行为相互依赖

26. 在进行社区护理评估时，属于个体层次评估的内容是
A. 离婚率
B. 失业率
C. 平均寿命
D. 居民的年龄分布
E. 发展任务的完成情况

27. 下列不宜生育的情况是

A. 病毒性肝炎患者已治愈
B. 既往有肺结核病史
C. 遗传性精神病
D. 曾经患过性病
E. 先天性心脏病患者已手术治愈

28. 宫颈癌的早期症状是
A. 阴道排液
B. 接触性出血
C. 腹部包块
D. 下腹痛
E. 月经周期改变

29. 在控制结核病流行的各项原则中，管理传染源的最好措施是
A. 接种卡介苗
B. 做好结核患者的登记管理
C. 加强消毒隔离卫生制度，劝止随地吐痰
D. 有效化学药物治疗已患病者，特别是开放性患者
E. 加强社区宣传，避免家庭接触传播

30. 老年人消化系统的主要变化包括
A. 胃肠蠕动减慢，胃排空延缓
B. 膀胱容量减少
C. 儿茶酚胺含量减少
D. 胸式呼吸减弱，腹式呼吸相对增强
E. 甲状腺功能降低

31. 下列症状中，不属于痛经的临床症状是
A. 下腹阵发性痉挛性疼痛
B. 月经周期紊乱
C. 面色苍白，出冷汗
D. 腹痛、腹泻
E. 恶心、呕吐

32. 脑血栓形成最佳氧疗措施是
A. 鼻导管吸氧
B. 高压氧舱给氧
C. 鼻塞法给氧
D. 氧气枕法给氧
E. 面罩法给氧

33. 甲状腺功能亢进症患者具有特征性的神经系统症状是
A. 神经过敏
B. 兴奋性增高
C. 烦躁多虑
D. 注意力分散
E. 双手平伸时手指细颤

34. 下列操作不符合无菌原则的是
A. 术者双手保持在无菌台面以上
B. 术者面对面更换位置
C. 术者肘部接触有菌区后带袖套
D. 手术区无菌巾浸湿后立即加盖无菌巾
E. 胃肠切开前垫好纱垫

35. 慢性阻塞性肺部疾患急性发作期的治疗原则是
A. 消炎、祛痰、平喘
B. 祛痰、平喘、镇咳
C. 消炎、祛痰、平喘、镇咳
D. 消炎、祛痰、解痉、平喘
E. 消炎、祛痰、解痉、平喘、强力镇咳

36. 心肺复苏成功的关键步骤是
A. 早期通路
B. 早期除颤
C. 早期基础生命支持
D. 早期高级生命支持
E. 早期持续生命支持

37. 下列哪项不属绝经期的症状
A. 月经周期突然停止
B. 夜间盗汗
C. 阴道炎
D. 骨质疏松
E. 经血减少

38. 下列对临终关怀的描述不妥的是
A. 以临终患者及其家属为服务对象
B. 以提高临终患者生活质量为目的
C. 通过关怀团队成员的携手配合提供身心整体呵护
D. 通过协助患者“安乐死”以减轻痛苦
E. 其意义使逝者安详辞世、生者心安无憾

39. 洗胃最好是在服药后几小时之内
A. 2 小时
B. 4 小时
C. 6 小时
D. 8 小时
E. 10 小时

40. 内痔的早期症状是
A. 肛门瘙痒
B. 粪便干结
C. 肛周剧痛
D. 无痛性便血
E. 肛门部异物感

41. 一氧化碳中毒患者氧疗的最好方法是
A. 吸入新鲜空气
B. 5%氧气吸入
C. 50%氧气吸入
D. 100%氧气吸入
E. 高压氧疗

42. 下列不属于临终护理的目的的是
A. 延长生命
B. 控制症状
C. 使患者舒适
D. 对家属安慰
E. 体现尊重人

43. 不宜选择作为家庭病床服务对象的患者是
A. 中晚期肿瘤患者
B. 无家属照顾的患者
C. 负责医生推荐的患者
D. 愿意在家接受护理的患者
E. 有必要接受居家护理的患者

44. 关于研究过程中的“知情同意”原则，不妥的是
A. 提供的信息应让对方能充分理解
B. 应明确告知对方有权拒绝或中途退出研究
C. 给对方过多报酬可能会限制其自由选择
D. 为避免对方担心，可不必提供不利情况的信息
E. 对婴幼儿和智能障碍者，须征得其代理人同意

45. 直肠癌的早期症状是
A. 粪便变细
B. 排便习惯改变
C. 脓血便
D. 便血
E. 排便时疼痛

46. 损伤后机体的代谢特点是
A. 合成代谢增强
B. 分解代谢减弱

C. 分解代谢亢进

D. 合成代谢减弱

E. 与受伤前相同

【A2 型题】

47. 某2型糖尿病患者，体态肥胖，“三多一少”症状不太明显，长期采用饮食控制、休息、口服降糖药，但血糖仍高，对此下列哪项处理最恰当

A. 改用胰岛素治疗

B. 增加运动疗法

C. 加强血糖自我监测

D. 加大降糖药剂量

E. 住院进一步检查

48. 某先生被诊断为肺癌晚期，其家属的首要需求是

A. 参与患者日常照顾

B. 了解患者病情及治疗、照顾问题

C. 了解死后相关事宜

D. 调整家庭角色

E. 寻找照顾者

49. 某年某地某病患者 N 例，有 n 例患者接受了正规治疗，观察期内治愈患者行 n_1 例，1年随访期内生存患者 n_2 例，死亡患者 n_3 例，下列关于该病统计指标的描述正确的是

A. 病死率 $=n_3/n\times100\%$

B. 死亡率 $=n_3/N\times100\%$

C. 1年生存率 $=n_2/N\times100\%$

D. 治愈率 $=n_1/n\times100\%$

E. 有效率 $=n_1/n\times100\%$

50. 患者，女性，67岁。单位体检时发现血压升高，180/110mmHg。血常规示血红蛋白（Hb）80g/L，血尿素氮（BUN）27.48mmol/L，肌酐（Cr）504.2μmol/L。诊断为慢性肾衰竭。引起该患者贫血最重要的原因是

A. 铁的摄入减少

B. 毒素抑制骨髓造血

C. 毒素使红细胞寿命缩短

D. 叶酸缺乏

E. 肾产生的促红细胞生成素减少

51. 患儿，女性，14岁。近半年有盗汗、消瘦、贫血等全身症状，常双手撑腰，上身后倾，拾物时以挺腰姿势下蹲。红细胞沉降率增快，结核菌素试验阳性。提示其可能患有

A. 颈椎结核

B. 腰椎结核

C. 髋关节结核

D. 胸椎结核

E. 膝关节结核

52. 一位28岁孕妇，无自觉不适症状，孕期常规检查发现谷丙转氨酶（GPT）30U/L、乙型肝炎病毒表面抗原（HBsAg）(+)、乙型肝炎病毒e抗原（HBeAg）(+)，对其新生儿宜采取的措施是

A. 出生后立即注射乙肝疫苗

B. 出生后立即注射丙种球蛋白

C. 出生后立即注射乙型病毒性肝炎高价免疫球蛋白

D. 出生后立即注射乙型病毒性肝炎高价免疫球蛋白及乙肝疫苗

E. 出生后立即注射乙型病毒性肝炎高价免疫球蛋白，半年内注射乙肝疫苗

53. 某中年男性患者，发现颈椎椎管狭窄5年，来院准备接受手术治疗。术前患者卧床休息时突然出现眩晕、黑矇，指鼻试验欠稳准，半小时后症状全部消失。该患者可能发生的是

A. 蛛网膜下腔出血

B. 脑出血

C. 脑血栓形成

D. 短暂性脑缺血发作

E. 脑栓塞

54. 患者，男性，55岁。高血压病史10年。3日前发生脑出血昏迷，经抢救好转，意识清楚。下列对脑卒中患者进行日常生活能力训练不妥的是

A. 更衣时遵照“先穿患肢，先脱健肢”的原则

B. 吞咽困难者先进行吞咽功能训练后再进食

C. 伴面瘫者应将食物放到健侧

D. 指导偏瘫者拧毛巾时，将毛巾绕在水龙头或健侧前臂

E. 指导偏瘫者用健手洗漱并借助周围设备或身体完成动作

55. 某5岁小儿，其父母到保健科咨询儿童安全方面的问题。学龄前儿童意外伤害发生率最高的场所是

A. 学校

B. 上学途中

C. 家庭内

D. 居民小区中

E. 游乐园

56. 患者，男性，55岁。患有慢性阻塞性肺疾病（COPD）10年。肺气肿的主要症状是

A. 夜间阵发性呼吸困难

B. 突然出现的呼吸困难

C. 逐渐加重的呼吸困难，尤以活动后为著

D. 发绀

E. 心悸

57. 患者，男性，55岁。患慢性阻塞性肺气肿5年。社区护士指导慢性阻塞性肺气肿患者做腹式呼吸时，吸气与呼气时间之比为

A. 1∶1

B. 1∶1.5

C. 1∶2或1∶3

D. 2∶1或3∶1

E. 1.5∶1

58. 患者，男性，55岁。患痢疾1个月，经过治疗好转。为了防止再发，咨询护师关于预防的知识。对于消化道传染病最主要的预防措施是

A. 隔离、治疗患者

B. 发现、治疗带菌者

C. 接触者预防性服药

D. 切断传播途径

E. 疫苗预防接种

59. 患者，男性，55岁。由于车祸发生心搏呼吸骤停。心搏骤停后，要求尽可能在几分钟内给予除颤

A. 2分钟

B. 3分钟

C. 4分钟

D. 5分钟

E. 10分钟

60. 患者，男性，60 岁。被诊断为老年痴呆。老年痴呆患者认知功能障碍的最初表现是
A. 注意力不集中，近记忆力下降
B. 远记忆力下降，记不起自己经历的重要事情
C. 时间定向力障碍
D. 地点定向力障碍
E. 思维障碍

【A3/A4 型题】

(61~62 题共用题干)

患者，男性，40 岁，销售员。近 2 周来乏力、低热、咳嗽、全身不适，食欲缺乏且体重下降。患者有不洁性生活史。查体：T 37.3℃，下颌下及腋下淋巴结多个肿大，质软，无压痛，无粘连。

61. 该患者最有可能是
A. 获得性免疫缺陷综合征
B. 肺结核
C. 淋巴结结核
D. 结节病
E. 流行性斑疹伤寒

62. 该患者首先应做的检查是
A. $CD4^{+}$T 淋巴细胞计数
B. X 线检查
C. CT 检查
D. 抗人类免疫缺陷病毒（HIV）检测
E. 结核菌素试验

(63~64 题共用题干)

护士小张用紫外线灯为某病室进行空气消毒。

63. 消毒前，小张发现紫外线灯管积聚大量灰尘，应用下列哪种棉球擦拭灯管
A. 无水乙醇棉球
B. 75%乙醇棉球
C. 生理盐水棉球
D. 次氯酸钠棉球
E. 聚维酮碘棉球

64. 该病室湿度为 70%，为保证良好的消毒效果，小张应
A. 更换紫外线灯管
B. 延长消毒时间
C. 缩短消毒时间
D. 降低室内温度
E. 增高室内温度

(65~66 题共用题干)

患者，男性，40 岁，某公司副总经理。由于头晕、胸闷来就诊。平时脾气暴躁，容易发脾气，做事匆忙，常为完成工作而加班，讲话快，对下属要求严格。

65. 从致病性行为模式的角度来说，患者的行为属于
A. A 型行为
B. B 型行为
C. C 型行为
D. D 型行为
E. E 型行为

66. 患者的行为模式最容易患何种疾病
A. 肿瘤
B. 肠炎
C. 冠状动脉粥样硬化性病（冠心病）
D. 胃溃疡
E. 甲状腺功能亢进症（甲亢）

(67~68 题共用题干)

某年某地总人口数为 N，采用整群抽样，对某一社区共 n 人进行了抽样调查，现

有某病患者 n_1 例，其中今年新发该病患者 n_2 例，下列关于该病统计指标的描述正确的是：

67. 欲计算该病的患病率，正确的公式是

A. $n_1/N \times 100\%$

B. $n_1/n \times 100\%$

C. $n_2/N \times 100\%$

D. $n_2/n \times 100\%$

E. $(n_1+n_2)/n \times 100\%$

68. 欲计算该病的发病率，正确的公式是

A. $n_1/N \times 100\%$

B. $n_1/n \times 100\%$

C. $n_2/N \times 100\%$

D. $n_2/n \times 100\%$

E. $(n_1+n_2)/n \times 100\%$

（69~71 题共用题干）

患者，男性，26 岁。近 3 个月无明显原因出现颈部、腋下淋巴结肿大，伴顽固性腹泻，每日数十次稀便，体重明显下降达 10kg。3 年前在国外居住期间，因手术而输血 400ml，术后无特殊反应。

69. 该患者应首先考虑的疾病为

A. 肠结核合并淋巴结结核

B. 克罗恩病

C. 艾滋病

D. 淋巴瘤

E. 恶性组织细胞病

70. 为明确诊断，首选的检查是

A. 血培养

B. 结核菌素试验

C. HIV 抗体检测

D. 淋巴结穿刺或活体组织检查（活检）

E. 骨髓穿刺涂片

71. 患者担心会传染给妻子，但妻子的相关检查正常。下列宣教中正确的是

A. 妻子不会被传染

B. 实行分餐制

C. 避免皮肤接触

D. 性生活时戴安全套

E. 避免与之接吻

（72~74 题共用题干）

社区护士小李正在与上周丧偶的王女士交谈。

72. 下列不符合倾听技巧的行为是

A. 与对方保持目光交流

B. 仔细观察对方的表情

C. 不轻易打断对方的讲话

D. 不时地点头，或说“嗯”

E. 抬腕看表，担心时间过长

73. 在交谈过程中，小李没有完全听明白王女士的话，于是问“您的意思是……”。她使用的交谈技巧是

A. 倾听

B. 复述

C. 澄清

D. 同感

E. 反问

74. 在交谈过程中，王女士突然表现为说话哽咽，没有说完正在说的话，此时小李宜采取的反应是

A. 复述

B. 澄清

C. 沉默

D. 改变话题

E. 终止谈话

（75～77 题共用题干）

患者，女性，55 岁。在家用蜂窝煤炉做饭时感觉头痛，饭后头痛加剧，伴恶心、呕吐，感觉四肢无力且视物不清，而后发生晕倒。入院时患者口唇黏膜呈樱桃红，脉快，多汗，神志不清伴低热。

75. 患者最可能的诊断是
A. 食物中毒
B. 心源性晕厥
C. 休克
D. 心脏神经症
E. 一氧化碳中毒

76. 确诊的首选检查是
A. 胸部 CT
B. 胃液分析
C. 中心静脉压监测
D. 血液碳氧血红蛋白测定
E. 全血胆碱酯酶活力测定

77. 此时患者疾病的严重程度为
A. 轻度
B. 中度
C. 重度
D. 极重度
E. 迟发性脑病

（78～80 题共用题干）

患者，女性，60 岁。冬季在晚餐后将取暖用火炉移入卧室，次日晨，其子发现其昏睡不醒，急送医院。查体：血压 100/55mmHg，体温 38.7℃，呼吸 12 次/分，心率 104 次/分，面色潮红，大汗，口唇黏膜呈樱桃红色。

78. 该患者可能发生了
A. 食物中毒
B. 急性一氧化碳中毒
C. 有机磷农药中毒
D. 脑出血
E. 中毒性休克

79. 护士给予的护理措施不妥的是
A. 遵医嘱给予甘露醇静脉滴注
B. 密切观察患者神志变化
C. 给予物理降温
D. 给予持续低浓度低流量吸氧
E. 及时采血测定碳氧血红蛋白

80. 患者经抢救清醒后要求立即出院，出院 3 天后突然出现一侧肢体瘫痪，导致瘫痪最可能的原因是
A. 脑出血
B. 迟发性脑病
C. 脑梗死
D. 短暂性脑缺血发作
E. 药物过量中毒

（81～83 题共用题干）

患者，男性，28 岁。3 天前低热、烦躁，对风、声、光等刺激敏感，不能进食，不能饮水，听到水声即可出现咽肌的强烈痉挛，并伴有右上肢麻木感。查体：T 39℃，P 100 次/分，神志清楚，声音嘶哑，流涎。

81. 你认为该患者最可能的诊断是
A. 流行性乙型脑炎
B. 流行性脑脊髓膜炎
C. 狂犬病
D. 破伤风
E. 脊髓灰质炎

82. 对于该患者，下列措施不妥的是
A. 单室严格隔离
B. 保持呼吸道通畅
C. 维持水、电解质平衡

D. 防止声光刺激

E. 禁用镇静药避免呼吸抑制

83. 入院第 3 天，患者由兴奋转为安静，肌肉痉挛停止，提示患者的病情

A. 康复

B. 进入缓解期

C. 进入恢复期

D. 进入麻痹期

E. 进入后遗症期

【B 型题】

（84~85 题共用备选答案）

A. 鲜红色

B. 樱桃红色

C. 暗红色

D. 玫瑰红色

E. 青紫色

84. CO 中毒患者的血液呈

85. 氰化物中毒患者的血液呈

（86~88 题共用备选答案）

A. 核心家庭

B. 主干家庭

C. 联合家庭

D. 单身家庭

E. 单亲家庭

86. 由一对夫妇及其未婚子女组成的家庭属于

87. 由两对以上的已婚兄弟姐妹组成的家庭属于

88. 由一对夫妇与其父母、未婚子女构成的家庭属于

（89~91 题共用备选答案）

A. 发热

B. 母乳喂养有效

C. 社区应对无效

D. 有照顾者紧张的危险

E. 潜在并发症：心律失常

89. 属于健康性护理诊断的是

90. 属于现存性护理诊断的是

91. 属于危险性护理诊断的是

（92~94 题共用备选答案）

A. 发病率

B. 患病率

C. 罹患率

D. 病死率

E. 死亡率

92. 某年发生某病新病例数/同年暴露人口数×100%表示

93. 某个时间内某病的病例数/同期平均人口数×100%表示

94. 某时期内因某病死亡人数/同时期内患某病的患病人数×100%表示

（95~97 题共用备选答案）

A. 出生后 2 天至 2 个月

B. 2 个月

C. 8 个月以上

D. 3 个月

E. 1 个月

95. 卡介苗的初种年龄是

96. 脊髓灰质炎疫苗的初种年龄是

97. 乙肝疫苗的初种年龄是

（98~100 题共用备选答案）

A. 吻合口梗阻

B. 吻合口出血

C. 十二指肠残端破裂

D. 倾倒综合征

E. 空肠输出袢梗阻

98. 呕吐物含胆汁和食物的是

99. 胃大部切除术后，进食后 20 分钟出现乏力、心悸、出汗，平卧后缓解，此属

100. 胃大部切除术后 3 天，突然出现上腹痛、高热和腹肌紧张，此属

参考答案

专业实践能力［社区护理学亚专业］　优选卷二

【A1 型题】

1. D　2. D　3. C　4. A　5. C　6. C
7. B　8. B　9. D　10. B　11. D　12. E
13. E　14. D　15. D　16. E　17. E
18. C　19. C　20. B　21. A　22. E
23. A　24. D　25. C　26. E　27. C
28. B　29. D　30. A　31. B　32. B
33. E　34. B　35. D　36. B　37. B
38. D　39. C　40. D　41. E　42. A
43. B　44. D　45. B　46. C

【A2 型题】

47. B　48. B　49. D　50. E　51. B
52. D　53. D　54. D　55. C　56. C
57. C　58. D　59. D　60. A

【A3/A4 型题】

61. A　62. D　63. A　64. B　65. A
66. C　67. B　68. D　69. C　70. C
71. D　72. E　73. C　74. C　75. E
76. D　77. B　78. B　79. D　80. B
81. C　82. E　83. D

【B 型题】

84. B　85. A　86. A　87. C　88. B
89. B　90. C　91. D　92. A　93. B
94. D　95. A　96. B　97. E　98. E
99. D　100. C

解　析

扫码查看
相关内容

协和护考

全国护理学中级（主管护师）资格考试优选卷

专业实践能力
［妇产科护理学亚专业］
优选卷（二）

中国协和医科大学出版社
北　京

专业实践能力［妇产科护理学亚专业］优选卷（二）

【A1 型题】

1. 下列为腹腔镜检查术前患者进行的准备内容，错误的是
   A. 了解患者的心理状态，提供心理支持
   B. 清洁病人的腹部皮肤
   C. 术前 1 天清洁灌肠
   D. 行血、尿常规检查
   E. 导尿排空膀胱

2. 妊娠合并糖尿病的药物治疗，原则上应选用
   A. 胰岛素
   B. 苯乙双胍
   C. 消渴丸
   D. 格列本脲
   E. 降压灵

3. 异位妊娠就诊时的主要症状是
   A. 停经
   B. 腹痛
   C. 阴道流血
   D. 晕厥
   E. 休克

4. 胎膜早破预防性使用抗生素应在破膜后
   A. 4 小时
   B. 6 小时
   C. 8 小时
   D. 10 小时
   E. 12 小时

5. 对于女方宫颈黏液存在抗精子抗体且治疗无效、男方无异常的不孕夫妻。适宜采用
   A. 人工授精
   B. 体外受精胚胎移植术（IVF-ET）
   C. 试管婴儿
   D. 卵浆置换
   E. 卵母细胞质内单精子注射

6. 保持子宫前倾的主要韧带是
   A. 子宫阔韧带
   B. 子宫圆韧带
   C. 子宫主韧带
   D. 子宫骶韧带
   E. 卵巢韧带

7. 侵蚀性葡萄胎和绒毛膜癌均可发生于
   A. 自然流产后
   B. 人工流产后
   C. 足月分娩后
   D. 葡萄胎排空后
   E. 异位妊娠后

8. 下述不支持胎膜早破诊断的是
   A. 阴道持续性流液
   B. 子宫收缩时肛查触不到前羊膜囊
   C. 羊水涂片镜检可见羊齿植物叶状结晶
   D. 阴道排液 pH<6.0
   E. 羊水涂片染色可见毳毛

9. 会阴部局部湿热敷的一般温度为

A. 11~18℃

B. 21~28℃

C. 31~38℃

D. 41~48℃

E. 51~58℃

10. 妊娠合并心脏病者，心功能Ⅱ级的诊断标准是

A. 一般体力活动稍受限制

B. 体力活动明显受限，或既往有心力衰竭病史

C. 休息状态下即出现心力衰竭症状

D. 心脏扩大

E. 出现劳力性呼吸困难

11. 关于滴虫阴道炎，下列说法正确的是

A. 病原体最适宜 pH 为 4.2~5.6

B. 不影响受孕

C. 典型症状为稀薄泡沫状白带

D. 病原体比多核白细胞小

E. 主要传播途径是血行传播

12. 有关诊断性刮宫的适应证，应除外

A. 不孕症

B. 月经失调

C. 子宫异常出血

D. 宫颈癌

E. 子宫内膜癌

13. 在下列避孕方法中，失败率最高的是

A. 安全期避孕

B. 按规定口服避孕药

C. 应用避孕套

D. 外用杀精剂

E. 宫内节育器

14. 为预防子宫脱垂，在卫生宣教内容方面错误的是

A. 产后尽早参加体力劳动，以促进机体康复过程

B. 执行劳动妇女五期保健制度

C. 加强营养，增强体质

D. 积极开展计划生育

E. 积极治疗增加腹压的疾病，如长期慢性咳嗽等

15. 负压吸引术后 3 天，高热、腹痛、下腹部压痛，可能的诊断为

A. 人工流产综合征

B. 子宫穿孔

C. 羊水栓塞

D. 术后感染

E. 吸宫不全

16. 预防生殖器官损伤性疾病的主要措施是

A. 提高妇科手术技术水平

B. 提高产科质量，正确处理异常分娩

C. 防止意外伤害

D. 积极开展计划生育

E. 加强营养，增强体质

17. 促进乳汁分泌作用的有效项目是

A. 吸吮动作

B. 前列腺素

C. 大剂量雌激素制剂

D. 孕激素制剂

E. 口服溴隐亭

18. 子宫收缩起始于两侧宫角部，迅速向子宫底中线集中，再向子宫下段扩散，并均匀协调地遍及整个子宫。这种特性称为子宫收缩的

A. 极性

B. 节律性

C. 对称性

D. 缩复作用

E. 间歇性

19. 判断产程进展的标志为

A. 规律子宫收缩并逐渐增强

B. 胎心率正常

C. 胎头入盆

D. 胎动正常

E. 胎头下降及宫口扩张

20. 下列属于治疗不孕症关键项目的是

A. 男方体健，不必检查，只需女方诊治

B. 男方只做一次精液常规，正常者只需检查女方

C. 女方只需监测有无排卵并治疗

D. 女方只需了解输卵管是否通畅，对因治疗

E. 男、女双方同时全面检查，对因治疗

21. 以下与各种流产相对应的临床特点，正确的是

A. 完全流产：腹痛，阴道流血，宫口已开

B. 先兆流产：宫口未开，阴道出血量少于月经量

C. 难免流产：阴道出血少，未破膜

D. 不全流产：宫口未开，阴道出血量减少

E. 稽留流产：流产连续发生 3 次或 3 次以上

22. 对羊水栓塞的预防，正确的是

A. 积极预防发生早产

B. 人工破膜应在子宫收缩间歇期进行

C. 中期引产钳刮术时应先注射缩宫素后破水再钳刮

D. 中期妊娠羊膜腔穿刺引产术不会发生羊水栓塞

E. 子宫收缩过强者，不应给予减弱子宫收缩药以免影响产程进展

23. 淋病的潜伏期为

A. 1~2 天

B. 24 小时

C. 3~7 天

D. 10~15 天

E. 1~2 个月

24. 一般来讲，高氟区的界定是饮水中氟的含量超过

A. 0.5mg/L

B. 1.0mg/L

C. 2.0mg/L

D. 1.5mg/L

E. 2.5mg/L

25. 有关会阴部手术患者的护理内容，正确的是

A. 患者应于术前 3 天进流质饮食

B. 术前 1 天冲洗阴道后不涂甲紫

C. 每天用肥皂水清洁灌肠 1 次

D. 患者去手术室前安置保留尿管

E. 术前 1 天清洁外阴

26. 葡萄胎患者随访观察年限至少为

A. 0.5 年

B. 1 年

C. 1.5 年

D. 2 年

E. 2.5 年

27. 滴虫阴道炎患者宜选用的避孕方法是

A. 药物避孕

B. 安全期避孕

C. 宫内节育器避孕

D. 安全套避孕

E. 免疫避孕法

28. 围绝经期综合征患者的临床表现是

A. 卵巢功能不健全，月经紊乱伴血性白带

B. 约半数的妇女在围绝经期会发生明显症状

C. 外阴萎缩、阴道充血、内膜变薄，分泌物增多

D. 阵发性潮热、潮红，多于凌晨、黄昏时发作

E. 甲状腺功能减退症，基础代谢率降低

29. 关于有排卵性功能失调性子宫出血（功血），下列叙述中正确的是

A. 较无排卵性功能失调性子宫出血（功血）多见

B. 多发生于青春期女性

C. 与青春期下丘脑-垂体-卵巢轴间的调节功能尚未发育成熟有关

D. 基础体温曲线显示体温始终处于较低水平，呈单相型

E. 妇科检查：生殖器官无器质性病变

30. 下列属于阴道灌洗禁忌证的是

A. 青春期

B. 月经期

C. 妊娠期

D. 产褥期

E. 围绝经期

31. 关于滴虫阴道炎的治疗，下列说法错误的是

A. 妊娠早期不宜用甲硝唑治疗

B. 甲硝唑用药期间应禁酒

C. 夫妻双方应同时治疗

D. 甲硝唑不能通过胎盘进入胎儿体内

E. 阴道放药前先用酸性溶液冲洗可提高疗效

32. 有关破膜的处理，错误的是

A. 破膜后即听胎心音

B. 记录破膜时间

C. 观察羊水性质

D. 胎头高浮者，须抬高床尾

E. 破膜超过 24 小时，需给予抗生素

33. 绝经过渡期功血患者的治疗原则不包括

A. 大量雌激素止血

B. 调整周期

C. 大量孕激素止血

D. 孕激素药物刮宫

E. 刮宫止血

34. 诊断前置胎盘较安全可靠的方法是

A. 阴道检查

B. 肛门检查

C. X 线检查

D. B 超检查

E. 实验室检查

35. 下列不符合子宫脱垂的是

A. 阴道外口见子宫颈，即可诊断为子宫脱垂

B. 子宫脱垂常引起月经失调

C. 子宫脱垂常发生于产后过早参加重体力劳动的妇女

D. 重度子宫脱垂，必须与子宫内翻鉴别

E. 子宫脱垂常伴发阴道前后壁膨出

36. 进行性交后试验的最佳时间是

A. 月经干净后 5 天

B. 月经前 5 天

C. 近排卵日

D. 两次月经中间

E. 非经期任何时间

37. 可损害子代生殖系统并影响生育能力的磁场是

A. 极低频电磁场

B. 低频电磁场

C. 高频电磁场

D. 中频电磁场

E. 极高频电磁场

38. 为了减少妊娠合并贫血的发生，以下预防措施不正确的是

A. 积极补充叶酸

B. 积极预防肠道感染

C. 积极治疗腹泻

D. 多摄入瘦肉类食物

E. 减少酸性物质摄入

39. 子宫收缩压力试验的目的是观察

A. 胎心基线的变异

B. 胎动后胎心增速的情况

C. 子宫对缩宫素的敏感性

D. 子宫收缩对胎心率的影响

E. 子宫收缩对胎动的反应

40. 慢性宫颈炎的病程变化不包括

A. 宫颈柱状上皮异位

B. 宫颈肌瘤

C. 宫颈腺囊肿

D. 宫颈肥大

E. 宫颈息肉

41. 按照尿瘘发生的部位，最多见的是

A. 膀胱阴道瘘

B. 膀胱宫颈瘘

C. 膀胱尿道阴道瘘

D. 尿道阴道瘘

E. 膀胱宫颈阴道瘘

42. 下列有关子宫托的使用，不正确的是

A. 护理人员应协助选择适应的型号

B. 指导患者放置子宫托前洗净双手

C. 子宫托必须由专业人员放置

D. 每天睡前应取出子宫托清洗消毒后备用

E. 上托后定期到医院检查

43. 输卵管通畅试验的禁忌证是

A. 无阴道炎，白带常规检查无异常

B. 诊断性刮宫的病理报告无结核及子宫内膜炎症

C. 妇科查体，宫旁无压痛及增厚

D. 月经干净后 3~7 天

E. 术前 2 天曾经有性生活

44. 有关妊娠糖尿病对胎、婴儿影响的叙述，错误的是

A. 畸形发生率增加

B. 巨大儿发生率增加

C. 易发生新生儿呼吸窘迫综合征

D. 易发生新生儿低胰岛素血症

E. 易导致胎死宫内

45. Ⅱ度重型以上子宫脱垂患者的主要临床表现是

A. 下坠感

B. 外阴部有肿物脱出

C. 排便困难

D. 排尿困难

E. 张力性尿失禁

46. 子宫前壁浆膜下肌瘤最常见的临床表现是

A. 下腹包块

B. 痛经

C. 月经量增多

D. 白带过多

E. 月经周期延长

47. 在正常情况下，阴道成形术后需将软模具更换成硬模具，实施的时间一般在术后

A. 4~5 天

B. 3~4 天

C. 5~7 天

D. 7~10 天

E. 11~12 天

48. 下列方法可以促进子宫收缩，但除外

A. 肌内注射硫酸镁

B. 肥皂水灌肠

C. 排空膀胱

D. 肌内注射哌替啶

E. 静脉滴注缩宫素

【A2 型题】

49. 某孕妇，妊娠 34 周。因突然阴道流液 1 小时就诊。检查，胎位左枕前（LOA）位，先露高浮，胎心率 136 次/分。不正确的护理措施是

A. 嘱其适当下床活动

B. 定时监测胎心率变化

C. 严密观察生命体征变化

D. 外阴擦洗 2 次/日

E. 按医嘱用抗生素

50. 孕妇，28 岁。孕 1 产 0。常规产前检查时，护士教育其监护胎动，并告知胎动正常值。其正确的胎动次数为

A. 每小时 1~2 次

B. 每小时 3~5 次

C. 每小时 10 次

D. 每 12 小时 3~5 次

E. 每 12 小时少于 10 次

51. 患者，女性，25 岁。停经 2 个月，阴道少量出血一天，伴轻微腹痛。妇科检查：子宫增大，如孕 2 个月大小，附件（-），尿人绒毛膜促性腺激素（hCG）检测（+）。诊断为

A. 难免流产

B. 先兆流产

C. 感染性流产

D. 异位妊娠

E. 功血

52. 初产妇，31 岁。孕 24 周前来复诊，诉近日饮食，睡眠均正常，但常发生下肢肌肉抽搐，尤其是夜间静卧当腿伸直时更为剧烈，且觉小腿疼痛。采取的首要护理措施是

A. 嘱孕妇俯卧休息

B. 嘱尽可能采取左侧卧位

C. 伸腿时要把趾端伸向外

D. 遵医嘱口服钙片

E. 走路时足跟着地

53. 某初孕妇23岁，妊娠38周，左枕前位。患者有先天性房间隔缺损病史。目前心功能Ⅱ级，规律子宫收缩，宫口开大8cm，胎头在坐骨棘水平下2cm。其护理措施正确的是

A. 待宫口开全后鼓励产妇屏气用力缩短第二产程

B. 立即剖宫产术结束妊娠

C. 严密观察产程，宫口开全后行阴道助产缩短第二产程

D. 给予缩宫素，加强子宫收缩

E. 给予洋地黄类药物，预防心力衰竭

54. 患者，女性，34岁。发生车祸后外阴受伤。对于外阴创伤后血肿小的患者，24小时内正确的护理方法是

A. 热敷

B. 冷敷

C. 外阴加压包扎

D. 外阴部烤灯

E. 做术前准备

55. 患者，女性，28岁。已婚，未避孕，既往月经规律。停经50天，近3天晨起呕吐，厌油，伴有轻度尿频，仍坚持工作。可能的诊断是

A. 膀胱炎

B. 病毒性肝炎

C. 继发性闭经

D. 早期妊娠

E. 妊娠剧吐

56. 某孕妇合并风湿性心脏病，已经进入产程，为她提供预防产时心力衰竭的措施是

A. 子宫收缩时鼓励孕妇活动以减轻疼痛

B. 如有中重度贫血应给予输血纠正

C. 鼓励产妇多进食，以增加体力

D. 第二产程时，指导产妇用力屏气

E. 第二产程结束后用沙袋置于腹部

57. 某女士因患滴虫阴道炎，准备用自助冲洗器灌洗阴道，护士应告知她醋酸冲洗液的适宜浓度为

A. 0.5%

B. 1.5%

C. 3.5%

D. 2.5%

E. 4.5%

58. 某女士，新婚，月经规律。2年内不准备生育，前来咨询避孕方法。你认为最好的方法是

A. 放置宫内节育器

B. 口服长效避孕药

C. 避孕套

D. 口服短效避孕药

E. 肌内注射长效避孕针

59. 患者，女性，55岁。确诊为急性淋病。急性淋病的治疗，目前首选治疗药物是

A. 甲硝唑

B. 头孢曲松钠

C. 阿米卡星

D. 庆大霉素

E. 青霉素

60. 患者，女性，33 岁。妊娠 9 个月，胎膜已破。一般第一产程初产妇需

A. 6~8 小时

B. 9~10 小时

C. 11~12 小时

D. 14~16 小时

E. 18~20 小时

【A3/A4 型题】

（61~64 题共用题干）

某女士，28 岁，孕产史 1-0-2-1，曾患慢性肾炎，现停经 59 天，门诊检查诊断为早孕。

61. 该女士宜选择终止妊娠的方法是

A. 药物流产

B. 负压吸引术

C. 钳刮术

D. 依沙吖啶引产

E. 水囊引产

62. 终止妊娠后，护理人员为其提供的健康指导内容，不正确的是

A. 注意观察阴道流血情况

B. 注意观察腹痛情况

C. 保持外阴清洁，禁止性生活及盆浴 2 周

D. 休息 3 周

E. 嘱其采用安全可靠的避孕措施

63. 建议其今后采取的最佳避孕措施是

A. 口服短效避孕药

B. 男用避孕套

C. 肌内注射长效避孕针

D. 放置节育器

E. 安全期避孕

64. 在下列放置宫内节育器的注意事项中，应除外

A. 术前 3 天禁止性生活

B. 术日测体温应在正常范围

C. 术后卧床休息 1 周

D. 术后 2 周内禁止性生活

E. 术后保持外阴清洁

（65~68 题共用题干）

某女士，24 岁，因早孕要求终止妊娠。行负压吸引术，术中突然出现心率缓慢、胸闷、出汗及面色苍白等征象。

65. 初步诊断该患者属于

A. 低血容量休克

B. 人工流产综合征

C. 神经症

D. 心绞痛

E. 子宫穿孔

66. 下列与其发生无关的项目是

A. 受术者精神紧张

B. 宫颈过度扩张、牵拉

C. 交感神经兴奋

D. 负压吸引刺激

E. 心脏传导功能障碍

67. 为预防上述症状的发生，需提供下列措施，但除外

A. 术前做好受术者的心理护理

B. 为缩短操作时间，扩张宫颈时不必从小号顺序逐渐加大号数

C. 吸宫时掌握适度负压

D. 吸净宫腔后，不再反复吸刮宫壁

E. 进出宫颈管时关闭负压

68. 为迅速缓解受术者的症状，应采取的措

施是

A. 立即输液

B. 剖腹探查

C. 静脉滴注地塞米松 5mg

D. 静脉注射阿托品 1mg

E. 心肺复苏

（69~72 题共用题干）

某女士，35 岁，孕 2 产 1，平素月经规律，经期无不适。近 4 个月阴道分泌物增多伴外阴瘙痒。

69. 该女士正确的做法是

A. 每天用温开水洗外阴部

B. 自己去药房买药局部用药治疗

C. 及时去医院检查

D. 每天用盐水坐浴

E. 采用酸性溶液坐浴

70. 去医院检查前正确的做法是

A. 每天温热开水坐浴

B. 检查前 24~48 小时避免性生活

C. 检查前 6~10 小时阴道不用药

D. 检查前 6~10 小时避免阴道冲洗

E. 检查前 12 小时避免性生活

71. 经医院检查被确诊为滴虫阴道炎，患者正确的做法是

A. 坚持外阴擦洗并上药

B. 用 2%碳酸氢钠溶液坐浴后上药

C. 勤换内裤

D. 用酸性溶液进行阴道灌洗并上药

E. 按时服用抗生素同时阴道上药

72. 为患者提供的护理内容，不正确的是

A. 阴道灌洗液的温度为 40℃左右

B. 按需要配置阴道灌洗溶液200~300ml

C. 灌洗筒与床沿的距离不超过 70cm

D. 月经期禁止阴道灌洗

E. 坚持正规治疗方案，以达到治愈目的

（73~76 题共用题干）

某女士，40 岁，孕 2 产 1。近半年偶有接触性出血。妇科检查：宫颈糜烂面积占宫颈面积 1/2，子宫及双侧附件无异常发现。

73. 该患者进一步的检查是

A. 宫颈刮片检查

B. 阴道镜

C. 宫腔镜

D. 腹腔镜

E. 诊断性宫颈锥切术

74. 正确的取材方法是

A. 冲洗会阴后，取阴道穹隆部分泌物

B. 刮取宫颈阴道壁的分泌物

C. 刮取宫颈外口鳞、柱状上皮交界处的细胞

D. 刮取宫颈表面的脱落细胞

E. 用刮片刮取阴道侧壁上 1/3 的分泌物

75. 若检查见宫颈 1 点处有异常血管，下一步处理是

A. 宫颈活体组织检查

B. 诊断性宫颈锥切术

C. 全子宫切除

D. 次全子宫切除

E. 观察随访

76. 病理报告为巴氏Ⅱ级，其临床意义是

A. 宫颈可疑癌

B. 正常的阴道涂片

C. 宫颈炎症

D. 宫颈细胞具有恶性改变

E. 高度可疑癌

(77~80 题共用题干)

某23岁妇女，停经10周，阴道不规则流血10余天，量不多，暗红色，血中伴有小水泡物。妇科检查：BP 140/90mmHg，子宫前倾，如孕4个月大，两侧附件可触到鹅卵大、囊性、活动良好、表面光滑的肿物。

77. 患者最可能的诊断是

A. 双胎妊娠

B. 妊娠合并子宫肌瘤

C. 妊娠合并卵巢囊肿

D. 先兆流产

E. 葡萄胎

78. 一旦以上诊断明确，首选的处理方法是

A. 化学治疗

B. 止血

C. 抗生素控制感染

D. 清宫术

E. 全子宫切除术

79. 患者经治疗后即将出院，护士应告知其避孕时间为

A. 1 年

B. 2 年

C. 3 年

D. 4 年

E. 5 年

80. 此患者出院后的随访时间为

A. 3 个月

B. 6 个月

C. 1 年

D. 2 年

E. 5 年

(81~84 题共用题干)

某女士，54 岁，放置宫内节育器 18 年，现绝经 1 年，到门诊要求取出节育器。妇科检查：外阴发育正常，已婚已产型；阴道通畅，黏膜略平滑，分泌物无色、量少；宫颈光滑，大小正常；宫体前倾前屈位，正常大小，活动良好；双附件未触及异常。

81. 该妇女在取器前应进行的必要检查是

A. 血常规检查

B. 心电图检查

C. 阴道涂片检查

D. 腹部 CT 检查

E. 妇科 B 超检查

82. 做该项检查的主要目的是

A. 确定子宫位置

B. 确定子宫大小

C. 确定宫腔内的节育器及其类型

D. 了解卵巢功能

E. 测定血小板数量

83. 若取器过程中发现节育器嵌顿，分析其发生的可能原因是

A. 放置时间过长

B. 绝经后取器过晚

C. 子宫壁太薄

D. 节育器的质量不良

E. 宫腔内感染

84. 向她提供的健康指导内容，正确的是

A. 提醒患者手术前注意憋尿

B. 手术前患者需要进行 X 线常规检查

C. 手术后禁止性生活 2 周

D. 取出节育器后卧床休息 3 天

E. 手术后 B 超检查核实取器术的效果

【B 型题】

（85～86 题共用备选答案）

A. 哌替啶

B. 吗啡

C. 缩宫素静脉滴注

D. 苯巴比妥钠

E. 小剂量麦角新碱

85. 协调性子宫收缩乏力时首选

86. 不协调性子宫收缩乏力时首选

（87～88 题共用备选答案）

A. 胎龄满 42 周以上

B. 出生体重 4200g

C. 出生体重在同胎龄儿平均体重的第 85 百分位

D. 胎龄 37 周，出生体重 1800g

E. 胎龄 36 周，出生体重 1800g

87. 巨大儿为

88. 足月小样儿为

（89～91 题共用备选答案）

A. 外阴瘙痒

B. 月经量增多

C. 接触性出血

D. 恶心、呕吐

E. 绝经后阴道不规则出血

89. 子宫颈癌早期的临床表现是

90. 子宫肌瘤的临床表现是

91. 子宫内膜癌的主要临床表现

（92～94 题共用备选答案）

A. 人工授精

B. 原发性不孕症

C. 继发性不孕症

D. 不孕症

E. 诱发排卵

92. 将精液注入女性生殖道内取代性交使女性妊娠的一种技术称为

93. 夫妇同居，性生活正常，第 1 次婚姻曾生育，再婚后未避孕，2 年未孕者属于

94. 某李女士，36 岁，有正常性生活，未采取避孕措施，婚后 4 年未孕，正确的诊断是

（95～97 题共用备选答案）

A. 拨露

B. 着冠

C. 分娩

D. 衔接

E. 分娩机制

95. 妊娠满 28 周及以后的胎儿及其附属物，从临产发动至从母体全部娩出的过程称为

96. 胎儿先露部随着骨盆各平面的不同形态被动地进行一系列的适应性转动，以其最小径线通过产道的全过程称为

97. 胎头双顶径进入骨盆入口平面，其颅骨最低点接近或达到坐骨棘水平称为

（98～100 题共用备选答案）

A. 停经后先出现少量阴道流血，量比月经少，伴有轻微下腹痛。妇科检查子宫大小与停经周数相符，宫口未开，胎膜未破，妊娠产物未排出，hCG（+）

B. 停经后阴道流血量增多，阵发性腹

痛加重。妇科检查子宫大小与停经周数相符或略小，宫口已扩张，见胚胎组织或胎囊堵于宫口，hCG（+）

C. 停经后阴道出血持续不止，下腹痛渐减轻。妇科检查子宫小于停经周数，宫口已扩张，见部分妊娠产物已排出于阴道内，而部分仍留在宫腔内，hCG（±）

D. 停经后妊娠产物完全排出，阴道出血逐渐停止，腹痛渐消失。妇科检查子宫接近正常大小或略大，宫口已关闭，hCG（-）

E. 停经后胚胎或胎儿已死亡滞留在宫腔内尚未自然排出。妇科检查子宫小于妊娠周数，宫口关闭，hCG（-）

98. 先兆流产为

99. 不全流产为

100. 完全流产为

参考答案

专业实践能力［妇产科护理学亚专业］　优选卷二

【A1 型题】

1. C　2. A　3. B　4. E　5. B　6. B
7. D　8. D　9. D　10. A　11. C　12. D
13. A　14. A　15. D　16. B　17. A
18. C　19. E　20. E　21. B　22. B
23. C　24. B　25. B　26. D　27. D
28. D　29. E　30. B　31. D　32. E
33. A　34. D　35. B　36. C　37. A
38. E　39. D　40. B　41. A　42. C
43. E　44. D　45. B　46. A　47. D
48. A

【A2 型题】

49. A　50. B　51. B　52. D　53. C
54. B　55. D　56. E　57. A　58. D
59. B　60. C

【A3/A4 型题】

61. B　62. C　63. D　64. C　65. B
66. C　67. B　68. D　69. C　70. B
71. D　72. B　73. A　74. C　75. A
76. C　77. E　78. D　79. B　80. D
81. E　82. C　83. A　84. C

【B 型题】

85. C　86. A　87. B　88. D　89. C
90. B　91. E　92. A　93. C　94. B
95. C　96. E　97. D　98. A　99. C
100. D

解　析

扫码查看
相关内容

协和护考

全国护理学中级（主管护师）资格考试优选卷

专业实践能力
［妇产科护理学亚专业］
优选卷（一）

中国协和医科大学出版社
北　京

专业实践能力［妇产科护理学亚专业］优选卷（一）

【A1 型题】

1. 吸宫术后出现闭经伴周期性腹痛，血压正常，可能的诊断为
   A. 宫颈粘连
   B. 月经失调
   C. 漏吸
   D. 吸宫不全
   E. 术后感染
2. 胃肠内营养液应放置于多少度以下冰箱内存放
   A. 4℃
   B. 5℃
   C. 8℃
   D. 12℃
   E. 36℃
3. 急性胰腺炎时首要的护理措施
   A. 禁食
   B. 严密监测病情
   C. 维护肾功能
   D. 防止低血容量性休克
   E. 维持水电解质和酸碱平衡
4. V 型宫内节育器带铜后的作用
   A. 提高避孕效果
   B. 减少出血
   C. 降低脱落率
   D. 防止宫内节育器嵌顿
   E. 防止感染
5. 关于产后会阴护理，错误的是
   A. 每天会阴护理 2 次
   B. 会阴伤口于产后 3~5 天拆线
   C. 会阴伤口疼痛者可服用止痛剂
   D. 会阴伤口红肿者可采用温水坐浴
   E. 会阴水肿者，用 50%硫酸镁湿热敷
6. 绒毛膜癌患者化学治疗的护理措施不包括
   A. 仔细观察尿量
   B. 准确测量体重
   C. 合理选择血管
   D. 防止药物外渗
   E. 绝对卧床休息
7. 病理缩复环常见于
   A. 羊水过多
   B. 双胎
   C. 巨大儿
   D. 胎盘早剥
   E. 先兆子宫破裂
8. 葡萄胎刮宫前，应准备好静脉通道并配血，其理由是
   A. 防止刮宫时大出血造成休克
   B. 葡萄胎刮宫中要静脉给药
   C. 葡萄胎刮宫前需要输血
   D. 患者要求
   E. 医师建议
9. 治疗中加用雌激素可提高疗效的疾病是
   A. 萎缩性阴道炎

B. 滴虫阴道炎

C. 外阴炎

D. 外阴阴道假丝酵母菌病

E. 前庭大腺炎

10. 关于女性生殖器官的自然防御功能，下列说法中正确的是

A. 妊娠期女性生殖器官自然防御能力增强

B. 宫颈阴道部的柱状上皮抗感染能力强

C. 阴道自净作用可抑制嗜酸性病原体的生长

D. 宫颈可分泌碱性黏液栓

E. 正常女性阴道 pH 一般为 2. 8~3. 4

11. 测孕妇血压时，下列数值提示异常的是

A. 较基础血压高 22/12mmHg

B. 较基础血压高 30/15mmHg

C. 与基础血压一样

D. 目前血压 130/85mmHg，接近孕前血压

E. 目前血压 90/60mmHg，接近孕前血压

12. 不能推算孕龄的项目是

A. 末次月经第 1 天

B. 早孕反应的时间

C. 胎动出现的时间

D. 手测宫底高度

E. 胎心节律

13. B 超监护不能显示的项目是

A. 胎肺成熟度

B. 胎方位

C. 胎心搏动

D. 胎儿股骨长

E. 胎盘位置

14. 葡萄胎随访时必须进行的检查是

A. 阴道脱落细胞涂片检查

B. 测尿中的人绒毛膜促性腺激素（hCG）值

C. B 超检查有无胎囊

D. 多普勒超声检查听取胎心

E. CT 检查脑转移情况

15. 关于宫颈癌的早期发现与预防，下列措施错误的是

A. 提倡晚婚少育

B. 积极治疗宫颈慢性疾病

C. 每 3~5 年普查一次宫颈涂片

D. 绝经后出血者应及早就医

E. 重视接触性出血者的进一步追踪

16. 用胎心听诊不能监测到的指标是

A. 胎心成熟度

B. 胎儿是否存活

C. 胎儿是否宫内缺氧

D. 胎心强弱

E. 胎心节律

17. 关于胎儿窘迫的表现不正确的是

A. 胎心率<100 次/分

B. 破膜后羊水粪染

C. 胎心率基线变异率<3 次/分

D. 多次出现晚期减速

E. 胎儿头皮血 pH 为 7. 25

18. 新生儿阿普加（Apgar）评分的五项依据是

A. 心率、呼吸、体重、哭声、皮肤颜色

B. 心率、呼吸、脐血管充盈度、羊水性状、皮肤颜色

C. 心率、呼吸、肌张力、皮肤颜色、

喉反射

D. 心率、呼吸、喉反射、哭声、脐血管充盈度

E. 心率、呼吸、喉反射、皮肤颜色、哭声

19. 在正常情况下，第三产程的时间应为

A. 5~10 分钟，不超过 15 分钟

B. 5~10 分钟，不超过 25 分钟

C. 5~15 分钟，不超过 30 分钟

D. 10~20 分钟，不超过 40 分钟

E. 20~30 分钟，不超过 60 分钟

20. 有关胎盘、胎膜的检查，下列错误的是

A. 平铺胎盘，看胎盘母体面小叶有无缺损

B. 提起胎盘，看胎膜是否完整

C. 检查胎儿面边缘有无断裂的血管

D. 疑有少许小块胎膜残留，应手入宫腔取出

E. 疑有副胎盘或部分胎盘残留可手入宫腔取出

21. 分娩时的主要产力是

A. 腹肌收缩力

B. 腹肌和膈肌收缩力

C. 肛提肌收缩力

D. 子宫收缩力

E. 骨骼肌收缩力

22. 以下有关横产式胎儿先露部的描述，正确的是

A. 肩先露

B. 头先露

C. 面先露

D. 臀先露

E. 枕先露

23. 产后，宫颈完全恢复正常状态的时间是产后

A. 1 周

B. 2 周

C. 3 周

D. 4 周

E. 6 周

24. 关于妊娠、分娩对心脏病的影响，下列错误的是

A. 妊娠期孕妇总循环血量增加 35%~45%

B. 分娩期腹压及能量的消耗增加

C. 第二产程时子宫收缩，回心血量减少

D. 胎盘循环停止，回心血量增加

E. 妊娠晚期子宫增大，膈肌上升，心脏向左、向上发生移位

25. 滴虫阴道炎患者白带的典型改变是

A. 呈脓性，有恶臭味

B. 呈稀薄泡沫状

C. 呈黄色水样

D. 呈白色豆渣状

E. 呈血性白带

26. 与子宫脱垂无密切关系的是

A. 陈旧性会阴裂伤

B. 阴道前后壁膨出

C. 前位子宫

D. 张力性尿失禁

E. 盆底肌肉松弛

27. 关于分娩第一产程的护理，错误的是

A. 鼓励产妇少量多次进食

B. 指导产妇每隔 2~4 小时自解小便 1 次

C. 已破膜者，禁肛门检查

D. 胎头未入盆，子宫收缩不紧，可在室内活动

E. 做好心理护理

28. 对于妊娠合并急性病毒性肝炎的描述，错误的是

A. 肝炎患者原则上不宜妊娠

B. 孕早期不宜终止妊娠，因可增加肝损害

C. 妊娠晚期应预防妊娠高血压综合征（妊高征）

D. 分娩期应预防产后出血

E. 产褥期应用抗生素预防感染

29. 疑为子宫内膜不规则脱落者，理想的刮取子宫内膜活检的时间是

A. 月经第1日

B. 月经第5日

C. 月经周期中间

D. 月经干净后3日

E. 月经来潮前12小时内

30. 尿瘘患者最主要的临床表现是

A. 漏尿

B. 外阴皮炎

C. 闭经

D. 尿路感染

E. 月经稀发

31. 下列与发生子宫脱垂无关的是

A. 肛提肌

B. 卵巢固有韧带

C. 子宫骶韧带

D. 子宫主韧带

E. 子宫圆韧带

32. 关于外阴癌的叙述，正确的是

A. 出现结节肿物是外阴癌最常见的症状

B. 外阴癌多发生在小阴唇部位

C. 外阴癌的癌前病变为外阴上皮内瘤样病变

D. 外阴癌子宫的治疗原则以化学治疗为主

E. 外阴癌中最常见的是黑色素瘤

33. 在阴道手术后护理的内容中不正确的是

A. 保持会阴局部清洁干燥

B. 阴道内塞纱布者需在手术后12小时内取出

C. 会阴裂伤修补术后5天内进少渣半流质饮食

D. 应控制5天内不排便，可服用鸦片酊

E. 术后第5天服用液状石蜡使粪便软化

34. 关于不协调性子宫收缩乏力，正确的是

A. 子宫肌肉不协调收缩，致使宫腔内压力处于低张状态

B. 子宫收缩极性倒置，但不影响宫口开大

C. 痉挛性狭窄环紧箍儿体，阻碍胎儿下降

D. 使用一般镇静药效果不佳

E. 较少发生胎儿宫内窘迫

35. 子宫收缩乏力性产后出血临床表现的描述，正确的是

A. 胎儿娩出后即见血液不断流出

B. 血色暗红无凝块

C. 子宫收缩时出血量增多

D. 胎盘未剥离前即出血不止，多伴有

第三产程延长

E. 宫体较软，宫底不硬

36. 侵蚀性葡萄胎最早发生转移的部位是

A. 骨

B. 肺

C. 肝

D. 脑

E. 阴道

37. 有关妇科腹部手术后患者的护理内容，应除外

A. 术后疼痛会影响患者各器官的正常功能，应有效地镇痛

B. 协助患者术后早期下地活动，可以预防或减轻腹胀

C. 患者术后1天可进半流质

D. 进行胃肠减压的患者应该禁食

E. 指导患者增加蛋白质及维生素的摄入量

38. 化学治疗患者的用药护理内容不正确的是

A. 严格三查七对

B. 避光药物使用时要用白布包好

C. 加强巡视，调整滴速

D. 发现药物外渗及时处理

E. 联合化学治疗方案，依照药物特点排好用药顺序

39. 下列有关剖宫产术后患者的护理，不正确的是

A. 产妇取半卧位

B. 一般留置导尿管24小时

C. 遵医嘱给予抗生素

D. 指导产妇至少应避孕半年

E. 鼓励产妇尽早下床活动

40. 有关妇女保健工作的宗旨，正确的描述是

A. 积极开展围生期保健

B. 定期进行妇女常见病、多发病的普查普治

C. 维护和促进妇女身心健康

D. 做好妇女劳动保护

E. 积极开展妇女保健咨询

41. 下列可以引起功能失调性子宫出血（功血）的原因，应除外

A. 精神高度紧张

B. 黏膜下子宫肌瘤

C. 环境、气候骤然变化

D. 过度劳累

E. 卵巢功能衰退

42. 关于妊娠合并心脏病孕产妇的护理，错误的是

A. 休息时宜左侧卧位

B. 妊娠16周后，限制食盐的摄入

C. 定期评估心功能

D. 鼓励产妇屏气用力，缩短第二产程

E. 心功能Ⅰ~Ⅱ级的产妇可母乳喂养

43. 判断妊娠合并糖尿病孕妇治疗效果的依据是

A. 尿糖定量

B. 尿酮体定性

C. 空腹血糖测定

D. 50g葡萄糖耐量试验

E. 75g葡萄糖耐量试验

44. 判断妊娠合并心脏病孕妇心力衰竭的确切指征是

A. 活动时心率每分钟超过110次

B. 心尖部闻及Ⅱ级收缩期杂音

C. 咳泡沫状痰，肺底部有持续性湿啰音

D. 足踝部出现凹陷性水肿

E. 心界增大

45. 试管婴儿的主要适应证是

A. 无排卵

B. 无精症

C. 子宫发育不良

D. 输卵管不通

E. 免疫性不孕

46. 下列不是妊娠合并糖尿病并发症的是

A. 真菌性阴道炎

B. 新生儿低血糖

C. 妊娠呕吐

D. 巨大胎儿

E. 羊水过多

47. 在精液常规的检查中，下列指标提示精液不正常的是

A. pH 为 7.8~8.7

B. 量为 2~6ml

C. 液化时间为 30 分钟内

D. 精子数>8000 万/毫升

E. 活动数>50%

48. 钳刮术时某患者烦躁不安，寒战、呕吐，咳嗽，继之呼吸困难，发绀，心率快，血压迅速下降。可能的诊断为

A. 羊水栓塞

B. 子宫穿孔

C. 吸宫不全

D. 人工流产综合征

E. 产后感染

【A2 型题】

49. 患者，女性，52 岁。单位体检发现子宫肌瘤。妇科检查：子宫小于妊娠 2 个月大小，患者无不适主诉。对该患者的最佳处理方法是

A. 药物治疗

B. 定期随访

C. 子宫肌瘤切除术

D. 次全子宫切除术

E. 行全子宫切除术

50. 患者，女性，37 岁。因子宫肌瘤住院，准备接受手术治疗，术前 1 日，护士为患者做术前准备。错误的是

A. 腹部备皮

B. 药物过敏试验

C. 禁食

D. 按医嘱给予镇静药

E. 保留灌肠

51. 患者，女性，25 岁。孕 34 周，血压 160/110mmHg，下肢水肿（++），尿蛋白（+），经硫酸镁治疗后，心率 92 次/分，呼吸 11 次/分，膝反射消失。首选的治疗药物是

A. 肾上腺素

B. 阿托品

C. 洛贝林

D. 地塞米松

E. 葡萄糖酸钙

52. 某 24 岁产妇，孕 1 产 0，孕 39 周，胎膜已破 15 小时临产入院，产程延长，产钳助产，产后出血约 300ml。产后第 3 天高热，体温 39.1℃，宫底平脐，右侧宫旁压痛明显，恶露血性混浊有臭味，白细胞计数 25×10^9/L，中性粒细胞占比 0.90。下列处理不妥的是

A. 助产后仔细检查软产道

B. 入院后臀下放置无菌垫，保持外阴清洁

C. 为了解产程，多次行阴道检查

D. 预防产后出血

E. 产后使用广谱抗生素

53. 患者，女性，26 岁。婚后 3 年不孕，月经周期不规则。妇科检查无异常发现，基础体温呈双相型曲线，黄体期短。应考虑为

A. 无排卵性功血

B. 黄体功能不足

C. 子宫内膜不规则脱落

D. 黄体萎缩不全

E. 月经不调

54. 某孕妇，平素月经周期规律，28~30 天 1 次，孕 3 产 0，目前宫内孕 32 周，单胎。查体：子宫大小与妊娠月份相符，胎心率 135~160 次/分，子宫收缩 20 分钟 4 次，每次持续 35~40 秒。阴道检查发现有少量血性分泌物，宫口尚未扩张，胎膜未破裂。对该孕妇的首要处理措施是

A. 灌肠保持清洁

B. 人工破膜

C. 抑制子宫收缩

D. 尽快终止妊娠

E. 积极预防感染

55. 某产妇会阴侧切伤口，现发现伤口部位有硬结发生，则应行

A. 1∶2000 新洁尔灭溶液擦洗

B. 95%酒精或 50%硫酸镁湿热敷

C. 远红外线照射

D. 切开引流

E. 大黄、芒硝外敷

56. 某纺织厂，滴虫阴道炎发病率很高，为预防其传播，下列不必要的措施是

A. 改坐厕为蹲厕

B. 改盆浴为淋浴

C. 积极治疗患者及带虫者

D. 预防性使用甲硝唑

E. 相互不借用浴巾

57. 某患者接触性出血半年，宫颈活体组织检查（活检）后确诊为宫颈癌 I 期，首选治疗方法是

A. 放射治疗+激素治疗

B. 放射治疗

C. 化学治疗

D. 手术治疗

E. 激素治疗

58. 某男婴，出生时发生新生儿窒息。新生儿窒息鼻内插管给氧，其流量应为

A. <1L/min

B. >1L/min

C. <2L/min

D. >2L/min

E. <5L/min

59. 患者，女性，30 岁。妊娠 5 个月，近期查出乙型病毒性肝炎。妊娠合并病毒性肝炎者，临近分娩期有出血倾向时可用

A. 维生素 A

B. 维生素 C

C. 维生素 D

D. 维生素 E

E. 维生素 K

60. 患者，女性，33 岁。分娩后阴道流血。

对胎盘检查见陈旧血块附着处位于胎盘边缘，可以诊断为边缘性前置胎盘的依据是胎膜破口距胎盘边缘的距离小于

A. 6cm

B. 7cm

C. 8cm

D. 9cm

E. 10cm

【A3/A4 型题】

（61~63 题共用题干）

某 50 岁妇女，植入宫内节育器 15 年，月经紊乱1 年，停经 3 月，子宫出血 10 余天，淋漓不尽，有潮热，阵汗 2 月。妇科检查：外阴阴道正常，宫颈光滑，子宫水平位，正常大小，双附件未及肿物。

61. 该妇女最可能的诊断是

A. 子宫内膜炎

B. 宫内节育器异位

C. 围绝经期功血

D. 子宫内膜癌

E. 不全并感染流产

62. 为进一步确诊，首选的辅助检查方法是

A. 尿 hCG

B. 分段诊刮

C. 阴道脱落细胞检查

D. 性激素测定

E. 阴道 B 超

63. 该患者的子宫内膜病理报告结果应除外

A. 子宫内膜不典型增生过长

B. 子宫内膜炎

C. 萎缩型子宫内膜

D. 子宫内膜复杂性增生过长

E. 分娩期子宫内膜伴 A-S 现象

（64~66 题共用题干）

某患者流产后出现月经不调，表现为月经周期正常，经期延长，伴下腹坠胀、乏力，疑诊为黄体萎缩不全。

64. 下列支持该诊断的是

A. 经期伴下腹坠胀

B. 月经周期正常，经期延长

C. 育龄妇女

D. 用药后效果不佳

E. 月经不规则

65. 为确诊需做诊断性刮宫术，时间应预约在

A. 经前 3 天

B. 月经的第 1 天

C. 月经周期的第 5 天

D. 经后 5 天

E. 月经周期的任何时间

66. 子宫内膜病理检查报告，支持诊断的是

A. 增殖期子宫内膜

B. 大量分泌期内膜

C. 内膜呈囊性增生

D. 增殖期、分泌期内膜共存

E. 子宫内膜为蜕膜

（67~69 题共用题干）

患者，女性，36 岁。于 6 年前经阴道分娩一女婴。6 年来一直采取安全期和避孕套避孕，目前是第 3 次前来人工流产门诊，此次月经过期 21 天，请求流产。该患者月经周期规律，25~30 天 1 次，子宫肌瘤如孕 2 个月大小。

67. 该患者最佳的避孕方法应是

A. 宫内节育器

B. 避孕套

C. 短效口服避孕药

D. 人工流产

E. 安全期避孕

68. 对该患者，最好的人工终止妊娠方法是

A. 负压吸引术

B. 药物流产

C. 钳刮术

D. 绝育

E. 甲氨蝶呤杀死胚胎

69. 该患者询问有关药物避孕的问题，你会告诉她药物避孕的禁忌证应除外

A. 严重心血管疾病

B. 慢性肝炎

C. 血栓性疾病

D. 2 型糖尿病

E. 感冒

（70~72 题共用题干）

某妇女的月经周期可以被描述成 13（3~5）/29 天，末次月经是在 10 月 21 日。

70. 她的月经周期是

A. 3~5 天

B. 13 天

C. 24~26 天

D. 28 天

E. 29 天

71. 她的初潮年龄是

A. 3~5 岁

B. 13 岁

C. 24 岁

D. 29 岁

E. 30 岁

72. 她的经期是

A. 3~5 天

B. 11 天

C. 13 天

D. 29 天

E. 30 天

（73~75 题共用题干）

某妇女，28 岁，外阴痒、白带增多半年。妇科检查：阴道壁充血，宫颈光滑，白带呈稀薄泡沫状。

73. 为确定诊断，进一步的检查是

A. 阴道脱落细胞检查

B. 阴道分泌物悬滴试验

C. 尿常规

D. 三合诊

E. 诊断性刮宫

74. 此患者有可能出现的检查结果是

A. 阴道分泌物滴虫（+），pH 8.5

B. 阴道分泌物念珠菌（+），pH 8.5

C. 阴道分泌物滴虫（+），pH 7.7

D. 阴道分泌物念珠菌（+），pH 7.7

E. 阴道分泌物滴虫（+），pH 5.4

75. 如镜检发现滴虫，护士对此患者做健康指导，下列说法中错误的是

A. 治愈前避免去公共浴池

B. 需夫妻同治

C. 取分泌物检查前 2 天避免性交

D. 治疗后复查转阴即可停止治疗

E. 月经期暂停阴道冲洗

（76~78 题共用题干）

患者，女性，28 岁。未产妇，述说平素月经规律，28 天 1 次，每次持续 3~4 天。其末次月经是 2 月 11 日，距今已有 8 周。现患者感觉疲乏，乳房触痛明显

76. 除以上体征外，护士若考虑该妇女怀

孕，其另外的可能体征是

A. 妊娠纹

B. 胎动感

C. 恶心

D. 妊娠斑

E. 听到胎心音

77. 检查报告提示尿 hCG（+），此化验的原理是查体内的

A. 缩宫素水平

B. 黄体酮水平

C. 雌激素水平

D. 人绒毛膜促性腺激素水平

E. 黄体生成素水平

78. 为了进一步确诊其是否怀孕，下列可以提供确诊依据的检查是

A. 听筒听胎心

B. 胎动

C. 放射检查脊柱轮廓

D. B 超显示胎心搏动

E. 检查血中激素水平

（79~81 题共用题干）

某月经周期正常规律的孕妇，目前怀孕 36 周，孕期进展顺利。

79. 测量其宫底高度，下列符合其孕周的是

A. 24cm

B. 26cm

C. 29cm

D. 32cm

E. 33cm

80. 其胎儿身长约是

A. 20cm

B. 30cm

C. 40cm

D. 45cm

E. 50cm

81. 其胎儿体重可达到

A. 500g

B. 1000g

C. 1500g

D. 2000g

E. 2500g

（82~84 题共用题干）

某经产妇，昨日经阴道顺产一正常男婴，目前诉说乳房胀痛，下腹阵发性轻微疼痛。查乳房肿胀，无红肿，子宫硬，宫底在腹正中，脐下 2 指，阴道出血同月经量。

82. 该孕妇乳房胀痛首选的护理措施是

A. 用吸奶器吸乳

B. 生麦芽煎汤喝

C. 少喝汤水

D. 让新生儿多吸吮

E. 皮硝敷乳房

83. 对该孕妇下腹疼痛问题，可以告知她

A. 是正常产后子宫收缩痛

B. 是不正常的子宫痛

C. 一般 1 周后消失

D. 需要用镇痛药

E. 与使用缩宫素无关

84. 该产妇询问下腹痛的持续时间，则正确的是

A. 产后 3~4 天

B. 产后 5~7 天

C. 产后 8~10 天

D. 产后 15~20 天

E. 产后 42 天

【B型题】

（85~86题共用备选答案）

A. 子宫收缩时胎头露出阴道口，子宫收缩间歇时又缩回
B. 宫口持续或间歇时胎头始终暴露于阴道口，不再回缩
C. 妊娠满28周及以后的胎儿及其附属物，从临产发动至由母体全部娩出的过程
D. 胎头双顶径进入骨盆入口平面，其颅骨最低点接近或达到坐骨棘水平
E. 胎儿先露部随着骨盆各平面的不同形态，被动地进行一系列的适应性转动，以其最小径线通过产道的全过程

85. 分娩是指
86. 衔接是指

（87~88题共用备选答案）

A. 胎儿情况良好
B. 胎儿宫内缺氧、酸中毒
C. 胎头受压
D. 脐带受压
E. 镇静药影响

87. 胎心监护发现胎心率减慢开始于子宫收缩高峰后，下降缓慢，持续时间长，恢复亦缓慢，表示可能是
88. 胎心监护发现胎心率减速与子宫收缩关系不恒定，出现时下降迅速，幅度大，恢复也迅速，表示可能是

（89~91题共用备选答案）

A. 产后10天
B. 产后4周
C. 产后24小时
D. 产后4~6周
E. 产后6周

89. 正常产褥期的时间是
90. 产后最容易发生心力衰竭的时间是
91. 产后子宫进入盆腔，在腹部摸不到宫底的时间是

（92~94题共用备选答案）

A. 幼年期
B. 青春期
C. 性成熟期
D. 围绝经期
E. 老年期

92. 从月经初潮到生殖器官发育成熟的时期，称为
93. 卵巢功能进一步衰退，生殖器官逐渐萎缩的时期，称为
94. 有周期性排卵和行经，具有生殖功能的时期，称为

（95~97题共用备选答案）

A. 真结合径
B. 对角径
C. 中骨盆横径
D. 出口后矢状径
E. 骨盆出口横径

95. 两侧坐骨结节间的距离为
96. 两侧坐骨棘间的距离为
97. 耻骨联合上缘中点至骶岬上缘中点间的距离为

（98~100题共用备选答案）

A. 早发性胎心减速
B. 晚期减速
C. 变异减速
D. 无应激试验（NST）有反应

E. NST 无反应

98. 足月临产，胎膜破裂排出棕黄色羊水，胎儿监护时可能出现

99. 临产后，由于子宫收缩时脐带受压兴奋迷走神经，胎儿监护时可能出现

100. 胎儿宫内缺氧，酸中毒时，胎儿监护可能出现

参考答案

专业实践能力［妇产科护理学亚专业］　优选卷一

【A1 型题】

1. A　2. A　3. A　4. A　5. D　6. E
7. E　8. A　9. A　10. D　11. B　12. E
13. A　14. B　15. C　16. A　17. E
18. C　19. C　20. D　21. D　22. A
23. D　24. C　25. B　26. C　27. C
28. B　29. B　30. A　31. B　32. C
33. B　34. C　35. E　36. B　37. C
38. B　39. D　40. C　41. B　42. D
43. C　44. C　45. D　46. C　47. A
48. A

【A2 型题】

49. B　50. C　51. E　52. C　53. B
54. C　55. E　56. D　57. D　58. C
59. E　60. B

【A3/A4 型题】

61. C　62. B　63. E　64. B　65. C
66. D　67. C　68. A　69. E　70. E
71. B　72. A　73. B　74. E　75. D
76. C　77. D　78. D　79. D　80. D
81. E　82. D　83. A　84. A

【B 型题】

85. C　86. D　87. B　88. D　89. E
90. C　91. A　92. B　93. E　94. C
95. E　96. C　97. A　98. B　99. C
100. B

解　析

扫码查看
相关内容

协和护考

全国护理学中级（主管护师）资格考试优选卷

专业实践能力
[外科护理学亚专业]
优选卷（二）

中国协和医科大学出版社
北　京

专业实践能力［外科护理学亚专业］
优选卷（二）

【A1 型题】

1. 下列关于肝叶切除患者术后护理的叙述，错误的是
   A. 应专人护理
   B. 吸氧 3~5 天
   C. 术后取仰卧位
   D. 鼓励早期下床活动
   E. 术后给予静脉补充营养
2. 冲洗肠瘘瘘口每天需要的等渗盐水量为
   A. 1000~2000ml
   B. 2000~3000ml
   C. 3000~5000ml
   D. 5000~6000ml
   E. 6000~8000ml
3. 石膏固定后，最重要的观察内容是
   A. 石膏干固体状态
   B. 石膏形状
   C. 局部血循环
   D. 石膏是否松脱
   E. 骨折是否移位
4. 急性胰腺炎患者禁食时每天的补液量为
   A. 500ml
   B. 1000ml
   C. 1500ml
   D. 1800ml
   E. 2500ml
5. T 管引流试夹管的指征不包括的是
   A. 术后 10 日
   B. 患者主诉轻微腹胀
   C. 体温 36.8℃
   D. 引流出的胆汁量约 200ml
   E. 引流出的胆汁呈黄色、清亮
6. 颅底骨折，发生脑脊液耳漏时的处理原则是
   A. 立即堵塞外耳道
   B. 给予镇静、镇痛药
   C. 卧床休息，头低位
   D. 用 X 线检查颅底骨折情况
   E. 清理外耳道，保持外耳道通畅
7. 烧伤包扎疗法的缺点是
   A. 适用于小面积烧伤
   B. 利于引流
   C. 细菌容易生长繁殖
   D. 肢体易固定于功能位
   E. 保护创面
8. 安装人工心脏起搏器的患者沙袋压迫伤口的时间是
   A. 2~4 小时
   B. 4~6 小时
   C. 6~12 小时
   D. 12~24 小时
   E. 24~72 小时

9. 心脏、呼吸骤停患者复苏后医嘱使用20%甘露醇250ml静脉滴注，将该液体静脉滴注完毕最多需要

A. 5分钟

B. 5~10分钟

C. 10~15分钟

D. 15~30分钟

E. 60分钟

10. 判断机体酸碱平衡的最基本指标是

A. pH

B. HCO_3^-

C. BE

D. CO_2CP

E. $PaCO_2$

11. 门静脉高压症最凶险的并发症是

A. 感染

B. 贫血

C. 大出血

D. 肝性脑病

E. 低蛋白血症

12. 护士对血栓闭塞性脉管炎患者进行健康教育，正确的内容是

A. 室内温度宜保持在15℃以上

B. 严格戒烟

C. 可将热水袋直接放患肢处取暖

D. 可用50℃的热水泡足

E. 将热水袋直接放于足部取暖

13. 下肢静脉曲张患者术后早期活动主要是为了预防

A. 关节僵硬

B. 患肢水肿

C. 血管痉挛

D. 肌肉萎缩

E. 深静脉血栓

14. T管拔除指征是

A. 无引流液引出

B. 引流液颜色正常

C. 粪便颜色正常，食欲好转

D. 黄疸逐日消退，无发热、腹痛

E. T管造影无残余结石，夹管试验无异常变化

15. 预防全身麻醉术后肺不张的措施中，错误的是

A. 维持每天液体摄入量

B. 术后给予镇咳药

C. 术后鼓励患者有效咳嗽、咳痰

D. 协助翻身、拍背

E. 保持室内正常温度、湿度

16. 受伤当时无明显症状，几天后突然出现急性大出血的危险情况的内脏损伤是

A. 肝脾破裂

B. 小肠穿孔

C. 大肠破裂

D. 十二指肠破裂

E. 胆囊穿孔

17. 腰椎管狭窄症患者出院后应坚持戴围腰活动

A. 1个月

B. 2个月

C. 3个月

D. 4个月

E. 5个月

18. 下列有关等渗性脱水的叙述不正确的是
A. 细胞外液量减少为主
B. 可因消化液急性丧失引起
C. 补液首选等渗盐水溶液
D. 严重者可出现休克
E. 常伴发代谢性酸中毒

19. 代谢性酸中毒患者特征性的临床表现是
A. 呼吸困难
B. 呼吸深而快
C. 软弱无力
D. 血压下降
E. 意识改变

20. 外科患者营养不良的特点是
A. 以蛋白质不足为主
B. 以能量不足为主
C. 维生素及矿物质摄入不足
D. 蛋白质-能量不足
E. 脂肪摄入不足

21. 骨科手术术前皮肤准备需要的时间为
A. 6 小时
B. 8 小时
C. 1 天
D. 3 天
E. 5 天

22. 采用普鲁卡因局部麻醉时，可以预防患者出现局部麻醉药毒性反应的措施是
A. 一次性给足药量
B. 药物直接注入血管
C. 对体弱患者应增加药量
D. 避免麻醉药注射在血流丰富处
E. 普鲁卡因中加入大量肾上腺素

23. 以下关于感染性休克的描述不正确的是
A. 是外科常见的休克类型
B. 体温多升高或下降
C. 控制感染是治疗的关键
D. 应早期应用皮质醇
E. 应早期、联合应用抗菌药物

24. 勃格运动的主要目的是
A. 减慢肢体坏疽速度
B. 减轻下肢水肿
C. 促进患者舒适
D. 促进侧支循环建立
E. 提高患者的活动能力

25. 破伤风患者发病的最早期表现是
A. 苦笑面容
B. 颈项强直
C. 张口困难
D. 角弓反张
E. 呼吸困难

26. 甲状腺功能亢进症（甲亢）患者循环系统临床表现中正确的是
A. 脉搏慢而弱
B. 第一心音减弱
C. 心搏出量减少
D. 周围血管收缩，脉压减小
E. 休息时脉率大于 100 次/分

27. 治疗破伤风的中心环节是
A. 控制痉挛
B. 预防并发症
C. 清除毒素来源
D. 中和游离毒素
E. 保持呼吸道通畅

28. 在石膏固定期间，为了预防患者发生失用性骨质疏松，正确的做法是

A. 石膏固定不能过紧

B. 对未固定的肢体进行热敷

C. 固定肢体进行肌肉舒缩活动

D. 患肢放置于舒适体位

E. 肢体远端注意保暖

29. 属于有效循环血量的是

A. 毛细血管内血

B. 淋巴窦内血

C. 肝内贮存血

D. 脾内贮存血

E. 心脏及大血管内循环血

30. 两人协同进行心肺复苏时，人工呼吸和胸外心脏按压的比例为

A. 1∶5

B. 1∶15

C. 2∶5

D. 2∶15

E. 2∶30

31. 下列有关重症监护治疗病房（ICU）设置的叙述不正确的是

A. 应靠近相关科室

B. 有多种灯光的电灯

C. 床头应有多项电源板

D. 床间距宜超过 1.5m

E. 一间病房内不宜超过 2 张病床

32. 成人双下肢烧伤，其烧伤面积占全身体表面积百分比为

A. 40%

B. 42%

C. 46%

D. 50%

E. 60%

33. 以下有关肠内营养支持的叙述正确的是

A. 当不能采用肠外营养时采用

B. 要素饮食是有渣饮食

C. 最常见的并发症是便秘

D. 液化饮食是人工合成的营养成分

E. 最严重的并发症是误吸

34. 给予甲状腺危象患者普萘洛尔目的是

A. 镇静催眠

B. 减轻组织缺氧

C. 降低应激反应

D. 给机体补充能量

E. 降低组织对儿茶酚胺的反应

35. 获得对破伤风主动免疫的方法是

A. 注射破伤风抗毒素

B. 尽早处理伤口

C. 使用破伤风免疫球蛋白

D. 应用抗生素

E. 注射破伤风类毒素

36. 术前禁食、水最主要的目的是

A. 便于术中操作

B. 防止术后便秘

C. 防止术后腹胀

D. 防止术后尿潴留

E. 预防术中、术后呕吐误吸

37. 提示盲肠后位阑尾炎的体征是

A. 结肠充气试验阳性

B. 腹膜刺激征阳性

C. 腰大肌试验阳性

D. 闭孔内肌试验阳性

E. 阑尾穴压痛

38. 血栓闭塞性脉管炎病变主要位于

A. 大、中静脉

B. 大、中动脉

C. 中小动静脉，而以动脉为主

D. 中小动静脉，而以静脉为主

E. 小动脉和小静脉

39. 术前患者常规禁食的时间是

A. 8 小时

B. 6 小时

C. 10 小时

D. 12 小时

E. 14 小时

40. 胸外心脏按压正确的按压部位是

A. 剑突下

B. 胸骨左侧

C. 胸骨右侧

D. 胸骨上段

E. 胸骨中下 1/3

41. 吸入麻醉与静脉麻醉相比，其优点有

A. 诱导迅速

B. 操作方便

C. 药物安全无爆炸性

D. 对呼吸道无刺激

E. 容易调节麻醉深度

42. 关于蛛网膜下腔麻醉后头痛的叙述正确的是

A. 症状多不能自行缓解，需要再次手术治疗

B. 主要原因为术中失血较多

C. 常发生在术后患者第 1 次抬头或起床活动时

D. 疼痛在侧卧时减轻，再次平卧时加重

E. 一般持续时间在 1 周以上

43. 直肠癌根治术能否保留肛门取决于

A. 肿瘤距肛门的距离

B. 肿瘤的大小

C. 肿瘤有无远处转移

D. 肿瘤是否已侵犯肠管周围

E. 左半结肠的长短

44. 下列有关急性肾衰竭患者少尿期护理的叙述不正确的是

A. 预防感染

B. 保证液体入量

C. 限制钾的摄入

D. 补充碱性药物

E. 限制蛋白质摄入

45. 肠外营养患者的葡萄糖输注数最多不超过每日

A. 2g/kg

B. 3g/kg

C. 4g/kg

D. 5g/kg

E. 6g/kg

46. 目前已经被公认的肺癌的重要危险因素是

A. 烹调过程中产生的油烟

B. 空气污染

C. 遗传

D. 吸烟

E. 肺部慢性疾病

47. 急性呼吸窘迫综合征（ARDS）患者主要特征性的临床表现为

A. 呼吸音减弱

B. 肺部湿啰音

C. 胸部 X 线改变

D. 动脉氧分压下降

E. 进行性呼吸困难

【A2 型题】

48. 患者，男性，23 岁。车祸伤及头部，出现意识丧失约 20 分钟，伴有面色苍白，出冷汗，呼吸浅慢，意识恢复后，对当时情景不能回忆，而对往事记忆清楚，现患者头痛、头晕，恶心无呕吐，神经系统检查无阳性体征。最可能的诊断为

A. 脑震荡

B. 脑水肿

C. 颅内血肿

D. 颅骨骨折

E. 脑挫裂伤

49. 患者，男性，60 岁。近 6 个月出现排尿射程短，尿后滴沥，尿排不尽。最可能的诊断是

A. 慢性膀胱炎

B. 前列腺炎

C. 前列腺增生

D. 前列腺癌

E. 神经性膀胱炎

50. 患者，男性，35 岁。消化性溃疡病史 5 年，1 天前因酒后突发中上腹剧烈疼痛，并波及右下腹，右侧腹部有腹膜刺激征。护理措施错误的是

A. 通知患者立即禁食

B. 取半坐卧位

C. 采取胃肠减压

D. 给予镇痛药，准备手术

E. 观察血压、脉搏等生命体征

51. 患者，男性，40 岁。左上腹被电动车撞伤 5 天，当时仅有局部疼痛，未作特殊处理，现因腹痛突然加剧入院。查体：血压 105/70mmHg，脉搏 100 次/分，左上腹压痛明显。血常规：血红蛋白 80g/L。最可能的诊断是

A. 胃破裂

B. 脾破裂

C. 胰腺挫伤

D. 左肾挫伤

E. 结肠坏死

52. 患者，女性，50 岁。右乳外上象限有直径 4cm 的乳腺癌肿块，与皮肤有粘连，但尚可推动，腋窝有 3 个散在淋巴结肿大。其临床分期为

A. 第一期

B. 第二期

C. 第三期

D. 第四期

E. 第五期

53. 患者，男性，38 岁。4 小时前负重物时，右侧腹股沟斜疝嵌顿。下列表明疝内容物已发生缺血坏死的是

A. 疝块增大，不能回纳

B. 疝块紧张发硬

C. 疝块有压痛

D. 阵发性腹痛伴呕吐

E. 全腹有压痛，腹肌紧张

54. 患者，女性，56岁。颅前窝骨折伴鼻漏，患者出现头痛、呕吐、食欲缺乏、反应迟钝，脉搏细弱，血压偏低。可能出现了

A. 颅内低压综合征

B. 休克

C. 晕厥

D. 颅内压升高

E. 脑出血

55. 患者，男性，50岁。由于车祸发生脑损伤伴有休克。重症脑损伤未休克患者的最适宜的体位是

A. 仰卧位

B. 仰卧中凹位

C. 侧卧位

D. 侧俯卧位

E. 床头抬高15°~30°

56. 患者，男性，60岁。被诊断为急性阑尾炎。阑尾炎时闭孔内肌试验阳性，其临床意义在于

A. 提示阑尾位置较深

B. 提示阑尾位置较低

C. 提示异位阑尾

D. 确诊阑尾炎

E. 提示阑尾炎波及盆腔

57. 患者，男性，55岁。Ⅲ度烧伤1天。关于烧伤败血症患者的护理措施不正确的是

A. 入院后即做创面细菌培养

B. 管饲或静脉营养支持

C. 大剂量联合使用抗生素

D. 做好基础护理

E. 必要时少量多次输入库血

58. 患者，男性，60岁。患有颈椎病10年。脊髓型颈椎病的表现是

A. 上肢麻木、感觉过敏

B. 压头试验阳性

C. 臂丛牵拉试验阳性

D. 上睑下垂、面部麻木无汗

E. 精细活动失调，有踩棉花感

59. 一位护师为患者配制胃、空肠造瘘灌注营养液。胃、空肠造瘘灌注的营养液的温度应保持在

A. 28℃左右

B. 25℃左右

C. 30℃左右

D. 38℃左右

E. 40℃左右

60. 患者，男性，55岁。诊断为肝硬化门静脉高压症。门静脉高压症分流术后护理不正确的是

A. 早期起床活动

B. 低蛋白饮食

C. 使用抗生素

D. 忌食过烫食物

E. 进食高纤维素食物

【A3/A4型题】

（61~62题共用题干）

某中年女性，下腹部受到剧烈撞击后出现轻压痛，导尿有少量血尿，6小时后，尿量仅100ml，呈血性，患者腹痛加重，并蔓延至全腹，移动性浊音阳性。

61. 应考虑该患者可能出现

A. 肾挫伤

B. 膀胱破裂

C. 前尿道损伤

D. 输尿管损伤

E. 后尿道损伤

62. 为进一步确定患者的损伤类型，可做

A. B超

B. 腹X线检查

C. 静脉肾盂造影

D. 导尿测漏试验

E. CT

（63~64题共用题干）

患者，女性，30岁。不慎被锐器划破面部皮肤12小时。检查：左面颊皮肤全层裂开约3cm，有血痂。

63. 该开放性伤口属于

A. 清洁伤口

B. 感染伤口

C. 轻度污染伤口

D. 重度污染伤口

E. 异物残留

64. 目前伤口的处理原则是

A. 伤口清创不缝合

B. 不清创，伤口处理后换药

C. 清创后延期缝合

D. 清创后一期缝合

E. 伤口内应用抗生素

（65~67题共用题干）

患者，男性，36岁。暴饮暴食后突发腹痛，疼痛呈持续性并阵发加重，伴呕吐，体温升高。被诊为急性坏死性胰腺炎，急诊行手术治疗。

65. 该患者术后第2天营养供给应采取

A. 普食

B. 管饲流食

C. 要素饮食

D. 部分胃肠外营养

E. 完全胃肠外营养

66. 术后第4天患者体温降至正常后又升高至39.5℃，精神不振，寒战，无腹痛、腹胀，伤口引流液少，应警惕其可能发生了

A. 空气栓塞

B. 低血糖症

C. 高血糖症

D. 导管败血症

E. 急性胰腺炎复发

67. 给此患者静脉输注20%脂肪乳剂250ml需要

A. 1.0~1.5小时

B. 2.0~2.5小时

C. 3.0~3.5小时

D. 4~5小时

E. 6小时以上

（68~70题共用题干）

患者，男性，33岁。因甲状腺功能亢进准备接受手术治疗。查体：T 36.6℃，P

110 次/分，R 19 次/分，BP 125/75mmHg。

68. 该患者的基础代谢率为

A. 37%

B. 41%

C. 45%

D. 49%

E. 53%

69. 术前该患者需服用既能抑制甲状腺素释放，又能减少甲状腺血流量的药物是

A. 阿托品

B. 普萘洛尔

C. 硫氧嘧啶

D. 甲状腺素

E. 复方碘化钾

70. 护士应在术前指导患者练习

A. 侧卧位

B. 脊柱过伸位

C. 头颈过伸位

D. 去枕仰卧位

E. 垫枕仰卧位

（71~73 题共用题干）

患者，男性，73 岁。下肢骨折术后一直卧床，术后第 7 天突然出现左小腿剧痛，肿胀且有深压痛，左足过度背屈时小腿肌肉疼痛剧烈。

71. 该患者最可能发生了

A. 动脉栓塞

B. 深静脉血栓

C. 下肢静脉曲张

D. 雷诺病

E. 血栓闭塞性脉管炎

72. 该患者非手术治疗措施中正确的是

A. 按摩患肢

B. 患肢平放

C. 患肢膝下垫枕

D. 卧床 10~14 天

E. 每周测量一次患肢不同平面的周径

73. 若该患者准备接受手术治疗去除病因，手术最好是在发病后

A. 1 天内

B. 3 天内

C. 5 天内

D. 7 天内

E. 10 天内

（74~76 题共用题干）

患者，男性，67 岁。有长期吸烟史。脊柱手术后卧床 2 周，出现右腿小腿疼痛、紧束感，并逐渐出现下肢水肿。

74. 护士应考虑到患者可能出现了

A. 肌萎缩

B. 水电解质紊乱

C. 关节炎

D. 切口感染

E. 下肢深静脉血栓形成

75. 在护理患者时，应注意要禁止

A. 抬高患肢

B. 热敷

C. 理疗

D. 按摩患肢

E. 应用抗生素

76. 预防该并发症的发生的主要护理措施是

A. 早期下床活动

B. 定时观察，早期发现

C. 预防性应用抗生素

D. 抬高患肢

E. 热敷、理疗

（77~79 题共用题干）

患者，男性，26 岁。近 1 个月来常自觉肛门瘙痒潮湿，偶有气体溢出。直肠指诊可触及皮肤黏膜下一较硬条索。

77. 该患者可能发生了

A. 直肠癌

B. 低位肛瘘

C. Ⅱ期内痔

D. 高位肛瘘

E. 坐骨肛管间隙脓肿

78. 目前最主要的护理诊断或问题是

A. 便秘

B. 疼痛

C. 有皮肤完整性受损的危险

D. 潜在并发症：水、电解质紊乱

E. 营养失调：低于机体需要量

79. 目前对该患者最有效的治疗措施为

A. 挂线疗法

B. 温水坐浴

C. 营养支持

D. 抗生素治疗

E. 饮食控制和通便

（80~82 题共用题干）

患者，男性，42 岁。急诊在硬膜外麻醉下行阑尾切除术，术后用平车护送患者入病室。

80. 病室内适宜的温、湿度是

A. 温度 14~15℃，湿度 15%~25%

B. 温度 15~16℃，湿度 60%~70%

C. 温度 10~17℃，湿度 30%~40%

D. 温度 20~22℃，湿度 40%~50%

E. 温度 18~22℃，湿度 50%~60%

81. 患者回病室后应取何种体位

A. 中凹位 6 小时

B. 半卧位 4 小时

C. 仰卧位 2 小时

D. 仰卧位 6 小时

E. 侧卧位 2 小时

82. 患者术后第 2 天，主诉伤口疼痛，应采取何种体位

A. 半坐卧位

B. 仰卧屈膝位

C. 端坐位

D. 头高足低位

E. 左侧卧位

（83~85 题共用题干）

某工地工人在施工过程中不慎被钢筋刺破胸壁。

83. 该损伤的类型为

A. 挫裂伤

B. 挤压伤

C. 扭伤

D. 开放性损伤

E. 闭合性损伤

84. 现场应给予的主要急救措施是

A. 心肺复苏

B. 封闭伤口

C. 控制出血

D. 解除窒息

E. 固定骨折

85. 在运送过程中患者应采取的卧位是

A. 去枕仰卧位

B. 仰卧位

C. 患侧卧位

D. 俯卧位

E. 健侧卧位

（86~88 题共用题干）

患者，男性，40 岁。体重 70kg。被热液烫伤 3 小时后去医院就诊。查体：烫伤包括头面颈部、右上肢、右下肢（不包括臀部）、左膝关节以下至足趾及胸部一手掌大小的面积，创面大水疱，水疱壁薄，水疱下创面潮红、水肿，患者疼痛剧烈。

86. 该患者烧伤的面积为

A. 35%

B. 40%

C. 45%

D. 50%

E. 55%

87. 该患者烧伤的深度为

A. Ⅰ度

B. 浅Ⅱ度

C. 深Ⅱ度

D. Ⅲ度

E. Ⅳ度

88. 伤后 48 小时内的护理重点是

A. 使用镇痛药

B. 输液抗休克

C. 注射破伤风抗毒素

D. 静脉使用抗生素

E. 清创

【B 型题】

（89~91 题共用备选答案）

A. 易复性疝

B. 难复性疝

C. 嵌顿性疝

D. 绞窄性疝

E. 滑动性疝

89. 站立时肿块变大，平卧后肿块变小的是

90. 疝块突然增大，不能回纳，伴有疼痛并引起肠瘘的是

91. 疝环较小，腹压突然升高时疝块变大，不能回纳，但尚未发生血运障碍的是

（92~94 题共用备选答案）

A. BP

B. CVP

C. PAP

D. CO

E. PAWP

92. 反映腔静脉及右心房的压力的是

93. 反映右心室后负荷的压力的是

94. 反映右心室前负荷及左心房的压力的是

（95~97 题共用备选答案）

A. 控制通气

B. 辅助/控制通气

C. 间歇指令通气

D. 呼气末正压通气

E. 压力支持通气

95. 患者不允许有自主呼吸的是

96. 降低肺内分流量，纠正低氧血症的是

97. 由患者控制主要呼吸参数，可降低自主呼吸的呼吸做功的是

（98~100 题共用备选答案）

A. 革兰阴性杆菌感染

B. 革兰阳性球菌感染

C. 无芽孢厌氧菌感染

D. 真菌感染

E. 病毒感染

98. 肠球菌感染属于

99. 铜绿假单胞菌感染属于

100. 曲霉感染属于

参考答案

专业实践能力［外科护理学亚专业］　优选卷二

【A1 型题】

1. D　2. C　3. D　4. E　5. A　6. E

7. C　8. B　9. D　10. A　11. C　12. B

13. E　14. E　15. B　16. A　17. C

18. C　19. B　20. D　21. D　22. D

23. C　24. D　25. C　26. E　27. A

28. C　29. E　30. E　31. E　32. C

33. E　34. E　35. E　36. E　37. C

38. C　39. D　40. E　41. E　42. C

43. A　44. B　45. D　46. D　47. E

【A2 型题】

48. A　49. C　50. D　51. B　52. B

53. E　54. A　55. E　56. B　57. E

58. E　59. D　60. A

【A3/A4 型题】

61. B　62. D　63. C　64. C　65. E

66. D　67. D　68. D　69. E　70. C

71. B　72. D　73. B　74. E　75. D

76. A　77. D　78. C　79. A　80. E

81. D　82. A　83. D　84. B　85. C

86. D　87. B　88. B

【B 型题】

89. A　90. D　91. C　92. B　93. C

94. E　95. A　96. D　97. E　98. B

99. A　100. D

解　析

扫码查看
相关内容

协和护考

全国护理学中级（主管护师）资格考试优选卷

专业实践能力
［外科护理学亚专业］
优选卷（一）

中国协和医科大学出版社
北　京

专业实践能力［外科护理学亚专业］优选卷（一）

【A1 型题】

1. 椎动脉型颈椎病的表现是
   A. 颈性眩晕，共济失调
   B. 压头试验阳性
   C. 臂丛牵拉试验阳性
   D. 上睑下垂，面部麻木、无汗
   E. 精细活动失调，有踩棉花感
2. 简单易行的食管癌普查筛选检查方法是
   A. MRI 检查
   B. CT 检查
   C. 食管镜检查
   D. 食管拉网检查
   E. 钡餐 X 线检查
3. 休克指数指
   A. 脉率/收缩压
   B. 脉率/舒张压
   C. 脉率/体重
   D. 脉率/体表面积
   E. 舒张压/收缩压
4. 牵引复位适用于
   A. 跟骨压缩骨折
   B. 颅骨裂缝骨折
   C. 锁骨青枝骨折
   D. 股骨干斜形骨折
   E. 骨盆粉碎性骨折
5. 肝癌伴有门静脉高压时不会出现
   A. 脾大
   B. 脾功能亢进
   C. 腹水
   D. 侧支循环建立和开放
   E. 肝颈静脉回流征阳性
6. 若胸部损伤患者出现反常呼吸，正确的护理措施是
   A. 紧急剖胸探查
   B. 胸腔闭式引流
   C. 胸壁加压包扎固定
   D. 高流量氧气吸入
   E. 紧急气管插管
7. 腰椎间盘突出症的主要症状是
   A. 腰痛
   B. 腰和臀部痛
   C. 腰和大腿前方痛
   D. 坐骨神经痛
   E. 下肢放射痛
8. 高渗性脱水患者补液时宜选用的药物是
   A. 5%葡萄糖液
   B. 3%~5%氯化钠溶液
   C. 等渗盐
   D. 10%氯化钾
   E. 10%碳酸氢钠
9. 关于破伤风的护理措施，错误的是
   A. 接触隔离

B. 各项护理操作尽量集中
C. 床旁备气管切开包
D. 设专人护理
E. 患者用过的大单应清洗后再消毒灭菌

10. 肝硬化患者，禁食硬食物，油炸，粗纤维食物的目的是
A. 减少肠道氨的吸收
B. 严格限制钠的摄入
C. 抑制假性神经递质
D. 减轻肝脏解毒功能
E. 防止损伤食管黏膜而导致出血

11. 反映心脏后负荷的指标是
A. 脉搏
B. 血压
C. 中心静脉压
D. 肺动脉压
E. 周围血管阻力

12. 肿瘤的三级预防中的二级预防的目的是
A. 降低发病率
B. 提高生活质量
C. 延长生命
D. 降低死亡率
E. 减轻痛苦

13. 当患者的神志丧失，诊断心脏停搏的指标是
A. 呼吸停止
B. 瞳孔散大
C. 脉搏触不清
D. 血压测不到
E. 大动脉搏动消失

14. 在急性呼吸窘迫综合征（ARDS）治疗和护理中的最关键的措施是
A. 抗感染
B. 营养支持
C. 维持有效循环
D. 积极治疗原发疾病
E. 纠正低氧血症和酸中毒

15. 测定中心静脉压时，测压的玻璃管的零点应在
A. 锁骨中点水平
B. 剑突水平
C. 胸骨角水平
D. 右心房中点水平
E. 右心室中点水平

16. 急性阑尾炎非手术治疗的适应证是
A. 化脓性或坏疽性阑尾炎
B. 阑尾穿孔并发腹膜炎
C. 小儿急性阑尾炎
D. 慢性阑尾炎急性发作
E. 阑尾周围脓肿

17. 若骨折后关节僵硬已成定型，此时处理方法的叙述正确的是
A. 以主动运动为主
B. 操作时手法应强硬
C. 以被动运动为主
D. 自身力量不足，需要外力协助
E. 可一次手法操作撕裂瘢痕组织

18. 冲洗破伤风患者伤口时可以用
A. 生理盐水
B. 75%乙醇
C. 3%过氧化氢
D. 10%硝酸银溶液

E. 5%碳酸氢钠溶液

19. 对于需要实施补液疗法的患者首要需要明确的问题是

A. 补液的量

B. 液体的种类

C. 补液的途径

D. 液体的先后顺序

E. 体液失衡的类型

20. 菌血症的主要临床特点是

A. 有转移性脓肿

B. 血细菌培养阴性

C. 常伴营养不良表现

D. 白细胞计数下降

E. 寒战后高热呈稽留热

21. 下列关于肠外营养的护理正确的是

A. 首选中心静脉途径

B. 可经中心静脉输血

C. 不要经中心静脉导管取血

D. 怀疑导管败血症时，首选抗生素治疗

E. 葡萄糖、氨基酸和脂肪乳最好单独输注

22. 反映休克患者的病情危重的指标是

A. 神志淡漠

B. 体温不升

C. 脉搏细速 120 次/分

D. 皮肤出现多处瘀点、瘀斑

E. 收缩压低于 80mmHg

23. 可出现平均肺动脉压降低的是

A. 肺血管阻力升高

B. 二尖瓣狭窄

C. 肺动脉瓣狭窄

D. 左心功能不全

E. 肺血流量增加

24. 判断口对口人工呼吸效果正确的依据是

A. 口唇红润

B. 胸廓起伏

C. 自主呼吸恢复

D. 大动脉出现搏动

E. 散大的瞳孔缩小

25. 营养支持的适应证不包括

A. 高代谢状态

B. 急性重症胰腺炎

C. 骨髓移植

D. 恶性肿瘤终末期

E. 化学治疗患者

26. 给休克患者使用血管扩张药时必须

A. 尽早使用

B. 大剂量使用

C. 在扩容完成之后

D. 同时应用正性肌力药

E. 与血管收缩药配合使用

27. 关于骨折患者固定的叙述正确的是

A. 皮牵引力量较大

B. 骨牵引时间持续较短

C. 切开复位内固定复位准确，但不牢固

D. 小夹板固定牢固，不易移位

E. 石膏绷带能够按照需要塑形

28. 脓肿形成后应尽早进行

A. 切开引流

B. 反复抽脓

C. 局部制动

D. 足量抗生素

E. 外敷鱼石脂软膏

29. 有关脑挫裂伤的临床表现的描述错误的是

A. 昏迷时间多在半小时以上

B. 重者可长期昏迷

C. 有局灶性症状、体征

D. 脑脊液检查无红细胞

E. 有头痛、恶心、呕吐

30. 人工瓣膜置换术后患者术后最常用的抗凝血药是

A. 肝素

B. 华法林

C. 阿司匹林

D. 醋硝香豆素

E. 双嘧达莫

31. 骨肿瘤患者行膝部手术后，患肢应

A. 平放

B. 直腿抬高

C. 外展中立位

D. 内收内旋位

E. 膝关节屈曲 15°

32. 通常情况下，胸腔闭式引流瓶内长管内水柱波动的范围是

A. 1~2cm

B. 2~3cm

C. 4~5cm

D. 4~6cm

E. 6~7cm

33. 急性感染病程多在

A. 2 周以内

B. 1 周以内

C. 3 周以内

D. 4 周以内

E. 5 周以内

34. T 管引流患者护理不正确的是

A. 妥善固定

B. 观察引流液的量和性质

C. 必要时可用无菌盐水冲洗导管

D. 通常留置 3~5 天拔管

E. 拔管前必须试行夹管 1~2 天

35. 门静脉高压症术前护理不正确的是

A. 卧床休息

B. 限制蛋白质摄入

C. 术日晨放置胃管

D. 低脂、高糖、高维生素饮食

E. 术前晚用酸性液灌肠

36. 护士对颈椎病患者进行术后出院指导，正确的是

A. 每天做快速转头运动锻炼

B. 1 个月后疾病症状可完全消失

C. 日常生活中减少颈部活动，尽量保持颈部固定

D. 枕头高度以头颈部未压上时有一拳高为宜

E. 适度颈部锻炼，避免过度运动

37. 为成人进行胸外心脏按压时，应使胸骨下陷

A. 1~2cm

B. 2~3cm

C. 3~4cm

D. 5~6cm

E. 大于 6cm

38. 胆道 T 管引流与腹腔引流管的护理措施不同的是

A. 保持引流管通畅

B. 每天更换引流袋

C. 观察引流液的量和性状

D. 拔管前是否需要夹管观察

E. 引流袋不得高于引流出口

39. 典型的急性阑尾炎腹痛的开始部位在

A. 左下腹

B. 右下腹

C. 脐周及上腹部

D. 右上腹

E. 左上腹

40. 原发性肝癌最常见的首发症状是

A. 肝区疼痛

B. 肝大

C. 肝性脑病

D. 乏力、消瘦

E. 黄疸

41. 胆道 T 管引流的患者胆道远端通畅的表现是

A. 腹痛和黄疸减轻，引流量增多

B. 体温正常，引流量增多

C. 上腹胀痛，引流量骤减

D. 食欲好转，黄疸消退，引流量减少

E. 黄疸消退，引流量增多，食欲无变化

42. 以下人群中体液含量占体重比例最少的是

A. 老人

B. 中年人

C. 儿童

D. 青年

E. 婴儿

43. 结肠癌最主要的转移途径为

A. 腹腔种植转移

B. 直接蔓延

C. 血运转移

D. 淋巴转移

E. “跳跃”转移

44. 急性颅内压增高患者每日液体的入量不宜超出

A. 1000ml

B. 1500ml

C. 2000ml

D. 2500ml

E. 3000ml

45. 全肺切除患者术后输液滴速一般每分钟不超过

A. 20 滴

B. 30 滴

C. 40 滴

D. 60 滴

E. 80 滴

46. 全肺切除术后放置胸腔闭式引流管的目的是

A. 重建胸膜腔内压

B. 排出积气

C. 排出积液

D. 调节两侧胸腔压力

E. 便于观察病情

47. 急性化脓性阑尾炎患者术后第2天体温升至38.2℃，最可能的原因是

A. 切口感染

B. 肺部感染

C. 尿路感染

D. 血栓性静脉炎

E. 手术热

48. 观察颅脑损伤患者时，提示为急性颅内压增高的早期表现是

A. 脉快，呼吸急促

B. 脉快，血压降

C. 脉快，血压高

D. 脉慢，呼吸慢，血压高

E. 脉慢，血压低

【A2型题】

49. 患者，女性，45岁。因患胰腺癌入院，经中心静脉导管接受胃肠外营养支持。护士的导管护理措施中，正确的是

A. 每周1次消毒穿刺部位

B. 可经中心静脉途径给予抗生素

C. 可经中心静脉途径输血

D. 可经中心静脉导管抽血

E. 输液结束后要用肝素稀释液封闭管

50. 患者，男性，24岁。肾切开取石术后，患者应绝对卧床休息

A. 2天

B. 1周

C. 2周

D. 3周

E. 5周

51. 患者，女性，40岁。外伤性肱骨髁上骨折，骨折线从前下方斜向后上方。此患者最易发生的并发症是

A. 尺神经损伤

B. 桡神经损伤

C. 肌皮神经损伤

D. 肱动脉损伤

E. 骨化性肌炎

52. 患者，男性，54岁。腹股沟斜疝发生嵌顿，行手法复位后，护理上应密切观察

A. 体温、脉搏

B. 血压

C. 神志

D. 尿量

E. 腹膜炎表现

53. 患者，女性，30岁。需行肠外营养支持，其营养液配方中葡萄糖每日最多为

A. 3.0~3.5 g/kg

B. 1~2 g/kg

C. 4~5 g/kg

D. 5.5~6.0g/kg

E. 6.5 g/kg

54. 患者，女性，28岁。患有肛瘘。当瘘口出现假性愈合时，该患者可出现

A. 混合痔表现

B. 内痔表现

C. 慢性肛裂表现

D. 直肠息肉表现

E. 肛门周围脓肿表现

55. 患者，男性，26岁。身高1.70m，体重75kg。根据身体质量指数判断其为

A. 正常

B. 轻度营养不良

C. 中度营养不良

D. 重度营养不良

E. 超重

56. 患者，女性，50岁。腹胀、腹痛，粪便不成形，每日3~4次，有脓血便。查体：左中腹可触及包块，边界不清。为明确诊断应做

A. CT检查

B. B超检查

C. 甲胎蛋白（AFP）检查

D. 乙状结肠镜检查

E. 粪便检查

57. 患者，男性，50岁。由于车祸发生颅骨骨折。下列不符合颅前窝骨折临床表现的是

A. 脑脊液鼻漏

B. “熊猫眼”征

C. 球结膜下淤血

D. 周围性面瘫

E. 一侧嗅觉丧失

58. 患者，女性，55岁。风湿性心脏病10年。风湿性心脏病患者术后的电解质浓度的监测中尤其应注意

A. 血钠浓度

B. 血钾浓度

C. 血氯浓度

D. 血钙浓度

E. 血镁浓度

59. 患者，女性，33岁。诊断为乳腺癌，手术后恢复良好。乳腺癌术后患者出院指导最重要的是

A. 5年内避免妊娠

B. 功能锻炼

C. 乳腺癌根治术后患者应每月自查1次

D. 术后3个月可行乳房再造术

E. 护士告知患者应在术后4~5天进行肘部活动

60. 患者，男性，60岁。诊断为食管癌。食管癌食管明显梗阻的患者术前减轻食管黏膜水肿的措施是

A. 术前禁食

B. 营养支持

C. 纠正水、电解质、酸碱平衡失调

D. 加强口腔卫生

E. 术前3天温盐水洗胃

【A3/A4型题】

（61~62题共用题干）

患者，男性，60岁。进行性黄疸2个月。诊断为胰头癌，行胰、十二指肠切除术，术后第5天突然出现发热，全腹剧烈疼痛，腹胀，腹肌紧张，腹腔引流液淀粉酶升高，伤口局部流出清亮液体。

61. 此患者最可能出现

A. 胆瘘

B. 胰瘘

C. 胆囊穿孔

D. 膈下脓肿

E. 术后急性胆管炎

62. 目前最合适的处理方法是

A. 立即手术修补瘘口

B. 保持胃肠减压通畅

C. 补液、抗生素治疗

D. 在瘘口周围置管吸引及腹腔引流术

E. 中心静脉置管，全肠外营养（TPN）

（63~64 题共用题干）

患者，男性，32 岁。渐进性尿频、尿急、尿痛、血尿 3 年，近 1 年来每日排尿数十次，每次尿量不足 50ml。尿常规：红细胞（++）白细胞（++）。

63. 患者应首选的检查是

A. 肾图

B. 前列腺液常规检查

C. 肾、输尿管及膀胱 X 线检查（KUB）+静脉肾盂造影（IVP）

D. 膀胱镜

E. 双肾、膀胱 CT 扫描

64. 下列各项检查中不适宜进行的是

A. 尿培养（普通）

B. 尿沉渣找抗酸杆菌

C. 尿结核分枝杆菌培养与动物接种

D. B 超

E. 膀胱镜与逆行造影

（65~68 题共用题干）

患者，女性，35 岁。患高血压 1 年。血压 165/105mmHg，血钾 3.3mmol/L，血钠 148mmol/L，HCO_3^- 35mmol/L，肝、肾功能正常，尿液 pH7.5，静脉尿路造影（-）。

65. 为了作出诊断，首选的检查为

A. 血常规

B. 尿常规

C. 尿香草基扁桃酸（VMA）

D. 血糖

E. 血肾素

66. 进一步检查发现该患者血醛固酮水平升高，最可能的诊断为

A. 皮质醇增多症

B. 肾素瘤

C. 嗜铬细胞瘤

D. 醛固酮增多症

E. 原发性高血压

67. 为决定该思考的治疗方案，还应做的必要检查是

A. 肝功能

B. 肾功能

C. 尿比重

D. CT

E. 腹部 X 线检查

68. 若发现该患者左侧肾上腺有直径 0.8cm，边缘光滑的实质占位，最佳的治疗方案为

A. 放射治疗

B. 药物治疗

C. 肾上腺及腺瘤切除术

D. 肾上腺大部切除术

E. 垂体切除术

（69~72 题共用题干）

患者，女性，15 岁。胸背痛 1 年，发病以来始终有低热，夜间盗汗，体重下降 5kg。查体：脊椎轻度后凸畸形，胸部棘突压痛，X 线片示胸椎溶骨性破坏，椎间盘受累。被诊为胸椎结核。

69. 该患者手术前应用抗结核药的时间至少应为

A. 1周

B. 2周

C. 3周

D. 4周

E. 5周

70. 术前该患者被要求严格卧床，最主要是为了

A. 促进睡眠

B. 减轻疼痛

C. 预防截瘫

D. 改善营养状况

E. 控制结核症状

71. 术后护理措施中正确的是

A. 术后早期应轴线翻身

B. 全身制动至骨组织完全愈合

C. 术后尽快下床运动

D. 若发生气胸则给予吸氧即可

E. 若出现石膏管型综合征应立即完全拆除石膏

72. 出院时护士指导患者至少要继续服用抗结核药

A. 1个月

B. 3个月

C. 7个月

D. 13个月

E. 2年

（73~76题共用题干）

患者，女性，58岁。颈肩痛伴左手麻木1年，咳嗽时加重，疼痛向左上肢放射，左手握力减退，用筷子夹菜、系扣子等精细动作困难。检查：颈部活动受限，左拇指及前臂桡侧感觉减退。

73. 该患者可能的诊断为

A. 肩周炎

B. 颈髓损伤

C. 颈肌筋膜炎

D. 脊髓型颈椎病

E. 神经根型颈椎病

74. 患者还可能出现的表现有

A. 踏棉感

B. 胸部束带感

C. 压头试验阳性

D. 膝腱反射亢进

E. 直腿抬高试验阳性

75. 若患者接受了颈椎前路手术，术后病情观察中最重要的是

A. 呼吸

B. 脉搏

C. 体温

D. 血压

E. 意识

76. 为预防此并发症，术后患者床旁必须放

A. 止血带

B. 体温计

C. 血压计

D. 手电筒

E. 气管切开包

（77~80题共用题干）

某男性患者，2周前出现右膝部间歇性疼痛和肿胀，拒按，休息后不缓解，且逐渐

出现轻度跛行，X 线可见右股骨下段骨质破坏，边界模糊，可见 Codman 三角，被高度怀疑患有骨肉瘤。

77. 骨肉瘤患者的年龄多在

A. 10 岁以下

B. 10~20 岁

C. 20~30 岁

D. 30~40 岁

E. 40 岁以上

78. 上述 X 线片中的 Codman 三角是指

A. 三角形骨膜反应阴影

B. 三角形骨质破坏

C. 膝部软组织肿胀成倒三角

D. 肿瘤血管长入呈三角形分布

E. 新生骨向骨外生长，基底广，尖部小

79. 此时护士要告诉患者及其家属

A. 用中药外敷肿胀部位

B. 局部热敷和理疗

C. 患处涂药油和刺激性药膏

D. 疼痛时可用力按摩肿胀部位

E. 减少患肢负重避免剧烈运动

80. 若该患者被确诊为骨肉瘤，首选的治疗方法是

A. 单纯放射治疗

B. 单纯化学治疗

C. 单纯手术治疗

D. 化学治疗加手术治疗

E. 放射治疗加手术治疗

（81~84 题共用题干）

患者，男性，68 岁。尿频、夜尿多、排尿不畅 4 年，10 小时前饮酒后突然出现小便不能自解，急诊就诊，主诉下腹部胀痛。体格检查：下腹膨隆，叩诊浊音，轻度压痛，直肠指诊可触及前列腺增大，光滑、质韧、中央沟消失。

81. 该患者的可能诊断为

A. 前列腺增生

B. 前列腺癌

C. 膀胱炎

D. 膀胱结石

E. 前列腺结核

82. 目前首先应为患者进行的处理是

A. 口服 α 受体阻断药

B. 耻骨上膀胱穿刺造瘘

C. 留置导尿

D. 急诊手术

E. 注射解痉药

83. 为了进一步了解患者的病情，还应进行检查不包括

A. 残余尿测定

B. 尿动力学检查

C. B 超检查

D. 前列腺特异性抗原（PSA）

E. 癌胚抗原（CEA）

84. 医生决定为患者进行经尿道前列腺切除术（TURP），下列术前护理措施中，不正确的是

A. 给予粗纤维易消化的食物

B. 忌饮酒及辛辣食物

C. 每日询问患者排尿情况

D. 限制患者水分摄入

E. 保证良好的睡眠

（85~88 题共用题干）

患者，男性，28 岁。胸部外伤致右侧第 5 肋骨骨折并发气胸，呼吸极度困难，发绀，出冷汗。检查：血压 80/60mmHg，气管向左侧移位，右胸廓饱满，叩诊呈鼓音，呼吸音消失，颈胸部有广泛皮下气肿等。医师采用胸腔闭式引流治疗。

85. 造成患者极度呼吸困难、发绀的主要原因是

A. 健侧肺受压迫

B. 广泛皮下气肿

C. 纵隔向健侧移位

D. 静脉血液回流受阻

E. 伤侧胸腔压力不断升高

86. 护士在巡视病房时，发现引流管衔接处脱节，应立即作出的处理是

A. 更换胸腔引流管

B. 引流管重新连接

C. 钳闭引流管近端

D. 拔除胸腔引流管

E. 通知医生，等待处理

87. 护士判断胸腔引流管是否通畅的最简单方法是

A. 检查引流管是否扭曲

B. 看引流管是否有液体引出

C. 检查引流瓶中是否有引流液

D. 检查患者的呼吸音是否正常

E. 观察水封瓶中长管内水柱的波动

88. 搬动此患者时应

A. 保持引流通畅

B. 保持引流瓶直立

C. 嘱患者屏住呼吸

D. 用两把止血钳夹闭引流管

E. 注意观察引流液排出情况

【B 型题】

（89~90 题共用备选答案）

A. 脾、肾静脉分流术

B. 门腔静脉分流术

C. 脾切除术

D. 贲门周围血管离断术

E. 腹腔-静脉转流术

89. 阻断门-奇静脉间交通支反常血流的手术是

90. 血吸虫肝硬化伴严重脾大、脾功能亢进的是

（91~92 题共用备选答案）

A. 局部麻醉

B. 全身麻醉

C. 硬膜外麻醉

D. 神经丛阻滞

E. 蛛网膜下腔麻醉

91. 麻醉清醒后去枕平卧，头偏向一侧的麻醉是

92. 麻醉清醒后垫枕平卧 4~6 小时的麻醉是

（93~94 题共用备选答案）

A. 前屈受限

B. 后伸受限

C. 健侧弯腰受限

D. 患侧弯腰受限

E. 旋转活动受限

93. 腰椎间盘突出症患者活动障碍最明显的

是脊柱

94. 腰椎管狭窄患者活动障碍最明显的是脊柱

（95～97 题共用备选答案）

A. 最常见的甲状腺良性肿瘤

B. 最常见的甲状腺恶性肿瘤

C. 恶性度最高的甲状腺肿瘤

D. 可分泌 5-羟色胺和降钙素

E. 恶性度中等且以血行转移为主

95. 甲状腺髓样癌是

96. 甲状腺未分化癌是

97. 甲状腺腺瘤是

（98～100 题共用备选答案）

A. 9%

B. 18%

C. 27%

D. 46%

E. 37%

98. 按新九分法计算躯干部表面积是

99. 按新九分法计算双上肢表面积是

100. 按新九分法计算双下肢表面积是

参考答案

专业实践能力［外科护理学亚专业］　优选卷一

【A1 型题】

1. A　2. D　3. A　4. D　5. E　6. C
7. A　8. A　9. E　10. E　11. D　12. D
13. E　14. E　15. D　16. E　17. E
18. C　19. E　20. E　21. C　22. D
23. C　24. B　25. D　26. C　27. E
28. A　29. D　30. B　31. E　32. D
33. C　34. D　35. C　36. E　37. D
38. D　39. C　40. A　41. D　42. A
43. D　44. C　45. C　46. D　47. E
48. D

【A2 型题】

49. E　50. C　51. E　52. E　53. C
54. D　55. E　56. D　57. D　58. B
59. A　60. E

【A3/A4 型题】

61. B　62. D　63. C　64. E　65. E
66. D　67. D　68. C　69. B　70. C
71. A　72. B　73. E　74. C　75. A
76. E　77. B　78. A　79. E　80. D
81. A　82. C　83. E　84. D　85. E
86. C　87. E　88. D

【B 型题】

89. D　90. C　91. B　92. C　93. A
94. B　95. D　96. C　97. A　98. C
99. B　100. D

解　析

扫码查看
相关内容

协和护考

全国护理学中级（主管护师）资格考试优选卷

专业实践能力
[内科护理学亚专业]
优选卷（二）

中国协和医科大学出版社
北京

专业实践能力［内科护理学亚专业］
优选卷（二）

【A1 型题】

1. 不属于安装永久性心脏起搏器适应证的是
   A. 病态窦房结综合征
   B. 反复发作的颈动脉窦性晕厥
   C. 反复发作的心室停顿
   D. 完全性房室传导阻滞
   E. 外科手术前的保护性应用
2. 心功能 3 级的患儿的休息活动计划为
   A. 限制活动，增加卧床时间
   B. 应避免重体力活动
   C. 应充分休息，可增加午睡时间及夜间睡眠时间，有利于下肢水肿的消退
   D. 需要绝对卧床休息
   E. 自理活动由他人协助
3. 肝硬化腹水患者每日进水量应限制在
   A. 1000ml
   B. 100ml
   C. 2000ml
   D. 2500ml
   E. 1500ml
4. 甲硫氧嘧啶的作用机制是
   A. 抑制甲状腺素的合成
   B. 降低甲状腺激素效价
   C. 抑制甲状腺释放甲状腺激素
   D. 抑制甲状腺对碘的吸聚
   E. 增加肝对甲状腺激素的降解
5. 应用碘解磷定治疗有机磷农药中毒可
   A. 解除平滑肌痉挛
   B. 防治肺水肿
   C. 抑制腺体分泌
   D. 解除中枢神经系统的抑制
   E. 恢复胆碱酯酶活性
6. 肺炎患者减轻胸痛的最常见体位是
   A. 头低足高位
   B. 头抬头 15°，足抬高 20°
   C. 仰卧位
   D. 健侧卧位
   E. 患侧卧位
7. 根据清晨起床前测量的脉搏与血压值（mmHg）计算基础代谢率的公式是
   A. 脉搏数(次/分)+舒张压(mmHg)-111
   B. 脉搏数(次/分)+收缩压(mmHg)-111
   C. 脉搏数(次/分)+脉压(mmHg)-111
   D. 脉搏数(次/分)-脉压(mmHg)+111
   E. 脉搏数(次/分)+脉压(mmHg)+111
8. 慢性支气管炎急性发作期患者的主要治疗是
   A. 吸氧
   B. 控制感染
   C. 祛痰
   D. 解痉、平喘
   E. 镇咳
9. 控制哮喘急性发作首选的药物是
   A. β_2 受体激动药

B. 糖皮质激素

C. 抗胆碱药

D. 茶碱类

E. 炎症细胞膜稳定药

10. 出现黑便常提示上消化道出血量为

A. >5ml

B. >30ml

C. >50ml

D. >100ml

E. >200ml

11. 治疗溃疡性结肠炎的首选药物是

A. 肾上腺糖皮质激素

B. 柳氮磺吡啶

C. 前列腺素

D. 甲硝唑

E. 阿莫西林

12. 溃疡性结肠炎所致腹泻的特点为

A. 粪便多呈糊状，混有黏液、脓血，里急后重常见

B. 粪便多呈糊状，质稀薄，色鲜红不伴里急后重感

C. 粪便不成形，柏油样便

D. 米泔水样便，伴里急后重

E. 白陶土样便，不伴里急后重

13. 下列药物中属于保钾利尿药的是

A. 依他尼酸

B. 环戊噻嗪

C. 呋塞米

D. 螺内酯

E. 氢氯噻嗪

14. 下列哪项是阻塞性通气功能障碍（COPD）诊断及病情严重程度评价的客观指标

A. 肺功能检查

B. 胸部X线检查

C. 胸部CT

D. 动脉血气分析

E. 血常规

15. 肝性脑病最早出现的临床表现是

A. 定向力障碍

B. 性格改变和行为失常

C. 睡眠障碍

D. 神志丧失

E. 昏睡

16. 在应用阿托品治疗有机磷农药中毒患者中，一旦发生何种症状提示发生阿托品中毒，应立即停用阿托品

A. 肺部湿啰音消失

B. 颜面潮红

C. 口干

D. 心率加快

E. 尿潴留

17. 费城染色体阳性对于下列哪种疾病的诊断有重要意义

A. 急性白血病

B. 慢性髓系白血病

C. 再生障碍性贫血

D. 缺铁性贫血

E. 原发免疫性血小板减少症

18. 急性胰腺炎患者血清淀粉酶开始升高的时间为发病后的

A. 1~3 小时

B. 3~6 小时

C. 6~12 小时

D. 12~14 小时

E. 24~72 小时

19. 肾病综合征水肿严重的患者，首要的护

理措施是

A. 严格卧床休息

B. 低盐饮食，钠盐摄入≤2g/d

C. 床单、被褥应平整、柔软

D. 避免皮肤长时间受压及破损，保持皮肤完整性

E. 无菌操作，预防交叉感染

20. 急性感染性多发性神经炎患者脑脊液的蛋白-细胞分离现象是指

A. 蛋白增高而细胞数正常

B. 蛋白降低而细胞数正常

C. 蛋白正常而细胞数升高

D. 蛋白正常而细胞数降低

E. 蛋白增高而细胞数降低

21. 下列最适用于慢性支气管炎缓解期的是

A. 口服抗生素预防感染

B. 应用平喘药

C. 间断吸氧

D. 增强体质，进行缩唇腹式呼吸

E. 使用祛痰药

22. 甲状腺功能亢进症（甲亢）代谢率增高的症状不包括

A. 食欲亢进

B. 体重增加

C. 低热

D. 多汗

E. 腹泻

23. 我国肝硬化最常见的病因是

A. 病毒性肝炎

B. 日本血吸虫病

C. 酒精中毒

D. 胆汁淤积

E. 循环障碍

24. 弥漫性甲状腺肿伴甲亢所致甲状腺肿大最有鉴别意义的体征是甲状腺

A. 弥漫性对称性肿大

B. 有震颤和杂音

C. 表面光滑

D. 质地柔软

E. 随吞咽上下移动

25. 进行非同步电除颤时，电量应选择在

A. 100~150J，最高可达 200J

B. 150~200J，最高可达 250J

C. 200~300J，最高可达 360J

D. 200~360J，最高可达 400J

E. 300~400J，最高可达 450J

26. 下列关于癫痫的治疗要点，不正确的是

A. 全身抽搐、意识丧失时，首先要立即用药以控制发作

B. 积极预防外伤和并发症

C. 可以停药时，要缓慢减量

D. 开始用药时，剂量要由小到大，逐步增加

E. 一般情况下尽量避免同时使用多种药物

27. 与人体的呼吸中枢、血管运动中枢、呕吐中枢等生命中枢密切相关的中枢神经系统部位是

A. 间脑

B. 大脑

C. 脑干

D. 小脑

E. 脊髓

28. 支气管扩张症患者咳嗽、咳痰加重的时间是

A. 早晨起床和晚上卧床时

B. 白天

C. 深夜

D. 傍晚

E. 进餐时

29. 引起心前区疼痛最常见的循环系统疾病是

A. 心脏神经症

B. 肺梗死

C. 冠状动脉粥样硬化性心脏病（冠心病）

D. 急性心包炎

E. 病态窦房结综合征

30. 流行性脑脊髓膜炎（流脑）的主要传播途径是

A. 空气、飞沫传播

B. 玩具及用品传播

C. 食物和水传播

D. 动物传播

E. 蚊子传播

31. 伤寒的极期多出现于病程的

A. 第 1~2 周

B. 第 1 周

C. 第 2~3 周

D. 第 3~4 周

E. 第 4~5 周

32. 流行性出血热继发感染易发生于

A. 低血压休克期和少尿期

B. 发热期和低血压休克期

C. 少尿期和多尿期

D. 多尿期和恢复期

E. 恢复期

33. 下列关于造血干细胞移植患者的护理，描述错误的是

A. 移植前复查血常规、骨髓细胞形态学、血生化、肝肾功能、心电图等，清除感染灶

B. 入室前 3 天开始口服肠道不吸收的抗生素，进行肠道消毒

C. 移植前预处理的目的是杀灭肿瘤或白血病细胞；抑制免疫反应，减少排斥；腾空骨髓造血龛，以利植入

D. 移植物抗宿主病（GVHD）分为急、慢性两型，一般2个月以内发生的为急性 GVHD，2 个月以后发生的为慢性 GVHD

E. 急性 GVHD 易发生在移植后 20 天左右，白细胞逐渐回升时，要注意观察耳后、手掌、足心等部位的皮肤改变

34. 消化性溃疡的突出的症状是

A. 上腹痛

B. 恶心、呕吐

C. 营养不良

D. 贫血

E. 黑便

35. 对于癫痫缓解期的患者进行健康教育，内容不正确的是

A. 坚持长期规律用药

B. 可适当参加活动（如游泳、驾驶等）

C. 避免精神紧张、过度劳累

D. 注意观察药物不良反应，如有精神症状、粒细胞缺乏等，及时就诊

E. 避免感染

36. 下列哪种食物中含铁最少

A. 蛋黄

B. 牛奶

C. 猪肉
D. 猪肝
E. 血豆腐

37. 下列关于急性上呼吸道感染的描述错误的是
A. 成人普通感冒多由细菌感染引起
B. 普通感冒主要表现为咽干、喉痒、打喷嚏、流鼻涕、鼻塞，一般肺部无干湿啰音
C. 感冒患者如出现耳痛、耳鸣、听力减退、外耳道流脓等常提示并发中耳炎
D. 急性细菌性扁桃体炎患者可有高热，咽部明显充血，扁桃体肿大、充血，表面常有黄色点状渗出物
E. 受凉、淋浴、过度疲劳常为急性上呼吸道感染的诱因

38. 下列关于呼吸道的结构和功能的叙述错误的是
A. 呼吸道以环状软骨为界分为上、下呼吸道
B. 上呼吸道的主要功能是对吸入气体进行加温、湿化和机械阻拦
C. 下呼吸道终止于终末细支气管
D. 气管于隆凸处分为左、右主支气管
E. 黏液纤毛运载系统和咳嗽反射均为上呼吸道的重要防御机制

39. 下列关于白血病的描述，哪项不妥
A. 白血病是一种病因不明的造血系统恶性疾病
B. 白血病细胞起源于造血干细胞
C. 正常造血功能常受到抑制
D. 多数患者有肝、脾、淋巴结肿大
E. 骨髓细胞形态学检查可见幼稚细胞，外周血中不见幼稚细胞

40. 支气管哮喘发作伴窦性心动过速，哪项治疗是错误的
A. 鼻导管吸氧
B. 普萘洛尔口服
C. 异丙托溴铵吸入
D. 沙丁胺醇吸入
E. 地塞米松静脉注射

41. 肺功能检查中哪项是评价气流受限的敏感指标
A. 第一秒用力呼气容积与用力肺活量的比值（FEV_1/FVC）
B. 第一秒用力呼气容积占预计值的百分比（$FEV_1\%$）
C. 肺活量（VC）
D. 功能残气量（FRC）
E. 肺总量

42. 感染过程的几种表现中，最易识别的是
A. 隐性感染
B. 病原体被清除（一过性感染）
C. 显性感染
D. 病原携带状态
E. 潜伏性感染

43. 支气管扩张症最有意义的体征是
A. 贫血貌
B. 杵状指
C. 局限性哮鸣音
D. 局限性湿啰音
E. 消瘦

44. 慢性心脏衰竭患者的病情观察，不包括
A. 关节活动范围和肢体活动能力
B. 皮肤黏膜发绀情况

C. 颈静脉怒张和肺部啰音

D. 每日测量体重

E. 身体下垂部位有无水肿

45. 下列心肌坏死标志物中为判断溶栓是否成功的重要指标的是

A. 肌红蛋白

B. 肌钙蛋白 I（cTnI）

C. 肌钙蛋白 T（cTnT）

D. 乳酸脱氢酶（LDH）

E. 肌酸激酶同 I 酶（CK-MB）

46. 人工心脏起搏器植入术后的护理，不妥的是

A. 持续 24 小时心电监护

B. 平卧 24 小时

C. 禁止术侧卧位

D. 术侧上肢制动 24 小时

E. 沙袋压迫伤口 4~6 小时

47. 使用药物氢氯噻嗪降压治疗的过程中，护士应尤其注意观察

A. 心率

B. 血压

C. 血氧饱和度

D. 血钾

E. 肾功能

【A2 型题】

48. 患者，男性，34 岁。在田间喷洒农药后出现恶心、呕吐，瞳孔明显缩小，肌肉纤维颤动。最可能的诊断是

A. 急性有机磷农药轻度中毒

B. 急性有机磷农药中度中毒

C. 急性有机磷农药重度中毒

D. 急性有机磷农药极重度中毒

E. 介于中度和重度之间的急性有机磷农药中毒

49. 患者，女性，60 岁。因胸闷气短，下肢水肿 1 周入院，输液时患者将速度调至最大，输液中患者突感症状加重，咳嗽，咳嗽泡沫样痰液。应协助患者采取何种体位

A. 端坐位双腿下垂

B. 左侧卧位并头低足高位

C. 右侧卧位并头低足高位

D. 半坐位

E. 俯卧位

50. 一位 54 岁的女士，自家的小狗近日有些反常，比较兴奋，在准备带其去医院进行检查时，被狗咬伤腿部，伤口直径约 2cm，比较表浅。为预防狂犬病而需接种狂犬疫苗，下列预防接种方案正确的是

A. 0、3、7、14 日各接种 1 针

B. 0、3、6 日各接种 1 针

C. 0、3、7、14、30 日各接种 1 针

D. 0、3、7 日各接种 1 针，半年后加强 1 针

E. 0、3、7、14 日各接种 1 针，半年后加强 1 针

51. 患者，女性，33 岁。头晕、乏力、面色苍白 1 年余。体检除贫血貌外，无特殊发现。血常规：血红蛋白（Hb）75g/L，红细胞（RBC）2.5×10^{12}/L，白细胞（WBC）4.0×10^{9}/L，血小板（PLT）120×10^{9}/L，网织红细胞占比 0.06，肝、肾功能正常，血清铁降低，追问病史，患者平素月经过多。初步诊断为缺铁性贫血。下列哪项实验室检查

结果不支持该诊断

A. 血象呈小细胞低色素性贫血

B. 血清铁蛋白降低

C. 骨髓缺乏可染铁

D. 血清总铁结合力下降

E. 骨髓红系增生为主，以中晚幼红细胞增生为主，粒系、巨核细胞系增生正常

52. 患者，女性，24 岁。确诊为慢性髓系白血病 3 年余。目前贫血、出血明显加重，脾迅速增大。护士为其提供的护理措施中，不妥的是

A. 预防各种创伤

B. 适当限制活动

C. 尽量减少肌内注射

D. 保持鼻黏膜湿润，清除鼻腔内血痂

E. 摄入高蛋白、高维生素、低渣、易消化饮食

53. 急性心肌梗死患者疼痛缓解后出现四肢厥冷、脉快细弱、血压仍然下降、尿少或无尿表现时，应考虑发生了

A. 肺部感染

B. 低血压

C. 心源性休克

D. 心力衰竭

E. 心律失常

54. 患者，男性，30 岁。6 天前出现发热、食欲缺乏、腹胀。查体：T 39.5℃，P 75 次/分，胸部可见 3 个皮疹，压之色褪。诊断为伤寒。为减轻患者的腹胀，下列做法错误的是

A. 停食产气类食物

B. 肛管排气

C. 补钾

D. 松节油腹部热敷

E. 给予新斯的明

55. 某肺源性心脏病患者近 3 日来呼吸困难加重，血气分析示 PaO_2 52mmHg，$PaCO_2$ 67mmHg，此时给氧宜采用

A. 乙醇湿化给氧

B. 间歇给氧

C. 低浓度持续给氧

D. 高压给氧

E. 高浓度持续给氧

56. 某肺炎患者，71 岁，体质较弱，虽经抗感染及一般对症治疗，但没有明显好转，为防止病情恶化，应特别注意观察

A. 体温变化

B. 血压变化

C. 肺部体征变化

D. 呼吸系统症状变化

E. 血液白细胞变化

57. 夜班护士发现某支气管扩张症患者咯血约 200ml 后突然中断，呼吸极度困难，喉部有痰鸣音，表情恐怖，两手乱抓。首先要做的是

A. 立即通知医师

B. 立即气管插管

C. 清除呼吸道积血

D. 给予氧气吸入

E. 应用呼吸兴奋药

58. 患者，男性，68 岁。因近日咳嗽、咳痰、气促明显，后又出现神志不清、发绀而入院。既往有肺气肿病史。动脉血气分析示 pH 7.31，PaO_2 52mmHg，

$PaCO_2$ 61mmHg。该患者目前最可能出现的是

A. 肺炎

B. 肺源性心脏病

C. 左心衰竭

D. 呼吸衰竭

E. 肺癌

59. 患者，女性，36 岁。低热、乏力、盗汗 2 个月，加重伴咳嗽、咳痰 1 周。查体：左锁骨上咳嗽后闻及湿啰音。胸部 X 线片示左肺上叶尖段片状模糊影伴空洞形成。以下最有意义的检查是

A. 末梢血细胞计数

B. 痰抗酸染色

C. 纤维支气管镜检

D. 肺功能检查

E. 血气分析

60. 患者，男性，50 岁。诊断为风湿性心脏病二尖瓣狭窄 10 年。风湿性心脏病二尖瓣狭窄发生栓塞时，最常见的栓塞部位在

A. 脾动脉

B. 肺动脉

C. 肾动脉

D. 脑动脉

E. 四肢动脉

61. 护士小张为患者进行肌内注射，注射前，洗手的错误做法是

A. 掌心相对，手指交叉沿指缝相互搓擦（交换）

B. 用一手握另一手拇指旋转搓擦（交换）

C. 洗净双手后，用手直接关闭水龙头

D. 弯曲一手手指各关节，在另一手掌心旋转搓擦（交换）

E. 连续为 2 个患者注射时，中间用快速手消毒液消毒双手

【A3/A4 型题】

（62~65 题共用题干）

患者，女性，35 岁。平时体健，体检时未发现任何心脑血管疾病。一天其丈夫下班回家后发现该患者晕倒在浴室，面色呈樱桃红色，瞳孔散大，呼吸、心搏停止。

62. 患者最有可能是什么原因引起的中毒

A. 铅中毒

B. CO 中毒

C. 氰化物中毒

D. 安眠药中毒

E. 食物中毒

63. 抢救者首先应采取的措施是

A. 立即催吐

B. 立即开放气道

C. 立即行心肺复苏

D. 立即彻底冲洗体表

E. 立即移至通风、空气清新处

64. 下列有关心肺复苏中胸外按压操作者的姿势叙述不正确的是

A. 救护者跪于患者左侧

B. 两手掌根重叠，平行放于两乳头间的胸骨上

C. 上半身前倾，两肩位于双手正上方

D. 借助手臂的力量垂直用力下压

E. 抬起时掌根不要离开胸壁

65. 救护人员应在抢救后几分钟再次评估呼吸、心搏

A. 每隔 1 分钟检查

B. 每隔 2 分钟检查

C. 每隔 5 分钟检查

D. 第一次 1 分钟后检查，以后每 3~4 分钟检查一次

E. 第一次 2 分钟后检查，以后每 5 分钟检查一次

（66~68 共用题干）

患者，女性，60 岁。卧床 3 周，近日尾骶部皮肤破溃，护士仔细观察后认为是压疮溃疡期。

66. 支持判断的是

A. 患者主诉尾骶部疼痛，麻木感

B. 骶尾部皮肤呈紫红色，皮下有硬结

C. 局部皮肤发红，水肿

D. 创面湿润，有脓性分泌物

E. 皮肤上有大小水疱，水疱破溃湿润

67. 对患者局部压疮的处理方法不妥的是

A. 局部按外科换药处理

B. 清除坏死组织，生理盐水冲洗

C. 大水疱剪去表皮，涂以消毒溶液

D. 伤口湿敷

E. 用高压氧治疗

68. 长期取俯卧位的卧床患者，最易发生压疮的部位是

A. 额部

B. 大转子处

C. 髋部

D. 髂前上棘

E. 髂后上棘

（69~72 题共用题干）

患者，女性，20 岁。腕、踝关节疼痛及脱发 1 年。今晨在海边游泳时发现面部出现紫红斑，遂就医。查体：头发稀疏，面颊及颈部均有不规则圆形红斑，口腔有溃疡。化验：血中查出红斑狼疮细胞。

69. 如果从血中查出抗酸性核蛋白抗体（抗 Sm 抗体）阳性，应考虑何病

A. 急性风湿病

B. SLE

C. 类风湿关节炎

D. 脂溢性皮炎

E. 痛风

70. 如脱发加重，以下护理哪项不妥

A. 温水洗发

B. 每周洗发两次

C. 边洗边按摩

D. 梅花针刺头皮

E. 烫发可使毛发增生

71. 患者返家后健康指导以下哪项不妥

A. 介绍本病基本知识

B. 告知有关药物知识

C. 病情缓解亦不能怀孕

D. 避免日晒，过累

E. 保持乐观情绪

72. 若面部红斑加重，护士对其进行健康教育时以下内容不妥的是

A. 多晒日光浴

B. 外出时打遮阳伞

C. 避免搔抓

D. 温水洗脸

E. 禁用化妆品

（73~76 题共用题干）

患者，男性，20 岁。因“突起高热 3 天”以“流行性乙型脑炎”收治入院。查体：T 39.8℃，P 120 次/分，R 38 次/分，节律不齐，对光反射迟钝，肺部可闻及干湿

啰音，颈强直（+）。

73. 该患者此时正处于病程的
   A. 初期
   B. 极期
   C. 缓解期
   D. 恢复期
   E. 后遗症期

74. 此期患者可出现的3个最主要的凶险症状是
   A. 高热、意识障碍、呼吸衰竭
   B. 意识障碍、呼吸衰竭、循环衰竭
   C. 高热、抽搐、呼吸衰竭
   D. 高热、抽搐、循环衰竭
   E. 抽搐、呼吸衰竭、循环衰竭

75. 在巡视患者的过程中，发现患者出现肢体发紧，双眼凝视，首先考虑患者可能发生了
   A. 意识丧失
   B. 脑疝
   C. 惊厥
   D. 小脑损害
   E. 中枢性呼吸衰竭

76. 下列处理措施中错误的是
   A. 立即放置患者于仰卧位，头偏向一侧
   B. 松解衣服和领口
   C. 将包纱布的压舌板置于上、下磨牙之间
   D. 按住患者的上、下肢，以免坠床和意外伤害
   E. 保持病室安静

（77~80题共用题干）

患者，男性，28岁，农民。于12月20日因畏寒、发热3天入院。入院诊断为“流行性出血热”。入院查体：体温35.9℃，血压60/42mmHg，脉搏128次/分，呼吸40次/分，皮肤黏膜湿冷，肢端发绀，全身散在多个出血点，球结膜充血、水肿，肾区叩击痛明显。

77. 此患者目前处于
   A. 发热期
   B. 少尿期
   C. 低血压休克期
   D. 多尿期
   E. 恢复期

78. 该患者目前最恰当的处理措施是
   A. 抗病毒治疗
   B. 激素治疗
   C. 补充血容量，纠正酸中毒
   D. 输血小板，防止出血
   E. 利尿、导泻

79. 经积极治疗2天后，患者出现胸闷、呼吸急促、烦躁不安等表现，尿量40ml/24h，血压180/105mmHg，两肺有细湿啰音。此时患者最可能出现的是
   A. 肺实质弥漫性出血
   B. 高血容量综合征
   C. 肝肾综合征
   D. 尿毒症脑病
   E. 高血压脑病

80. 此时最恰当的处理措施是
   A. 嘱患者仰卧位休息
   B. 记24小时出入量
   C. 给予抗感染治疗
   D. 给予镇静药
   E. 血液透析

（81～84 题共用题干）

患者，女性，48 岁。8 月初由外地来京探亲，因“发热、头痛 5 天，神志不清 2 天”于9 月 18 日入院，经查后确诊为流行性乙型脑炎。

81. 该患者确诊为流行性乙型脑炎的最主要依据是

A. 血培养

B. 骨髓培养

C. 脑脊液常规检查

D. 脑脊液涂片检查

E. 特异性 IgM 抗体

82. 下列血常规检查结果，符合该患者特点的是

A. 白细胞计数 $2.4\times10^9/L$，中性粒细胞占比 0.44，淋巴细胞占比 0.56

B. 白细胞计数 $3.4\times10^9/L$，中性粒细胞占比 0.70，淋巴细胞占比 0.30

C. 白细胞计数 $5.5\times10^9/L$，中性粒细胞占比 0.55，淋巴细胞占比 0.45

D. 白细胞计数 $5.8\times10^9/L$，中性粒细胞占比 0.70，淋巴细胞占比 0.30

E. 白细胞计数 $19.2\times10^9/L$，中性粒细胞占比 0.80，淋巴细胞占比 0.20

83. 下列脑脊液检查结果，符合该患者特点的是

A. 外观混浊，细胞计数 $1500\times10^6/L$

B. 外观清亮，细胞计数 $1200\times10^6/L$

C. 蛋白轻度升高，糖和氯化物正常

D. 蛋白明显升高，糖和氯化物明显降低

E. 蛋白、糖和氯化物均明显升高

84. 某患者 T 40℃，P 90 次/分，R 38 次/分，颈强直，球结膜水肿，肺部呼吸音粗，可闻及痰鸣，下列处理措施错误的是

A. 吸痰

B. 翻身拍背、体位引流

C. 遵医嘱给予安乃近快速降温

D. 遵医嘱给予甘露醇脱水治疗

E. 开窗通风，保持室内空气新鲜

（85～88 题共用题干）

患者，男性，59 岁。身高 170cm，体重 85kg。患原发性高血压 10 余年，未规律服用抗高血压药，血压波动在（160～140）/（100～90）mmHg，未予重视，每于头晕、头痛明显时服药，症状消失后停药。吸烟 40 年，每日 20 支，饮酒 20 年，每日 2 两。近日由于工作劳累，情绪紧张，突感剧烈头痛、头晕、恶心、视物模糊、发作性心前区疼痛而急求治。检查：BP 260/120mmHg，心率 84 次/分，住院治疗 5 天后症状消失，血压降至（130～140）/（85～90）mmHg。

85. 该患者目前可能的诊断为

A. 恶性高血压

B. 高血压危象

C. 高血压脑病

D. 高血压心脏病

E. 心绞痛

86. 针对该患者的非药物治疗措施不包括

A. 减轻体重

B. 戒烟

C. 限制饮酒

D. 坚持规律服药

E. 劳逸结合，保持心理平衡

87. 责任护士给患者讲述的服用抗高血压药的注意事项哪项不妥

A. 联合用药可增强疗效，减少不良反应

B. 应遵医嘱用药，不可自行增减药量

C. 发现血压超过正常范围，应使血压迅速降至正常

D. 卧位服药，以防止发生直立性低血压

E. 服药期间应自我监测血压情况

88. 患者住院期间眼底检查报告视网膜动脉狭窄，提示患者目前高血压严重程度为

A. Ⅰ级

B. Ⅱ级

C. Ⅲ级

D. Ⅳ级

E. Ⅴ级

【B 型题】

（89~91 题共用备选答案）

A. 维生素 B_{12}

B. 抗组胺药

C. 红细胞生成素

D. 丙酸睾酮

E. 糖皮质激素

89. 治疗慢性再生障碍性贫血首选

90. 治疗原发免疫性血小板减少症首选

91. 治疗肾变应性紫癜可选

（92~94 题共用备选答案）

A. 腺病毒肺炎

B. 金黄色葡萄球菌肺炎

C. 急性感染性喉炎

D. 支气管哮喘

E. 肺炎球菌肺炎

92. 呼气性呼吸困难多见于

93. 吸气性呼吸困难多见于

94. 病情重，稽留热多见于

（95~97 题共用备选答案）

A. 叶酸

B. 钾盐

C. 钙剂

D. 铁剂

E. 内因子

95. 营养性缺铁性贫血主要补充

96. 营养性巨幼细胞贫血主要补充

97. 恶性贫血主要是由于缺乏

（98~100 题共用备选答案）

A. $β_2$ 受体激动药

B. 茶碱类药物

C. 抗胆碱能药

D. 糖皮质激素

E. 炎症细胞膜稳定药

98. 沙丁胺醇属

99. 倍氯米松属

100. 色甘酸钠属

参考答案

专业实践能力［内科护理学亚专业］ 优选卷二

【A1 型题】

1. E 2. A 3. A 4. A 5. E 6. E
7. C 8. B 9. A 10. C 11. B 12. A
13. D 14. A 15. B 16. E 17. B
18. C 19. D 20. A 21. D 22. B
23. A 24. B 25. C 26. A 27. C
28. A 29. C 30. A 31. C 32. C
33. D 34. A 35. B 36. B 37. A
38. E 39. E 40. B 41. A 42. C
43. D 44. A 45. E 46. D 47. D

【A2 型题】

48. B 49. A 50. C 51. D 52. D
53. C 54. E 55. C 56. B 57. C
58. D 59. B 60. D 61. C

【A3/A4 型题】

62. B 63. E 64. D 65. B 66. D
67. D 68. D 69. B 70. E 71. C
72. A 73. B 74. C 75. C 76. D
77. C 78. C 79. B 80. E 81. E
82. E 83. C 84. C 85. B 86. D
87. C 88. B

【B 型题】

89. D 90. E 91. B 92. D 93. C
94. A 95. D 96. A 97. E 98. A
99. D 100. E

解 析

扫码查看
相关内容

协和护考

全国护理学中级（主管护师）资格考试优选卷

专业实践能力
[内科护理学亚专业]
优选卷（一）

中国协和医科大学出版社
北　京

专业实践能力［内科护理学亚专业］优选卷（一）

【A1 型题】

1. 诊断早期肺源性心脏病的依据是
   A. 缺氧
   B. 高碳酸血症
   C. 支气管慢性炎症
   D. 肺动脉高压
   E. 肺静脉高压
2. 对于痰液过多且无力咳痰者，为防止窒息，护士在翻身前应首先
   A. 给患者吸氧
   B. 给患者吸痰
   C. 指导患者有效咳嗽
   D. 给患者雾化吸入
   E. 慢慢移动患者
3. 输卵管通液术时间
   A. 月经干净后 3~7 天进行
   B. 月经干净后 1~2 天进行
   C. 月经干净后 2~3 天进行
   D. 月经干净后 7~8 天进行
   E. 月经干净后 12~14 天进行
4. 帕金森病患者躯体呈前倾前屈姿势，行走时上肢协同摆动动作消失或减少，起动和终止均有困难，步距缩小。这种特殊步态称为
   A. 醉汉步态
   B. 跨越步态
   C. 划圈步态
   D. 鸭步
   E. 慌张步态
5. 洗胃时每次注入的洗胃液的量常为
   A. 100~150ml
   B. 200~250ml
   C. 500~600ml
   D. 300~500ml
   E. 700~800ml
6. 放射性^{131}I 治疗甲状腺功能亢进症（甲亢）的最主要并发症是
   A. 甲状腺癌变
   B. 诱发甲亢危象
   C. 粒细胞减少
   D. 突眼恶化
   E. 永久性甲状腺功能减退症
7. 治疗肺炎链球菌肺炎首选的药物为
   A. 头孢菌素
   B. 林可霉素
   C. 链霉素
   D. 庆大霉素
   E. 青霉素
8. 阻塞性肺气肿患者胸廓呈
   A. 鸡胸
   B. 漏斗胸
   C. 桶状胸
   D. 扁平胸
   E. 一侧胸廓局限性膨隆
9. 符合风湿性心脏病主动脉瓣狭窄的典型

体征的是

A. 周围血管征阳性

B. 主动脉瓣区舒张期喷射样杂音

C. 主动脉瓣区收缩期隆隆样杂音

D. 主动脉瓣区舒张期隆隆样杂音

E. 主动脉瓣区收缩期喷射样杂音

10. 关于系统性红斑狼疮（SLE）的叙述，不正确的是

A. SLE 是累及全身多个系统的自身免疫性疾病

B. 育龄妇女高发

C. 典型皮损为面部蝶形红斑

D. 其筛查试验为血清抗核抗体检查

E. 多数可自愈

11. 抗甲状腺药治疗最危险的副作用是

A. 甲状腺癌变

B. 诱发甲亢危象

C. 粒细胞减少

D. 突眼恶化

E. 永久性甲状腺功能减退症

12. 下列属甲亢患者特征性表现的是

A. 怕热多汗、多食消瘦

B. 粪便呈糊状

C. 粪便有不消化食物

D. 肠鸣音亢进

E. 排便次数多

13. 血液透析患者最常见的并发症是

A. 出血

B. 致热原反应

C. 低血压

D. 透析失衡综合征

E. 变态反应

14. 下列关于脾切除术治疗原发免疫性血小板减少症（ITP）的说法，不正确的是

A. 一般作为首选治疗手段

B. 糖皮质激素治疗 6 个月以上无效者可考虑脾切除

C. 糖皮质激素维持量大于 30mg/d 者可考虑脾切除

D. 有效率达 70%

E. 作用机制是减少血小板破坏和抗体产生

15. 预防慢性肾衰竭患者发生感染的各项护理措施中，不当的是

A. 注意保暖和室内空气消毒

B. 避免与呼吸道感染者接触

C. 床单、被褥应平整、柔软

D. 勤用温水洗皮肤，用肥皂和乙醇擦身

E. 进行适当的体育锻炼

16. 除使用抗生素外，肺脓肿治疗的另一关键措施是

A. 卧床休息

B. 补充营养

C. 呼吸功能训练

D. 痰液引流

E. 手术治疗

17. 下列关于慢性肾炎患者的健康教育中，不当的是

A. 如身体一般状况良好，可从事轻体力工作

B. 避免劳累，不要从事重体力劳动

C. 进行提高呼吸道抵抗力的锻炼

D. 禁忌吸烟、饮酒

E. 平时多服用一些保健的中药

18. 肝硬化最常见的并发症是

A. 肝性脑病

B. 感染

C. 原发性肝癌

D. 上消化道出血

E. 肝肾综合征

19. 在人体内缺钾时洋地黄药物的毒性反应易引起患者心搏骤停，其最常见的类型是

A. 心室颤动

B. 心房颤动

C. 室性期前收缩

D. 二联律

E. 交界区心动过速

20. 电复律术后的常规护理，不妥的是

A. 绝对卧床 24 小时

B. 持续 24 小时心电监护

C. 常规高流量鼻导管吸氧

D. 注意电击局部皮肤有无灼伤

E. 继续服用抗心律失常药

21. 治疗肺炎链球菌肺炎，停用抗生素的指标一般是

A. 体温降至正常后 3 天

B. 咳嗽、咳痰症状完全消失

C. 听诊湿啰音完全消失

D. 白细胞计数恢复正常

E. X 线片示炎症阴影完全消失

22. 关于结核菌素试验检查的意义，不正确的是

A. 阴性提示肯定没有结核分枝杆菌感染

B. 阳性仅表示感染，不一定患病

C. 结核分枝杆菌感染的 4~8 周，结核菌素试验结果可为阴性

D. 应用免疫抑制药者可为阴性

E. 严重结核病患者对结核菌素可无反应

23. 护士给予慢性心力衰竭患者的饮食指导不妥的是

A. 应少食多餐

B. 饮食应清淡、易消化

C. 每日摄盐量应少于 5g

D. 增加味精和酱油等调味品的食用，以促进食欲

E. 限制腌制食品和碳酸饮料

24. 病态窦房结综合征的理想治疗方法是

A. 心脏电复律治疗

B. 药物治疗

C. 射频消融术

D. 安装永久起搏器

E. 手术治疗

25. 上消化道出血的特征性表现是

A. 氮质血症

B. 发热

C. 失血性周围循环衰竭

D. 呕血与黑便

E. 意识模糊

26. 预防中枢神经系统白血病时，常用做鞘内注射的化学治疗药物是

A. 柔红霉素

B. 长春新碱

C. 环磷酰胺

D. 甲氨蝶呤

E. 巯嘌呤

27. 护理接受化学治疗的白血病患者，最重要的措施是

A. 防止和治疗感染

B. 缓解疼痛

C. 消除患者的忧虑

D. 鼓励患者摄入蛋白饮食

E. 寻找缓解的体征

28. 下列何种血气分析变化属于Ⅰ型呼吸衰竭

A. PaO_2 65mmHg，$PaCO_2$ 40mmHg

B. PaO_2 55mmHg，$PaCO_2$ 45mmHg

C. PaO_2 85mmHg，$PaCO_2$ 55mmHg

D. PaO_2 50mmHg，$PaCO_2$ 60mmHg

E. PaO_2 75mmHg，$PaCO_2$ 30mmHg

29. 对年老、体弱的慢性阻塞性肺气肿患者的治疗中不恰当的是

A. 急性发作期以抗感染为主

B. 痰液黏稠者可雾化吸入

C. 剧烈咳嗽者可用强镇咳药缓解痛苦

D. 病情缓解期可做全身锻炼和呼吸肌锻炼

E. 应给予高蛋白、高维生素饮食

30. 肺气肿患者进行腹式呼吸锻炼时，下列动作中应予以纠正的是

A. 吸气时腹部用力挺出

B. 呼气时腹部尽力收缩

C. 深吸快呼

D. 鼻吸口呼

E. 深吸慢呼

31. 腹膜透析过程中发生引流不畅时，下列哪项护理措施不当

A. 嘱患者改变体位

B. 多饮水以充盈膀胱

C. 服导泻药或灌肠以加强肠蠕动

D. 肝素加生理盐水向腹膜透析管内快速注射，并保留，以促使纤维块溶解

E. 若上述处理不能改善，应向医生报告

32. 治疗高血压的药物氨氯地平属于

A. 血管紧张素受体阻断药

B. β 受体阻断药

C. 钙通道阻滞药

D. 血管紧张素转换酶抑制药

E. α_1 受体阻断药

33. 伤寒的主要传播途径是

A. 飞沫传播

B. 消化道传播

C. 直接接触传播

D. 虫媒传播

E. 血液传播

34. 急性病毒性心肌炎患者的最重要的护理措施是

A. 保证患者充分休息和营养

B. 保证蛋白质的供给

C. 给予易消化的饮食

D. 给予多种维生素

E. 严格记录每日出入液量

35. 关于心绞痛发作时的处理方法，不妥的是

A. 立即就地休息

B. 立即舌下含服硝酸甘油

C. 疼痛不缓解可以每 30 分钟重复服用硝酸甘油 1 次

D. 可间隔含服 3 次硝酸甘油

E. 连续含服 3 次硝酸甘油后胸痛不缓解，应立即要救护车送医院救治

36. 伤寒最严重的并发症是

A. 肠出血

B. 肠穿孔
C. 中毒性肝炎
D. 中毒性心肌炎
E. 中毒性脑病

37. 关于支气管哮喘的临床表现特征，下列哪项不妥
A. 为发作性疾病，可自行或用药缓解
B. 典型发作属呼气性呼吸困难
C. 发作时伴哮鸣音
D. 常在午间发作或加重
E. 每次发作，可历时数小时至数天

38. β_2 受体激动药治疗哮喘时首选的给药方式为
A. 口服
B. 吸入
C. 静脉滴注
D. 肌内注射
E. 直肠给药

39. 一氧化碳中毒后出现频繁抽搐者首选药物是
A. 脱水药
B. 利尿药
C. 冬眠药
D. 地西泮
E. 三磷腺苷

40. 当前防治哮喘最有效的药物是
A. β_2 受体激动药
B. 糖皮质激素
C. 茶碱类
D. 抗胆碱药
E. 炎症细胞膜稳定药

41. 左心衰竭最严重的表现是
A. 端坐呼吸
B. 咯血
C. 劳力性呼吸困难
D. 夜间阵发性呼吸困难
E. 急性肺水肿

42. 肺炎患儿发生严重腹胀，肠鸣音消失是因为
A. 高钾血症
B. 中毒性肠麻痹
C. 休克
D. 败血症
E. 疝形成

43. 急性肾炎潜伏期一般为
A. 1~3 天
B. 1~3 月
C. 1~3 小时
D. 1~3 周
E. 1~3 年

44. 流行性出血热少尿期多出现在病程的
A. 第 2~4 日
B. 第 1~3 日
C. 第 4~6 日
D. 第 5~8 日
E. 第 7~10 日

45. 流行性出血热低血压休克期多出现在病程的
A. 第 2~4 日
B. 第 1~3 日
C. 第 4~6 日
D. 第 4~8 日
E. 第 5~8 日

46. 对于伤寒患者，为减轻其腹胀，下列做法错误的是
A. 停食牛奶及糖类食物

B. 补充钾盐
C. 肛管排气
D. 松节油腹部热敷
E. 给予新斯的明，以促进肠蠕动

47. 流行性出血热临床各期的发展过程是
A. 发热期、少尿期、多尿期、低血压休克期、恢复期
B. 发热期、少尿期、低血压休克期、多尿期、恢复期
C. 发热期、低血压休克期、少尿期、多尿期、恢复期
D. 发热期、低血压休克期、多尿期、少尿期、恢复期
E. 发热期、多尿期、低血压休克期、少尿期、恢复期

48. 下列方法中，能将甲型肝炎病毒（HAV）彻底杀灭的是
A. 60℃ 4 小时
B. 100℃ 5 分钟
C. 20%乙醇 3 分钟
D. 70%乙醇 3 分钟
E. 100℃3 分钟

【A2 型题】

49. 患者，男性，75 岁。患慢性肺源性心脏病入院，近日出现腹水，下肢水肿，尿少。其饮食护理正确的是
A. 钠盐摄入每天低于 3 克
B. 水分摄入每天低于 2500 毫升
C. 低纤维素，易消化饮食
D. 输入足够的热量，以碳水化合物为主
E. 可摄入高糖食物

50. 患者，男性，20 岁。发热 2 周，伴皮肤出血，胸骨下段压痛（+），脾肋下 1.5cm。血常规：Hb 80g/ L，白细胞 20×10^9/L，血小板 35×10^9/L。最可能的诊断是
A. 再生障碍性贫血
B. 阵发性睡眠性血红蛋白尿
C. 急性白血病
D. 脾功能亢进
E. 巨幼细胞贫血

51. 患者，女性，27 岁。因近 1 个月怕热，多汗，情绪激动，腹泻，心悸，门诊就诊。查体：甲状腺肿大，双手微颤。实验室检查：T 36.2nmol/L，甲状腺素（T_4）254nmol/L。不属于护理诊断范畴的是
A. 自我形象紊乱
B. 营养失调
C. 知识缺乏
D. 焦虑
E. 甲状腺肿大

52. 患者，男性，50 岁。发热，咳嗽，胸痛，呼吸急促。可疑急性脓胸。最有确诊意义的是
A. 胸痛
B. 肋间饱满
C. 呼吸音减弱
D. 胸片示大片阴影
E. 胸穿抽出脓液

53. 患者，男性，28 岁。因“发热、食欲缺乏 5 天”而入院，听说自己被确诊为伤寒后，感到很迷惑，不知是怎么得的，会不会很严重，要怎样才能尽快恢复。护士在对患者进行解释时，下列说

法错误的是

A. 感染后可获得持久的免疫力

B. 主要是通过进食被伤寒沙门菌污染的食物或水而感染

C. 体温正常后方可解除隔离

D. 目前患者正处于病程的极期

E. 若饮食不当，容易诱发肠出血和肠穿孔

54. 三度房室传导阻滞，心室率为 35 次/分的患者，根本的治疗方法是

A. 安装心脏起搏器

B. 行射频消融术

C. 胺碘酮

D. 阿托品

E. 异丙肾上腺素

55. 患者，女性，72 岁。因呼吸困难半个月，加重 2 天入院。入院后患者不能平卧，咳嗽，咳白色泡沫痰，并常于夜间突然憋醒，坐起后稍缓解。护士应给予该患者的吸氧方式为

A. 2~4L/min 低流量间断吸氧

B. 2~4L/min 低流量持续吸氧

C. 4~6L/min 中等流量持续吸氧

D. 4~6L/min 中等流量间断吸氧

E. 6~8L/min 高流量间断吸氧

56. 患者，男性，30 岁。因使用燃煤发生一氧化碳中毒。该患者吸入 3 个大气压的纯氧时，由碳氧血红蛋白（HbCO）释放出 CO 半量的时间为

A. 6 小时

B. 4 小时

C. 2 小时

D. 30~40 分钟

E. 20 分钟

57. 某护士夜间巡视病区，发现某急性白血病患者突然出现烦躁不安、呕吐、颈项强直，护士应立即采取的应对措施不妥的是

A. 予以吸氧

B. 给予头戴冰帽

C. 立即通知医生

D. 建立静脉通道

E. 置其安静仰卧位，头不可偏向一侧

58. 患者，男性，50 岁。患有消化性溃疡，近期感冒引起上呼吸道感染。对于患有消化性溃疡的上呼吸道感染患者，应禁用

A. 感冒清热冲剂

B. 阿司匹林

C. 氯苯那敏

D. 金刚烷胺

E. 吗啉胍

59. 患者，男性，50 岁。因过量服用地高辛中毒。与血浆蛋白结合率较高的药物所致的中毒，促进已吸收药物排出的有效方法是

A. 腹膜透析

B. 血液透析

C. 血液灌流

D. 吸氧

E. 利尿

60. 患者，男性，55 岁。患胃溃疡 10 年。下面关于胃溃疡的叙述不正确的是

A. 可见于任何年龄，青少年居多

B. 慢性病程

C. 周期性发作

D. 节律性上腹痛

E. 春秋季节易发作，容易复发

【A3/A4 型题】

（61~64 题共用题干）

患者，男性，28 岁。因外出春游出现咳嗽、咳白黏痰伴喘息 1 天入院。查体：体温 36.5℃，脉搏 90 次/分，呼吸 28 次/分，血压 120/80mmHg，在肺部可闻及广泛哮鸣音，既往有哮喘史。

61. 该患者最可能的诊断是
    A. 肺炎
    B. 支气管扩张症
    C. 支气管哮喘
    D. 肺源性心脏病
    E. 左心功能不全

62. 该患者哮喘发作最可能的诱因是
    A. 花粉
    B. 尘螨
    C. 动物毛屑
    D. 病毒感染
    E. 精神因素

63. 患者进一步表现为发绀明显、端坐呼吸、大汗淋漓，24 小时经一般解痉治疗后症状无缓解，判断患者为
    A. 混合性哮喘
    B. 内源性哮喘
    C. 重症哮喘
    D. 左心衰竭
    E. 右心衰竭

64. 对该患者采取的护理措施不妥的是
    A. 每日饮水量应在 2000ml 以上
    B. 在病室内摆放鲜花
    C. 遵医嘱给予祛痰药
    D. 遵医嘱给予糖皮质激素
    E. 给予低流量持续吸氧

（65~68 题共用题干）

患者，女性，28 岁。月经不规律。咳嗽 2 个月，干咳为主，有午后低热。胸部 X 片示右上肺淡片状阴影。为进行诊断，进行了结核菌素试验。

65. 关于结核菌素试验结果的判断，下列哪项是正确的
    A. 硬结直径≤5mm 为阳性
    B. 硬结直径≥5mm 为阳性
    C. 硬结直径≤10mm 为阳性
    D. 硬结直径≥10mm 为阳性
    E. 局部有水疱为阳性

66. 患者今上午突然咯鲜血 400ml，该患者目前危及生命的护理问题是
    A. 气体交换受损
    B. 营养失调
    C. 知识缺乏
    D. 潜在并发症：窒息
    E. 潜在并发症：休克

67. 首要的抢救措施是
    A. 高流量吸氧
    B. 输血
    C. 清理呼吸道，保持呼吸道通畅
    D. 给予镇静药
    E. 使用止血药

68. 一般情况下，大咯血时首选的药物是
    A. 可待因
    B. 普萘洛尔
    C. 酚磺乙胺
    D. 垂体后叶激素
    E. 氨基已酸

（69～72 题共用题干）

患者，女性，32 岁。5 天前出现发热、乏力、恶心、食欲缺乏。查巩膜轻度黄染，肝肋下 1cm，质软，谷丙转氨酶 760U/L，总胆红素 54μmol/L。考虑该患者为“病毒性肝炎”。

69. 下列检查中，对进一步明确诊断意义最大的是
   A. 腹部 B 超
   B. 肝功能检查
   C. 肝炎病毒标志物检测
   D. 凝血功能检查
   E. 血培养

70. 该患者目前最主要的治疗措施是
   A. 卧床休息
   B. 保肝药物治疗
   C. 抗病毒治疗
   D. 补充维生素
   E. 免疫治疗

71. 入院后查甲型肝炎病毒 IgM 抗体检测（+），乙肝五项检查中，乙型肝炎病毒表面抗体检测（+），余均为（－）。对于该检查结果的解释，正确的是
   A. 既往曾经感染过甲型病毒性肝炎
   B. 目前感染的是甲型病毒性肝炎
   C. 目前感染的是乙型病毒性肝炎
   D. 可除外甲型、乙型病毒性肝炎感染
   E. 为乙型肝炎病毒携带者

72. 对于一直由其照顾的 5 岁的儿子，恰当的措施是
   A. 不需采取任何措施
   B. 注射乙肝疫苗
   C. 检疫 45 天
   D. 检疫 45 天，并注射丙种球蛋白
   E. 注射高价特异性免疫球蛋白

（73～76 题共用题干）

患者，男性，52 岁。近半年来常于劳累后感疲乏，伴劳力性呼吸困难和发作性心前区闷痛，休息后稍好转。外院诊断为“心律失常：二度Ⅱ型房室传导阻滞”，治疗情况不详。半天前，患者在超市购物时突然发生晕厥，伴抽搐。体格检查：心率 30 次/分，血压 85/55mmHg。急诊以“晕厥待查”收入院。

73. 引起该患者发生晕厥的原因是
   A. 严重房室传导阻滞
   B. 急性心肌梗死
   C. 休克
   D. 心功能不全
   E. 低血压

74. 二度Ⅱ型房室传导阻滞心电图的特点是
   A. PR 间期大于 0.20 秒，无 QRS 波群脱落
   B. PR 间期逐渐延长，直至 QRS 波群脱落
   C. PR 间期固定且正常，有间断性的 QRS 波群脱落
   D. PR 间期固定且延长，有间断性的 QRS 波群脱落
   E. PR 间期固定，可正常亦可延长，有间断性的 QRS 波群脱落

75. 护士对该患者的病情观察项目不必需的是
   A. 是否乏力，胸闷有无好转
   B. 神志变化
   C. 生命体征

D. 全身皮肤黏膜的完整性

E. 心律和心率的变化

76. 对于该患者的治疗，应尽早给予

A. 持续低流量吸氧

B. 高流量吸氧

C. 人工心脏起搏器治疗

D. 异丙肾上腺素静脉注射

E. 阿托品静脉注射

（77~80 题共用题干）

患者，男性，68 岁。风湿性心脏病（风心病）二尖瓣狭窄 10 余年。3 天前受凉后出现咳嗽，咳黄色黏痰，伴发热，体温最高为 38.3℃，伴胸闷、心悸、气短，上 5 层楼梯需中间休息 5 分钟，自服感冒药后未见改善，急诊以“风湿性心脏瓣膜病、心力衰竭、肺部感染”收入院。

77. 引起该患者发生心力衰竭的基本病因是

A. 原发性的心肌损害

B. 继发性心肌代谢障碍

C. 心室后负荷过重

D. 心室舒张充盈受限

E. 心室前负荷过重

78. 导致患者发生心力衰竭的主要诱因是

A. 肺部感染

B. 心律失常

C. 过度劳累

D. 气候变化

E. 用药不当

79. 患者目前的心功能分级属于

A. 心功能Ⅰ级

B. 心功能Ⅱ级

C. 心功能Ⅲ级

D. 心功能Ⅳ级

E. 心功能Ⅴ级

80. 护士应给予该患者的吸氧方式是

A. 持续低流量吸氧

B. 间断低流量吸氧

C. 高流量吸氧

D. 低流量 20%乙醇湿化吸氧

E. 高流量 20%乙醇湿化吸氧

（81~84 题共用题干）

患者，男性，73 岁。因食管癌入院手术治疗。身高 1.75m，体重 50kg，HR 85 次/分，R 18 次/分。既往吸烟 50 年，有家族史，平时喜食腌制食品。

81. 食管癌典型的临床表现是

A. 胸骨后烧灼感

B. 胸骨后异物感

C. 食欲缺乏、呕吐

D. 消瘦、贫血

E. 进行性吞咽困难

82. 食管癌的好发部位是

A. 食管颈段

B. 食管上段

C. 食管中段

D. 食管下段

E. 食管腹段

83. 此患者术前最重要的护理诊断是

A. 知识缺乏

B. 低效性呼吸型态

C. 有外伤的危险

D. 有皮肤完整性受损的危险

E. 营养失调：低于机体需要量

84. 此患者出院后 1 个月又出现吞咽不畅，可能的原因是

A. 反流性食管炎

B. 幽门梗阻

C. 肠梗阻

D. 吻合口狭窄

E. 吻合口溃疡

（85~88 题共用题干）

患者，女性，35 岁。咳嗽 1 周，近 2 日咯血数次，每次咯血量不等，最多一次达 300ml。查体：左侧肺上部呼吸音减弱，患者精神紧张。

85. 该患者目前最主要的护理诊断是

A. 气体交换受损

B. 清理呼吸道无效

C. 有窒息的危险

D. 体液过多

E. 焦虑

86. 该患者突然出现咯血不畅，表情恐怖，张口瞪目，两手乱抓，大汗淋漓，进而意识突然丧失。护士应首先考虑患者发生了

A. 休克

B. 窒息

C. 左心衰竭

D. 呼吸衰竭

E. 哮喘发作

87. 这时护士应首先采取的措施为

A. 立即给予患者头高足低位

B. 迅速用负压机械吸引出血块

C. 判断患者意识障碍程度

D. 给予高流量吸氧

E. 遵医嘱给予呼吸兴奋药

88. 经治疗患者咯血停止，下列护理措施不妥的是

A. 暂禁食

B. 保持排便通畅

C. 告诉患者避免剧烈咳嗽

D. 多活动，利于康复

E. 监测生命体征

【B 型题】

（89~90 题共用备选答案）

A. 喉炎

B. 肺炎

C. 肺不张

D. 脑膜脑炎

E. 急性肾小球肾炎

89. 麻疹最常见的并发症是

90. 流行性腮腺炎可以引起的并发症是

（91~92 题共用备选答案）

A. 3~5 分钟

B. 10 分钟至 2 小时

C. 2~6 小时

D. 6~12 小时

E. 12 小时以上

91. 误服有机磷农药中毒者，出现症状的时间一般是接触后

92. 通过皮肤接触有机磷农药导致中毒者，出现症状的时间一般是接触后

（93~94 题共用备选答案）

A. 鼠疫

B. 肺结核

C. 细菌性痢疾

D. 流行性脑脊髓膜炎

E. 流行性感冒

93. 法定传染病中，属于甲类传染病的是

94. 法定传染病中，属于丙类传染病的是

（95~96 题共用备选答案）

A. 空气枕

B. 面具脸

C. 口齿不清

D. 用筷困难

E. 静止性震颤

95. 帕金森症肌张力增高的表现是

96. 精神分裂症患者紧张性木僵的表现是

（97~98 题共用备选答案）

A. 60℃，4 小时

B. 60℃，2 小时

C. 100℃，10 分钟

D. 100℃，5 分钟

E. 100℃，3 分钟

97. 灭活甲型肝炎病毒的最低温度条件是

98. 灭活乙型肝炎病毒的最低温度条件是

（99~100 题共用备选答案）

A. 麻疹

B. 水痘

C. 百日咳

D. 猩红热

E. 流行性腮腺炎

99. 首选青霉素的是

100. 首选红霉素的是

参考答案

专业实践能力［内科护理学亚专业］ 优选卷一

【A1 型题】

1. D 2. B 3. A 4. E 5. B 6. E
7. E 8. C 9. E 10. E 11. C 12. A
13. C 14. A 15. D 16. D 17. E
18. D 19. C 20. C 21. A 22. A
23. D 24. D 25. D 26. D 27. A
28. B 29. C 30. C 31. B 32. C
33. B 34. A 35. C 36. B 37. D
38. B 39. D 40. B 41. E 42. B
43. D 44. D 45. C 46. E 47. C
48. B

【A2 型题】

49. A 50. C 51. C 52. E 53. C
54. A 55. B 56. E 57. E 58. B
59. C 60. A

【A3/A4 型题】

61. C 62. A 63. C 64. B 65. D
66. D 67. C 68. D 69. C 70. A
71. B 72. D 73. A 74. E 75. D
76. C 77. D 78. A 79. B 80. A
81. E 82. C 83. E 84. D 85. C
86. B 87. B 88. D

【B 型题】

89. B 90. D 91. B 92. C 93. A
94. E 95. B 96. A 97. D 98. C
99. D 100. C

解 析

扫码查看
相关内容

参考答案

专业实践能力 [内科护理学专业] 仿真卷一

【A1 型题】

[illegible]

【A2 型题】

[illegible]

【A3/A4 型题】

[illegible]

【B 型题】

[illegible]

解 析

协和护考

全国护理学中级（主管护师）资格考试优选卷

专业实践能力
［护理学亚专业］
优选卷（二）

中国协和医科大学出版社
北　京

专业实践能力［护理学亚专业］
优选卷（二）

【A1 型题】

1. 子宫黏膜下肌瘤最常见的临床表现是
   A. 下腹包块
   B. 痛经
   C. 月经量增多
   D. 白带过多
   E. 月经周期延长
2. 下列关于心–肺吸氧运动试验的说法，不正确的是
   A. 是在运动状态下测定患者对运动的耐受量
   B. 更能说明心脏的功能状态
   C. 本试验适用于所有慢性心衰患者
   D. 心功能正常时 $VO_2max>2$
   E. 心功能正常时无氧阈值>14ml/（min·kg）
3. 下面有关食管胃底静脉曲张破裂出血患者的饮食护理不妥的是
   A. 出血期间应禁食
   B. 止血后即可渐进高热量、高蛋白饮食
   C. 避免粗糙、坚硬食物
   D. 避免刺激性食物
   E. 应细嚼慢咽
4. 三腔双囊管压迫止血适应于
   A. 食管胃底静脉曲张破裂出血
   B. 急性出血性糜烂性胃炎
   C. 胃癌引起的上消化道出血
   D. 消化性溃疡并发出血
   E. 食管癌溃烂所致出血
5. 支气管哮喘发作时常出现
   A. 进行性呼吸困难
   B. 吸气性呼吸困难
   C. 呼气性呼吸困难
   D. 夜间阵发性呼吸困难
   E. 混合性呼吸困难
6. 对于无症状人类免疫缺陷病毒（HIV）携带者进行免疫学检查的建议是
   A. 每 3 个月检查 1 次
   B. 每 6 个月检查 1 次
   C. 每年检查 1 次
   D. 每 3~6 个月检查 1 次
   E. 每 6~12 个月检查 1 次
7. 白血病化学治疗期间口服别嘌醇的目的是
   A. 抑制尿素合成
   B. 加强化学治疗药物的疗效
   C. 抑制尿酸合成
   D. 加强尿酸的排泄
   E. 加强尿素的排泄
8. 病毒性心肌炎患儿在急性期应至少卧床休息至热退后
   A. 1~2 周
   B. 2~3 周
   C. 3~4 周
   D. 4~5 周
   E. 5~6 周

9. 法洛四联症患儿要注意保证其充足的液体供应，其目的是

A. 防止电解质紊乱
B. 防止休克
C. 防止血栓栓塞
D. 防止心力衰竭
E. 防止肾衰竭

10. 服用抗酸药宜在

A. 餐前
B. 餐后 1 小时及睡前服用 1 次
C. 2 餐之间
D. 每日清晨 1 次
E. 进餐时与食物同服

11. 护士对心肌梗死后患者活动的指导不正确的是

A. 病后前 3 天绝对卧床休息，可进行腹式呼吸、擦脸、关节被动运动
B. 病后第 4 天起可进行关节主动运动，坐位洗漱、进餐，床上静坐，床边使用坐便器
C. 病后第 2 周可坐椅子上就餐、洗漱，病室内行走，室外走廊散步等
D. 病后第 3 周可在帮助下洗澡、上厕所，试着上下一层楼梯
E. 若运动时心率增加超过 10 次/分，则应退回到前一运动水平

12. 在精液常规检查中，下列指标不正常的是

A. 精液 pH 为 7.8~8.7
B. 精液量为 2~6ml
C. 精液液化时间为 30 分钟内
D. 精子数>8000 万/毫升
E. 活动数>50%

13. 白血病患者处于粒细胞缺乏状态是指

A. 粒细胞计数低于 0.1×10^9/L
B. 粒细胞计数低于 0.3×10^9/L
C. 粒细胞计数低于 0.5×10^9/L
D. 粒细胞计数低于 0.8×10^9/L
E. 粒细胞计数低于 1×10^9/L

14. 对高血压脑出血患者急性期处理的最重要的环节是

A. 立即使用止血药
B. 用抗生素，防止继发感染
C. 立即使血压下降至正常以下，防止再出血
D. 脱水，降低颅内压
E. 用镇静药，防止癫痫发作

15. 处理甲状腺危象时，迅速减少甲状腺激素合成并抑制外周组织中甲状腺素（T_4）转化为三碘甲腺原氨酸（T_3），应首选

A. 丙硫氧嘧啶
B. 甲巯咪唑
C. 碘化钠
D. 卢戈碘液
E. 糖皮质激素

16. 进行子宫输卵管造影术的禁忌证是

A. 不孕症者
B. 阴道炎治疗期
C. 疑有输卵管阻塞者
D. 评价输卵管成形术效果
E. 输卵管轻度粘连者

17. 绒毛膜癌脑转移患者行腰椎穿刺（腰穿）放脑脊液治疗时，下列护理措施中错误的是

A. 腰穿 4 小时后可下地活动

B. 腰穿前要协助患者取侧卧位，背齐床边，手抱双膝
C. 颅内压高的患者要先进行降颅内压治疗再行腰穿
D. 放脑脊液的速度不可过快
E. 治疗后要注意观察患者有无头痛等症状

18. 为促进胎儿肺成熟，可在终止妊娠前用
A. 吸氧
B. 左侧卧位
C. 10%葡萄糖 500ml 加维生素 C 2g 静脉滴注
D. 1∶2000 缩宫素静脉滴注
E. 肾上腺皮质激素

19. 脑室引流术后患者引流管护理方法不妥的是
A. 引流管开口高于侧脑室平面 15cm
B. 妥善固定引流管
C. 每日引流量不超过 500ml
D. 定时用无菌生理盐水冲洗
E. 观察并记录引流液的量、性状

20. 瘢痕性幽门梗阻患者的术前准备中最重要的护理措施是
A. 心理护理
B. 备皮
C. 补碱性药
D. 每晚温盐水洗胃
E. 备血、皮肤试验

21. 急腹症非手术治疗的患者改用手术处理的指征不包括
A. 怀疑消化道穿孔
B. 有明显内出血表现
C. 出现休克表现
D. 腹膜刺激征明显
E. 腹痛反复发作 4 小时以上

22. 为保证颅脑损伤深昏迷患者呼吸道通畅，最可靠的措施是
A. 及时吸痰
B. 气管切开
C. 气管插管
D. 用舌钳牵舌
E. 放置口咽通气道

23. 下列属于慢性盆腔炎表现的是
A. 黄素化囊肿
B. 输卵管卵巢囊肿
C. 成熟畸胎瘤
D. 卵巢子宫内膜异位症
E. 卵泡囊肿

24. 术后疼痛对于患者的影响不包括
A. 肺通气功能增加，二氧化碳排出过多
B. 血压升高，心动过速
C. 胃肠道蠕动能力下降
D. 免疫系统受到抑制
E. 产生不良情绪

25. 胃十二指肠溃疡急性大出血的主要临床表现是
A. 突发上腹部剧烈疼痛
B. 呕血、黑便
C. 肠鸣音消失
D. 腹膜刺激征
E. 呕吐宿食

26. 下肢牵引时抬高床尾的主要目的是
A. 设置对抗力量
B. 减轻患肢疼痛
C. 促进患肢血液循环

D. 便于观察肢端情况

E. 使患者感到舒适

27. 大咯血患者发生窒息时，首要的护理措施是

A. 维持气道通畅

B. 输血

C. 吸氧

D. 安慰患者

E. 补液

28. 高钾血症患者出现心律失常时，首先应给予

A. 5%$NaHCO_3$ 溶液

B. 5%葡萄糖加胰岛素

C. 10%葡萄糖酸钙

D. 高渗盐水

E. 透析治疗

29. 腹腔中最容易损伤的脏器是

A. 胃

B. 肝

C. 脾

D. 肾

E. 小肠

30. 关于老年性阴道炎的临床表现，下列说法错误的是

A. 阴道分泌物增多

B. 可出现血样脓性白带

C. 外阴瘙痒

D. 阴道黏膜菲薄充血

E. 阴道黏膜上可见白色膜状物

31. 门静脉高压症患者脾切除术 2 周后应定期检查

A. 生命体征

B. 腹部体征

C. 肝肾功能

D. 凝血时间

E. 血小板计数

32. 通过中心静脉途径进行肠外营养支持的患者，估计其接受营养支持的时间至少应为

A. 1 周

B. 2 周

C. 3 周

D. 4 周

E. 5 周

33. 下列关于排痰的措施，不妥的是

A. 多饮水以利于痰液稀释

B. 痰多且无力咳痰者应以祛痰为主

C. 咳嗽反射减弱或消失的患者应给予机械吸痰

D. 为了增强患者的耐受能力，体位引流应在餐后半小时内进行

E. 勤翻身拍背可促进排痰

34. 为了减少呼吸道分泌物，吸入性麻醉前应给患者使用

A. 地西泮

B. 吗啡

C. 哌替啶

D. 阿托品

E. 苯巴比妥钠

35. 患者呼吸骤停后，最简单且有效地建立人工呼吸的方法是

A. 麻醉机

B. 人工呼吸机

C. 气管插管呼吸

D. 简易气囊呼吸器

E. 口对口人工呼吸

36. 手术区铺盖无菌巾与无菌单的正确方法是
  A. 无菌巾先铺相对不洁区或操作者的对侧
  B. 无菌巾铺下后不可由内向外再移动
  C. 开腹手术的术野区至少铺单2层
  D. 无菌单下垂手术台边缘至少10cm
  E. 术中无菌巾、单湿透时，应撤去重铺
37. 对冻伤患者进行温水复温时，水温应保持在
  A. 25~27℃
  B. 28~32℃
  C. 33~37℃
  D. 38~42℃
  E. 43~45℃
38. 有关孕期检查的四步触诊法，下列错误的是
  A. 可以了解子宫的大小、胎先露、胎方位
  B. 第一步是双手置于宫底部了解宫底高度，并判断是胎头还是胎臀
  C. 第二步是双手分别置于腹部两侧，辨别胎背及胎肢的方向
  D. 第三步是双手置于耻骨联合上方，判断先露部为头还是臀
  E. 第四步是双手向骨盆入口方向插入，进一步检查先露部，并确定入盆程度
39. 因咳嗽、喘息发作，支气管哮喘收住院，医生给予氨茶碱静脉滴注，此时宜监测
  A. 药物副作用
  B. 心率
  C. 血压
  D. 血药浓度
  E. 动脉血气分析
40. 以下情况应优先处理的是
  A. 休克
  B. 止血
  C. 窒息
  D. 骨折
  E. 颅脑损伤
41. 有关激素替代疗法的陈述，错误的是
  A. 用药剂量要个体化
  B. 用药期间出现乳房胀痛，可以继续用药
  C. 注意观察血压变化情况
  D. 用药期间出现子宫不规则出血者，应行诊断性刮宫
  E. 服药后出现头痛者，应停药观察
42. 肾上腺皮质激素禁止用于
  A. 水痘患儿
  B. 变态反应性疾病患儿
  C. 血液病患儿
  D. 重症感染患儿
  E. 肾病患儿
43. 营养不良时患儿皮下脂肪消失的顺序为
  A. 腹部、面部、躯干、臀部、四肢
  B. 腹部、躯干、臀部、四肢、面部
  C. 四肢、躯干、臀部、腹部、面部
  D. 面部、腹部、躯干、四肢、臀部
  E. 躯干、四肢、面部、臀部、腹部
44. 下列有关胸外心脏按压的叙述错误的是
  A. 平卧，背部垫硬板
  B. 每按压30次做2次口对口呼气

C. 按压次数每分钟50~60次

D. 按压时双肘伸直

E. 按压深度为5~6cm

【A2型题】

45. 患者，女性，23岁。2个月前因感冒，咽喉疼痛，用青霉素治疗，症状好转，不久，患者又出现咽痛伴有全身肌肉酸痛，鼻梁两侧出现红斑，双膝关节疼痛，行走困难，口腔内有一溃疡，入院后诊断为系统性红斑狼疮。其首选的治疗药物是

A. 青霉素

B. 雷公藤

C. 吲哚美辛

D. 环磷酰胺

E. 糖皮质激素

46. 患者，女性，62岁。肺癌晚期，患者情绪稳定，平静，配合治疗。此患者处于

A. 否认阶段

B. 愤怒阶段

C. 协议阶段

D. 抑郁阶段

E. 接受阶段

47. 患者，女性，42岁。反复尿频，尿急，尿痛8年，清洁中段尿培养菌落数大于10^5个/毫升，经系统抗炎治疗效果不明显。最有价值的诊疗措施是

A. 久病体弱，应大力给予支持治疗以提高抵抗力

B. 卧床休息

C. 中西医结合治疗，以加强疗效

D. 寻找并去除导致发病的易感因素，尤其是解除尿路梗阻

E. 可能合并肾结核应同时进行试验性抗结核治疗

48. 某孕妇，孕前基础血压为100/60mmHg。宫内孕28周时出现水肿，34周查体：BP 150/110mmHg，水肿达足踝部，24小时尿蛋白定量4.5g，无头痛、视物模糊等自觉症状。最可能的诊断是

A. 轻度妊娠高血压

B. 中度妊娠高血压

C. 先兆子痫

D. 妊娠合并慢性肾炎

E. 原发性高血压合并妊娠

49. 一名患有Rh血型不合溶血的新生儿，出现嗜睡、尖声哭叫、肌张力下降等症状，查血胆红素上升至342μmol/L。该患儿有可能发生

A. 颅内出血

B. 呼吸衰竭

C. 胆红素脑病

D. 新生儿化脓性脑膜炎

E. 低血糖

50. 某医院实验室发现抗HIV抗体阳性的血制品，下列处理错误的是

A. 储存过污染血制品的冰箱应用乙醇擦拭

B. 血制品应焚烧处理

C. 冰箱内解冻后的冰水需用含氯消毒剂作用30分钟后再排放

D. 作用于冰水的消毒剂应含有效氯100mg/L

E. 含氯消毒剂与冰水按1∶1的比例混合

51. 患者，男性，40岁。因患乙型病毒性肝炎住院治疗。下列处理措施错误的是
A. 病室的地板门窗用含有效氯1000～2000mg/L的消毒剂擦拭
B. 被褥用含氯消毒剂浸泡30分钟
C. 工作人员接触患者前后应用0.5%氯己定醇等消毒剂涂擦双手和皮肤
D. 患者的血液不慎洒在地上，应就地用含氯消毒剂消毒后再做清洁处理
E. 被污染的医疗用具用含有效氯500mg/L的消毒剂浸泡消毒

52. 某产妇26岁，孕1产0，孕41周，宫口开大4～5cm时，胎心率110次/分，胎儿电子监测示“晚期减速”，胎儿头皮血pH 7.2。最恰当的处理是
A. 静脉滴注缩宫素加速产程
B. 产妇左侧卧位，等待自然分娩
C. 立即剖宫产
D. 面罩吸氧提高胎儿血氧浓度
E. 待宫口开全，阴道助产缩短第二产程

53. 患者，男性，34岁。2天前被汽车撞伤左上腹，当时腹痛伴局部压痛。今日上厕所时突然晕倒，面色苍白，脉细速。可能是
A. 肝破裂
B. 肠穿孔
C. 胆囊穿孔
D. 肾破裂
E. 脾破裂

54. 某50岁妇女普查时发现子宫增大如6周妊娠大小，B超检查确诊为子宫肌瘤。最好的处理方案是
A. 子宫次全切
B. 子宫全切
C. 定期复查
D. 雌激素治疗
E. 孕激素治疗

55. 患者，男性，50岁。诊断为原发性肝癌6个月。以下有关肝动脉插管化学治疗的患者护理叙述不正确的是
A. 严格无菌操作
B. 注药后用肝素液冲洗导管
C. 若出现发热，应使用抗生素
D. 定期局部换药
E. 剧烈腹痛时应警惕其他部位动脉栓塞及胆囊坏死等并发症

56. 患者，男性，55岁。由于车祸发生股骨颈骨折，手术复位后需要进行牵引。牵引患者护理措施正确的是
A. 下肢牵引时应抬高床头
B. 牵引针孔的血痂应及时清除
C. 患肢上方覆盖被子以保暖
D. 肢体纵轴应与牵引力线平行
E. 牵引物应着地，以免过度牵引

57. 患者，男性，50岁。由于车祸发生休克。反映休克患者组织灌流量最简单而有效的指标是
A. 血压
B. 脉搏
C. 尿量
D. 皮肤色泽
E. 中心静脉压

58. 患者，男性，50岁。患支气管扩张症10年，最近病情加重，需要体位引流。

应用体位引流时，护士应该根据受侵的部位安置患者体位。患者需引流左上叶尖段，此时应指示患者

A. 向左侧卧位，在枕上稍向前方

B. 仰卧，枕垫放在髋部下

C. 向右侧卧位，枕垫放在髋部下，头部充分伸展

D. 坐在椅子上，靠向右侧

E. 坐在椅子上，背靠枕垫

59. 患者，男性，55 岁。由于车祸发生心搏呼吸骤停。为心搏呼吸骤停的患者行心肺复苏时首先应

A. 胸外心脏按压

B. 心内注射

C. 心前区叩击

D. 清理呼吸道

E. 口对口人工呼吸

60. 患者，男性，50 岁。由于车祸发生休克。医师怀疑是内脏破裂。空腔脏器破裂主要的临床表现是

A. 急性内出血

B. 急性腹膜炎

C. 急性肠梗阻

D. 创伤性休克

E. 感染中毒性休克

【A3/A4 型题】

(61~63 题共用题干)

某老年男性，发现右侧腹股沟可复性肿物 3 年。8 小时前，用力咳嗽后突感疝块明显增大，腹痛剧烈，伴呕吐、发热、全身不适。查体：右腹股沟及阴囊可触及肿块，张力高，明显触痛。全腹有压痛、肌紧张。白细胞计数 12×10^9/L，目前准备急诊手术治疗。

61. 该患者的临床诊断为

A. 腹股沟直疝，嵌顿性疝

B. 腹股沟斜疝，嵌顿性疝

C. 腹股沟直疝，绞窄性疝

D. 腹股沟斜疝，绞窄性疝

E. 股疝，绞窄性疝

62. 下列术前护理措施中，不正确的是

A. 禁饮食

B. 备皮

C. 排空膀胱

D. 灌肠

E. 给麻醉前药物

63. 下列术后护理措施中，不正确的是

A. 仰卧位

B. 术后 6 小时开始进流食

C. 用“丁”字带托起阴囊

D. 及时处理尿潴留

E. 鼓励患者早期下床活动

(64~66 题共用题干)

患者，女性，58 岁。既往高血压史 10 年。为某大学教授，最近 2 个月一直在为学生答辩而忙碌。昨晚伏案工作时，突然晕倒，患者立即将之送至医院。急诊查体：患者呈昏迷状态，瞳孔缩小，颈软，左侧肢体偏瘫，并出现大小便失禁。立即行 CT、检查，发现右侧基底节区有边界清楚的高密度影。

64. 患者血压 200/110mmHg，呼吸 25 次/分，心率 110 次/分，目前应该采取的首要的治疗措施是

A. 积极降血压至 140/90mmHg 以下

B. 应用甘露醇脱水降颅内压

C. 应用止血药，阻止脑内继续出血

D. 应用抗生素预防感染

E. 鼻饲补充营养，保证机体需要

65. 以下护理问题中，目前对该患者最重要的是

A. 有受伤的危险

B. 有体液不足的危险

C. 有感染的危险

D. 语言沟通障碍

E. 自理缺陷

66. 护士在观察病情过程中，发现患者突然出现一侧瞳孔散大，呼吸不规则，提示患者有出现哪种并发症的危险

A. 癫痫发作

B. 消化道出血

C. 脑疝

D. 弥散性血管内凝血（DIC）

E. 呼吸衰竭

（67～69 题共用题干）

患者，男性，33 岁。左小腿被锈铁钉刺伤一段时间后出现乏力、头痛、打哈欠，继而有张口困难、蹙眉和苦笑面容等表现，全身肌肉阵发性痉挛，但神志一直清醒，诊断为破伤风。

67. 对于已经发生破伤风者，治疗的中心环节是

A. 控制痉挛

B. 彻底清创

C. 应用抗生素

D. 中和游离毒素

E. 维持水电平衡

68. 痉挛严重发作时，应特别注意观察患者是否发生了

A. 脱水

B. 窒息

C. 心力衰竭

D. 肌肉损伤

E. 呼吸性酸中毒

69. 对该患者护理措施正确的是

A. 让家属经常探视

B. 病室阳光充足，经常开窗通风

C. 伤口敷料使用后高压灭菌

D. 避免各种护理操作集中进行

E. 各项操作在注射镇静药后进行

（70～72 题共用题干）

患者，男性，25 岁。饭后出现急性上腹痛 2 小时，恶心，无呕吐，来急诊就诊。查体发现右下腹麦克伯尼点（麦氏点）固定压痛，结肠充气试验阳性。

70. 该患者最可能的诊断是

A. 急性阑尾炎

B. 急性胃炎

C. 胃溃疡

D. 急性胆囊炎

E. 急性胰腺炎

71. 目前主要的护理措施是

A. 禁食

B. 胃肠减压

C. 半卧位

D. 休息

E. 药物镇痛

72. 针对该患者最有效的治疗方法是

A. 应用抗生素

B. 补液

C. 阑尾切除术

D. 应用解痉药镇痛

E. 注射吗啡

(73~75 题共用题干)

患者，女性，46 岁。患风湿性心脏病(风心病)，二尖瓣狭窄 10 余年，近 1 周来出现劳累后胸闷，心悸，休息后稍缓解，近 2 日来稍有体力活动即感呼吸困难，伴咳嗽、咳痰，昨日夜间睡眠中忽然因胸闷憋醒，今晨急诊入院。查体：P 68 次/分，HR 98 次/分，BP 105/75 mmHg，R 18 次/分，双颧绀红，端坐位，听诊心尖部可闻及局限、不传导的低调的隆隆样舒张中晚期杂音。

73. 入院后超声心动图检查二尖瓣口面积为 1.0cm^2，该患者二尖瓣狭窄的程度是

A. 正常下限

B. 轻度狭窄

C. 轻中度狭窄

D. 中度狭窄

E. 重度狭窄

74. 明确和量化诊断二尖瓣狭窄的最可靠方法是

A. X 线检查

B. 心电图

C. 超声心动图检查

D. 介入检查

E. 主动脉造影

75. 为明确患者左心房是否存在附壁血栓应采取的检查是

A. 二维超声心动图

B. 食管超声

C. 彩色多普勒血流显像

D. M 型超声心动图

E. 放射性核素心室造影

(76~78 题共用题干)

患者，女性，35 岁。因“心悸、乏力伴怕热、多汗 2 个月”就诊。查体：体温 37.5℃，脉搏 100 次/分，血压 140/90 mmHg，消瘦，甲状腺弥漫性、对称性Ⅱ度肿大，质软，随吞咽上下活动，伴有震颤，并可闻及血管杂音。

76. 患者的基础代谢率是

A. +20%

B. +29%

C. +30%

D. +39%

E. +50%

77. 下列哪项检查结果不支持格雷夫斯(Graves)病的诊断

A. 总 T_3、T_4 水平增高

B. 游离 T_3、T_4 水平增高

C. 促甲状腺激素(TSH)水平增高

D. 促甲状腺激素受体抗体(TRAb)阳性

E. 促甲状腺激素受体刺激性坑体(TSAb)阳性

78. 患者服用甲硫氧嘧啶治疗治疗 1 个月后，出现高热、咽痛，应首先复查

A. 总 T_3、T_4 水平

B. 游离 T_3、T_4 水平

C. 肝功能

D. 血常规

E. 尿常规

(79~81 题共用题干)

患者，男性，58 岁。胸痛、痰中带血丝 3 个月余。胸部 X 线片示右肺上叶有一不规则肿块阴影。既往有结核病史。拟诊肺癌。

79. 为明确诊断最重要的检查是

A. CT

B. MRI

C. 痰细胞学检查

D. 纤维支气管镜

E. 癌相关抗原检查

80. 入院后1周在全身麻醉下行右上肺叶切除术，术后第1天患者最适宜的体位是

A. 仰卧位

B. 左侧卧位

C. 右侧卧位

D. 头低足高卧位

E. 半卧位

81. 术后24小时内最常见的并发症是

A. 肺炎

B. 肺不张

C. 出血

D. 心脏并发症

E. 支气管胸膜瘘

(82~84题共用题干)

患者，男性，25岁。因车祸撞伤腹部，诉腹痛难忍，伴恶心、呕吐。X线腹透，见膈下游离气体。拟诊为胃肠道外伤性穿孔。

82. 有确定性诊断意义的表现是

A. 腹膜刺激征

B. 肠鸣音消失

C. 腹腔穿刺抽出混浊液体

D. 白细胞计数增多

E. 感染中毒症状

83. 该患者的处理不正确的是

A. 禁食、输液

B. 胃肠减压

C. 应用大剂量抗菌药物

D. 给予吗啡镇痛

E. 尽快术前准备

84. 可减少腹腔毒素的吸收体位是

A. 仰卧位

B. 侧卧位

C. 俯卧位

D. 半卧位

E. 头低足高位

(85~87题共用题干)

某三甲医院2017年6月共收治住院患者2500人，其中有200人新发医院感染，新感染例次数为250次。同期共有375人存在医院感染。新发医院感染中，50人发生术后切口感染。同期住院患者中共有800人接受了外科手术。

85. 这所医院在2017年6月的医院感染患病率约为

A. 5%

B. 8%

C. 10%

D. 15%

E. 20%

86. 这所医院在2017年6月的术后切口感染发生率约为

A. 2%

B. 5%

C. 6%

D. 8%

E. 10%

87. 经过感染监测实查，发现6月漏报新发感染人数50人，漏报率及实际医院感染发生率分别为

A. 15%，8%

B. 15%，10%

C. 15%，15%

D. 20%，10%

E. 20%，15%

【B 型题】

（88~89 题共用备选答案）

A. 腹股沟直疝

B. 腹股沟斜疝

C. 切口疝

D. 脐疝

E. 股疝

88. 多见于中年妇女的腹外疝是

89. 多见于婴儿的腹外疝是

（90~91 题共用备选答案）

A. 肾挫伤

B. 肾部分裂伤，裂口通向肾包膜

C. 肾部分裂伤，裂口通向肾盂、肾盏

D. 肾全层裂伤

E. 肾蒂断裂

90. 显微镜下血尿见于

91. 以肉眼血尿为主见于

（92~93 题共用备选答案）

A. 胰岛素绝对不足

B. 胰岛素相对不足以及靶细胞对胰岛素敏感性降低

C. 突然大量甲状腺素释放入血

D. 甲状腺激素分泌及合成不足或周围组织对甲状腺激素缺乏反应

E. 皮质醇分泌增多

92. 甲状腺功能亢进症（甲亢）危象的发生是由于

93. 1 型糖尿病的发病是由于

（94~95 题共用备选答案）

A. 无全身症状

B. 无关节畸形

C. 多系统脏器损害

D. 关节畸形

E. 乏力、发热、体重减轻

94. 类风湿关节炎患者最重要的临床表现是

95. 系统性红斑狼疮（SLE）除关节炎外，最重要的临床表现是

（96~97 题共用备选答案）

A. 痛风

B. 风湿性关节炎

C. 类风湿关节炎

D. 骨关节炎

E. SLE

96. 关节多次发炎但多无破坏和畸形见于

97. 关节多次发炎且引起畸形见于

（98~100 题共用备选答案）

A. 烈日暴晒或强烈热辐射作用于头部，引起脑组织充血、水肿

B. 大量出汗后口渴，而饮水过多，引起脑组织水肿

C. 大量出汗后口渴，而饮水过多，盐分补充不足，感觉四肢无力

D. 大量出汗导致失水、失钠，血容量不足而致周围循环衰竭

E. 高温下大量出汗仍不足以散热或体温调节功能障碍出汗减少致汗闭

98. 热射病是由于

99. 日射病是由于

100. 热痉挛是由于

参考答案

专业实践能力［护理学亚专业］ 优选卷二

【A1 型题】

1. C 2. C 3. B 4. A 5. C 6. D
7. C 8. C 9. C 10. B 11. E 12. A
13. C 14. D 15. A 16. B 17. A
18. E 19. D 20. D 21. E 22. B
23. B 24. A 25. B 26. A 27. A
28. C 29. C 30. E 31. E 32. B
33. D 34. D 35. E 36. A 37. D
38. D 39. D 40. C 41. B 42. A
43. B 44. C

【A2 型题】

45. E 46. C 47. D 48. B 49. C
50. D 51. E 52. C 53. E 54. C
55. C 56. D 57. C 58. D 59. D
60. B

【A3/A4 型题】

61. D 62. D 63. E 64. B 65. E
66. C 67. A 68. B 69. E 70. A
71. A 72. C 73. E 74. C 75. B
76. D 77. C 78. D 79. D 80. E
81. C 82. C 83. D 84. D 85. D
86. C 87. D

【B 型题】

88. E 89. D 90. A 91. C 92. C
93. A 94. D 95. C 96. B 97. C
98. E 99. A 100. C

解 析

扫码查看
相关内容

协和护考

全国护理学中级（主管护师）资格考试优选卷

专业实践能力
[护理学亚专业]
优选卷（一）

中国协和医科大学出版社
北 京

专业实践能力［护理学亚专业］
优选卷（一）

【A1 型题】

1. 下列对一氧化碳中毒患者的护理措施，不正确的是
   A. 定时监测生命体征和意识状态
   B. 鼻导管给予高浓度吸氧
   C. 高热者物理降温
   D. 昏迷患者注意保持呼吸道通畅
   E. 昏迷的患者清醒后停止给氧，以防氧中毒
2. 下列符合佝偻病初期主要临床表现的是
   A. 方颅
   B. 肋骨串珠
   C. 枕秃
   D. 前囟闭合延迟
   E. 颅骨软化
3. 先兆临产的特点是
   A. 不规律的子宫收缩
   B. 宫颈口开全
   C. 胎盘娩出
   D. 规律子宫收缩
   E. 腹痛
4. 化学治疗前需要准确测量患者体重的原因是
   A. 精确计算输入量
   B. 精确计算患者的营养需要量
   C. 精确计算补液量
   D. 精确计算药物剂量
   E. 确定化学治疗的效果
5. 长期肠外营养的患者置管的部位是
   A. 手部静脉
   B. 足部静脉
   C. 股静脉
   D. 上腔静脉
   E. 下腔静脉
6. 口服铁剂的最佳时间是
   A. 餐前
   B. 餐时
   C. 餐后
   D. 两餐之间
   E. 随意
7. 外阴阴道假丝酵母菌病患者，外阴阴道可见
   A. 白色膜状物
   B. 小阴唇及阴道粘连
   C. 黄色水样分泌物
   D. 散在红色斑点
   E. 边缘有不规则凸起的溃疡
8. 关于腹泻患儿的饮食管理，不正确的是
   A. 轻型腹泻患儿暂停辅食
   B. 重型腹泻应禁食，至症状减轻
   C. 母乳喂养儿继续喂哺母乳，暂停辅食
   D. 有双糖酶缺乏的患儿，由牛乳改为豆制代乳品或发酵乳
   E. 腹泻停止后给予营养丰富的饮食，每

天加餐1次，共2周

9. 代谢性酸中毒患者最常伴随的电解质改变是

A. 低钾血症

B. 低钠血症

C. 高钠血症

D. 高钾血症

E. 高钙血症

10. 新生儿败血症出生后感染的主要途径是

A. 口腔黏膜

B. 呼吸道

C. 脐部和皮肤

D. 泌尿道

E. 消化道

11. 可以引起新生儿高胆红素血症的药物是

A. 维生素 K_3

B. 水合氯醛

C. 异丙嗪

D. 氯霉素

E. 吗啡

12. 关于胎盘早剥，下列叙述正确的是

A. 孕妇贫血程度与阴道出血量成正比

B. 以无诱因、无痛性反复阴道流血为特点

C. 是妊娠早期的一种严重出血性并发症

D. 重型胎盘早剥孕妇的子宫硬如板状，有压痛

E. 确诊后可选择期待疗法或终止妊娠

13. 尿瘘修补术后患者，留置导尿管的时间为

A. 2~3天

B. 4~5天

C. 6~7天

D. 10~14天

E. 15~18天

14. 为改善呼吸道分泌物黏稠所致的缺氧症状最好采取

A. 鼻导管间歇给氧

B. 氧气罩给氧

C. 气管插管给氧

D. 正压给氧

E. 超声雾化给氧

15. 过敏性紫癜临床表现中最常见的类型是

A. 肾型

B. 关节型

C. 单纯型

D. 腹型

E. 混合型

16. 预防流行性出血热最关键的措施是

A. 防鼠、灭鼠

B. 防螨、灭螨

C. 加强个人防护

D. 疫苗接种

E. 加强食品卫生

17. 对于儿童的疼痛，常用的评定方法是

A. 口述分级评分法

B. 行为疼痛评分法

C. 数字评分法

D. 面部表情测量法

E. 视觉模拟评分法

18. 下肢深静脉血栓患者最主要的治疗方法是

A. 抗凝疗法

B. 卧床休息

C. 穿弹力袜或弹力绷带

D. 溶栓疗法

E. 手术取栓

19. 开放性损伤患者常规应注射破伤风抗毒素的剂量为

A. 300U

B. 500U

C. 800U

D. 1000U

E. 1500U

20. 能够用于判断甲状腺功能亢进症（甲亢）病情严重程度和治疗效果的重要标志是

A. 突眼程度

B. 甲状腺大小

C. 脉率、脉压

D. 情绪是否稳定

E. 体重是否增加

21. 骨盆骨折合并尿道损伤和休克时，处理顺序应是

A. 骨盆牵引固定、处理尿道损伤、抗休克

B. 骨盆牵引固定、抗休克、处理尿道损伤

C. 抗休克、处理尿道损伤、骨盆牵引固定

D. 抗休克、骨盆牵引固定、处理尿道损伤

E. 处理尿道损伤、骨盆牵引固定、抗休克

22. 有关青春期保健的内容，不包括

A. 开展青春期卫生宣传

B. 开展青春期常见病的防治

C. 传授女性生殖器官解剖和生理相关知识

D. 进行婚前检查教育

E. 进行有关性知识教育

23. 慢性脓胸胸廓成形术患者术后应重点观察

A. 体温

B. 呼吸

C. 心率

D. 血压

E. 引流情况

24. 胃大部切除后，最早易出现的并发症是

A. 吻合口瘘

B. 倾倒综合征

C. 胃出血

D. 低血糖综合征

E. 十二指肠残端破裂

25. 请用阿普加（Apgar）评分法，评定以下新生儿为多少分：新生儿出生后，四肢青紫，吸痰器清理呼吸道时患儿有恶心表现，四肢稍屈，心率 90 次/分，呼吸浅、慢、不规则

A. 0 分

B. 2 分

C. 4 分

D. 6 分

E. 8 分

26. 绝经后补充雌激素可以预防骨质疏松的理由是

A. 减少骨吸收

B. 刺激骨形成增加

C. 使体重增加，从而增加骨密度

D. 增进食欲，促进钙的吸收

E. 改善睡眠状况，促进钙的吸收

27. 护理坏死性小肠结肠炎患儿时宜采取的体位是

A. 仰卧位

B. 俯卧位

C. 侧卧位或半卧位

D. 坐位

E. 膝胸位

28. 诊断甲状腺功能减退症最敏感的指标是

A. 三碘甲腺原氨酸（T_3）降低

B. 甲状腺素（T_4）降低

C. 促甲状腺激素（TSH）增高

D. 甲状腺摄碘率低于正常

E. 促甲状腺激素受体抗体（TRAb）阳性

29. 孕妇和乳母每天要比正常成人增加的碘的摄入量是

A. 10μg

B. 50μg

C. 100μg

D. 500μg

E. 1000μg

30. 乳腺炎脓肿形成后，正确的处理是

A. 必须有波动时再切开引流

B. 乳晕下脓肿应做轮辐状切口

C. 多房脓肿应做多个切口

D. 乳房后脓肿应反复穿刺抽脓

E. 可在脓肿最低点做对口引流

31. M型超声显示二尖瓣前叶活动曲线呈“城墙样改变”为下列哪种瓣膜病变的典型特征

A. 二尖瓣狭窄

B. 二尖瓣关闭不全

C. 主动脉瓣狭窄

D. 主动脉瓣关闭不全

E. 肺动脉瓣狭窄

32. 麻醉前给患者注射哌替啶的目的是

A. 抑制呼吸

B. 提高痛阈

C. 松弛肌肉

D. 抑制呼吸道分泌物

E. 预防迷走神经兴奋

33. 肝叶切除术后避免过早活动的目的是

A. 保存体力

B. 减少能量消耗

C. 利于肝细胞再生

D. 利于有效引流

E. 避免肝断面出血

34. 肝昏迷患者发生便秘时，灌肠时应禁用

A. 生理盐水

B. 肥皂水

C. 新霉素液

D. 弱酸性溶液

E. 液状石蜡

35. 可以帮助外伤性截瘫患者建立自律性膀胱的护理措施是

A. 多饮水

B. 每3天更换1次导尿管

C. 必要时膀胱冲洗

D. 定时变换体位，抬高床头

E. 持续导尿2周后改为定时开放导

尿管

36. 在肿瘤高发地区进行普查属于肿瘤的
A. 初级预防
B. 一级预防
C. 二级预防
D. 三级预防
E. 四级预防

37. 溃疡病幽门梗阻患者的主要临床表现是
A. 腹胀
B. 食欲缺乏
C. 营养不良
D. 阵发性腹痛
E. 呕吐大量宿食

38. 急性白血病患者发生贫血的最主要原因是
A. 红细胞寿命缩短
B. 造血原料不足
C. 骨髓增生低下
D. 正常红细胞生成减少
E. 大量出血

39. 对于梅毒患者的处理错误的是
A. 首选青霉素
B. 性伴侣应同时治疗
C. 治疗期间避免性生活
D. 早期足量用药
E. 治疗后随访时间为 1 年

40. 提示急性腹膜炎患者病情恶化的重要指标是
A. 脉率快而体温下降
B. 肠鸣音减弱
C. 严重板状腹
D. 腹部压痛明显
E. 出现腹膜刺激征

41. 急性淋病的治疗，首选治疗药物是
A. 红霉素+链霉素
B. 头孢曲松钠+红霉素
C. 庆大霉素+甲硝唑
D. 阿米卡星
E. 青霉素+四环素

42. 高压蒸汽灭菌一般需要
A. 20 分钟
B. 30 分钟
C. 40 分钟
D. 50 分钟
E. 60 分钟

43. 下列关于机械吸引，错误的是
A. 适用于意识不清或排痰困难者
B. 可经口、鼻或人工气道进行负压吸引
C. 每次吸引时间不超过 15 分钟
D. 两次抽吸间隔时间大于 3 分钟
E. 吸痰前、后应提高吸入氧浓度

44. 产褥期异常的临床表现是
A. 产后 12 小时，体温 37.8℃
B. 产后 2 天，下腹阵痛
C. 产后 4 天，双侧乳房胀痛明显
D. 产后 3 天，仍为血性恶露
E. 产后 15 天，宫底于耻骨联合上一指可及

45. 产妇在产后第 1 天的生命体征变化为
A. 体温↑、脉搏↑、呼吸↑、血压↑
B. 体温↑、脉搏↓、呼吸↓、血压正常
C. 体温↓、脉搏↓、呼吸↓、血压

正常

D. 体温↓、脉搏↑、呼吸↑、血压↑

E. 体温↑、脉搏↑、呼吸↓、血压↓

46. 下列关于腹膜透析患者的饮食护理，不当的是

A. 蛋白质摄入量为 0.6~0.8g/(kg·d)，50%以上为优质蛋白

B. 能量供应为 125.5kJ/(kg·d)

C. 脂肪占供能的 30%~40%

D. 钠的摄入量为 1.0~2.5g/d

E. 注意补充锌、铁、多种维生素等

【A2 型题】

47. 患者，男性，67 岁。诊断为短暂性脑缺血发作，有糖尿病，高脂血症。护士对其进行健康指导，错误的是

A. 头部转动时，不要太快太猛

B. 进食低脂，高热，高蛋白饮食

C. 多吃水果蔬菜

D. 即使没有症状，也不能独自开车

E. 积极控制糖尿病，高血压

48. 患者，女性，40 岁。排便时突感腿部僵硬，CT 示意脑池内高密度影。对患者不妥的护理措施是

A. 给予心理支持

B. 用力排便以缓解腹部不适

C. 指导患者进行放松训练来缓解疼痛

D. 避免强光和噪声的刺激，保持环境的安静

E. 绝对卧床休息

49. 某社区医院开展妇女健康教育，有人咨询女性肿瘤的发生情况。妇女中最常见的恶性肿瘤是

A. 宫颈癌

B. 乳腺癌

C. 阴道癌

D. 子宫内膜癌

E. 卵巢癌

50. 器械护士刘某，术后对手术金属器械进行去污处理时，下列做法中错误的是

A. 手术结束及时清洗，避免污物干燥

B. 选用弱酸洗涤剂进行清洗

C. 清洗中注意避免污物与身体的直接接触

D. 发现器械上血迹污染较重，因此预先用酶洗涤剂浸泡 2 分钟以上

E. 清洗中避免直接用手对器械尖锐端进行清洗

51. 患者，男性，57 岁。拟行局部麻醉下手部脓肿切开引流术，局部注射适量利多卡因后不久出现面色潮红、恶心、视物模糊、血压上升和烦躁不安等表现。首先应考虑其出现了

A. 过度紧张

B. 高血压危象

C. 低血糖反应

D. 药物过敏反应

E. 局部麻醉药毒性反应

52. 患者，女性，50 岁。胃大部切除术后 2 周，患者进食后约 15 分钟出现上腹饱胀，恶心、呕吐、头晕、心悸、出汗、腹泻等。应考虑并发了

A. 吻合口炎症

B. 吻合口梗阻

C. 倾倒综合征

D. 吻合口破裂

E. 消化道出血

53. 一儿童头部不慎被玻璃割破，出血量较多，压迫止血后 24 小时来医院急诊就诊，伤口长 3cm，边缘整齐。处理方法应为

A. 冲洗后直接缝合

B. 清创后一期缝合

C. 清创后不予缝合

D. 清创后延期缝合

E. 清创后定期换药

54. 患者，男性，35 岁。既往有溃疡病史。近 2 周来常感上腹部不适，4 小时前突发上腹部剧烈疼痛，伴有恶心、呕吐。查体：腹部压痛，肌紧张，肝浊音界缩小。X 线检查可见膈下游离气体。最可能的诊断是

A. 急性肠梗阻

B. 胆道结石

C. 急性胰腺炎

D. 溃疡穿孔

E. 肾结石

55. 某患儿，肠套叠 10 小时，主要的处理措施是

A. 胃肠减压

B. 禁食

C. 空气灌肠复位

D. 手法复位

E. 手术复位

56. 患者，男性，55 岁。患缺铁性贫血半年，服药治疗。缺铁性贫血患者服用铁剂治疗后，出现黑便的原因是

A. 引起肠黏膜破溃出血

B. 引起上消化道出血

C. 腐蚀肠壁血管引起出血

D. 铁剂在肠道细菌作用下生成硫化铁所致

E. 腐蚀胃血管引起出血

57. 患者，女性，50 岁。患有系统性红斑狼疮（SLE）10 年。对 SLE 患者的健康教育内容中不妥的是

A. 常需终身治疗

B. 定期复查血、尿

C. 外出时尽量避免日光照射

D. 少去公共场所，防止感染

E. 妊娠对病情无影响

58. 患者，男性，55 岁。干农活时候有机磷中毒。护士为有机磷中毒患者注射碘解磷定时患者出现了暂时性呼吸抑制，其原因是

A. 剂量过大

B. 注射速度过快

C. 药物浓度过高

D. 药物的副作用

E. 药物中毒

59. 患者，男性，60 岁。怀疑脑血管堵塞。下列关于脑血管造影术后护理及观察要点的描述，错误的是

A. 观察穿刺部位有无渗血或血肿

B. 股动脉穿刺者观察足背动脉的搏动情况

C. 定时测量血压和脉搏

D. 股动脉穿刺点应用沙袋压迫止血 2~4 小时

E. 术后24小时多饮水，以促进造影剂排泄

60. 患者，女性，30岁。妊娠9个月，胎膜已破。分娩第一产程的护理，错误的是
A. 鼓励产妇少量多次进食
B. 指导产妇每隔2~4小时自排尿1次
C. 应监测T、P、R、BP，10分钟1次
D. 胎头未入盆，子宫收缩不紧，可在室内活动
E. 每隔1小时在子宫收缩间歇期听胎心

【A3/A4型题】

（61~63题共用题干）

患者，男性，55岁。患“胃炎”25年。突然出现腹部剧烈疼痛并迅速波及全腹。查体：腹式呼吸减弱，腹肌紧张，全腹压痛及反跳痛阳性，尤以上腹部为重，X线检查示膈下游离气体，拟诊为胃十二指肠穿孔。

61. 该患者的处理不正确的是
A. 禁食、输液
B. 胃肠减压
C. 大剂量抗生素
D. 给予吗啡镇痛
E. 完善术前准备

62. 可减少腹腔毒素吸收的体位是
A. 仰卧位
B. 半卧位
C. 俯卧位
D. 左侧卧位
E. 右侧卧位

63. 患者术后留置胃肠减压，提示可以拔除胃管的指征是
A. 体温正常
B. 管腔阻塞
C. 肛门排气
D. 食欲增强
E. 肠鸣音恢复

（64~66题共用题干）

患者，女性，20岁。近1个半月干咳伴有低热，自觉乏力。听诊右上锁骨下区有固定的湿性啰音，怀疑其患肺结核。

64. 为进一步确诊，最重要的检查是
A. 胸部CT检查
B. 纤维支气管镜检查
C. 支气管碘油造影
D. 痰菌检查
E. 痰细胞学检查

65. 如患者已确诊，下列护理措施中哪项不妥
A. 给高热量、高维生素、高蛋白饮食
B. 室内空气新鲜，阳光充足
C. 向患者做有关疾病知识的宣教
D. 及时做好消毒隔离
E. 鼓励患者多做体育锻炼，增强抗病能力

66. 患者在治疗过程中，判断结核化学治疗效果，最重要的指标是
A. 结核菌素试验结果转阴
B. 体温恢复正常，体重增加
C. 红细胞沉降率（ESR）恢复正常
D. 痰结核分枝杆菌转阴
E. 病灶吸收好转

（67~69题共用题干）

患者，女性，69岁。跌倒后造成左股

骨颈骨折，行走困难，被收入院。

67. 若 X 线片显示其远端骨折线与两髂嵴连线的夹角为 60°，说明此骨折属于
A. 股骨头下型骨折
B. 经股骨颈骨折
C. 股骨颈基底骨折
D. 内收型骨折
E. 外展型骨折

68. 患者受伤的原因为
A. 直接暴力
B. 间接暴力
C. 肌肉牵拉
D. 骨骼劳损
E. 病理性骨折

69. 该患者此时患肢的表现是
A. 外展缩短畸形
B. 内收缩短畸形
C. 外展外旋畸形
D. 内收内旋畸形
E. 无明显畸形，尚可行走

（70~72 题共用题干）

患者，男性，70 岁。因间歇、全程肉眼血尿 1 周，发作性腰腹部绞痛入院。静脉尿路造影示右肾部分充盈缺损。

70. 首先考虑的诊断是
A. 阴性结石
B. 肾盂癌
C. 肾结核
D. 急性肾盂肾炎
E. 肾癌

71. 下列最能明确诊断的检查是
A. 血尿酶
B. 尿液找癌细胞
C. 输尿管肾镜+活体组织检查（活检）
D. 膀胱镜检查
E. CT 检查

72. 应首先采取的治疗方法为
A. 肾切开取石
B. 止血、观察
C. 肾切除
D. 局部切除
E. 根治性肾切除

（73~75 题共用题干）

患者，男性，25 岁。因腰部被刺后伤口待续溢出淡红色液体，血压 100/70mmHg 脉搏 100 次/分。随后出现休克症状，左上腹有压痛，但无肌紧张和反跳痛。

73. 该患者最可能的损伤部位是
A. 左下肺
B. 脾脏
C. 降结肠
D. 左输尿管
E. 左肾

74. 目前应采取的处理原则是
A. 手术探查
B. 择期手术
C. 卧床观察
D. 药物治疗
E. 随访

75. 下一步主要的治疗措施是
A. 立即行修补和清创
B. 先行动脉造影
C. 血、尿常规
D. 行静脉尿路造影

E. 镇痛

（76~78 题共用题干）

患者，女性，18 岁。突然剧烈头痛、伴呕吐。查体：颈项强直，克尼格征（+），布鲁津斯基征（+），体温 37.0℃。CT 示双侧裂池及纵裂池内等密度影。

76. 首先应考虑

A. 脑炎

B. 脑膜炎

C. 蛛网膜下腔出血

D. 脑肿瘤

E. 脑脓肿

77. 若需由静脉补充水分，每日补液量不宜超过

A. 1000ml

B. 1500ml

C. 2000ml

D. 2500ml

E. 3000ml

78. 患者每日尿量必须保证超过

A. 400ml

B. 600ml

C. 800ml

D. 1000ml

E. 1500ml

（79~81 题共用题干）

患者，女性，66 岁。不慎跌倒时以手掌撑地，造成右手柯莱斯（Colles）骨折。

79. 该患者患处的典型表现是

A. 方肩畸形

B. 肘后三角关系失常

C. 旋前、屈腕、尺偏位

D. 搭肩试验阳性

E. 侧面观“枪刺刀”畸形

80. 手法复位纠正该畸形时，应将骨折远端

A. 向手背侧挤压

B. 向手掌侧挤压

C. 向手臂尺侧挤压

D. 向手臂桡侧挤压

E. 轻柔旋转复位

81. 护士应指导该患者在石膏绷带固定期间禁止进行

A. 手指活动

B. 腕关节活动

C. 肘关节屈伸

D. 肩关节旋转

E. 散步

（82~84 题共用题干）

患者，女性，32 岁。车祸造成颈椎骨折和颈髓损伤。现双上肢迟缓性瘫痪，双下肢痉挛性瘫痪，躯干和四肢感觉消失。

82. 若患者接受颅骨牵引治疗，牵引期间的护理措施中正确的是

A. 翻身时应有专人托扶头部

B. 定时取下牵引锤，让患者休息

C. 为给患肢保暖，可在牵引装置上盖被子

D. 嘱患者根据颈部感觉自行调节牵引重量

E. 骨牵引针孔处若有血痂应及时清除

83. 对该患者受伤后 2 周内的泌尿系统护理措施可采用

A. 自行排尿

B. 间歇导尿

C. 持续开放导尿

D. 出现尿潴留时插导尿管

E. 导尿管每4~6小时开放1次

84. 对该患者受伤2周后的泌尿系统护理措施是

A. 自行排尿

B. 间歇导尿

C. 持续开放导尿

D. 出现尿潴留时插导尿管

E. 导尿管每4~6小时开放1次

（85~87题共用题干）

患者，男性，25岁。在工作中右手中指和示指被机器压断。

85. 此时的急救措施中正确的是

A. 将机器倒转，拉出断指

B. 止血带扎紧断指近端不能放松

C. 现场即应用干净清水冲洗断指

D. 保存时断指直接放入冰块中

E. 无菌敷料包裹断指后放入清洁塑料袋内，再放入带冰块的容器中

86. 断指运送到医院后，处理措施中正确的是

A. 用肝素盐水灌注断指

B. 冲洗后内用无菌干纱布，外用湿纱布将断指包好

C. 包好的断指应保存于冰水中

D. 断指应放入冰箱冷冻保存

E. 两断指可装在同一袋中保存

87. 该患者在接受断指再植术后，护理措施正确的是

A. 患肢平放

B. 静脉注射抗生素

C. 术后6周开始，锻炼以促进神经功能恢复和瘢痕软化为主

D. 术后2~3周卧床制动

E. 患者可与其他感染患者合住一个房间

【B型题】

（88~89题共用备选答案）

A. 优先原则

B. 自律原则

C. 善行原则

D. 无害原则

E. 公正原则

88. 强制研究对象参与研究，违反了

89. 在学术交流中无意中泄露了研究对象的身份，违反了

（90~91题共用备选答案）

A. 周边区

B. 中央区

C. 移行区

D. 周边区和中央区

E. 周边区和移行区

90. 前列腺癌最常发生的区域是

91. 前列腺增生发生的主要部位是

（92~94题共用备选答案）

A. 尿道完全断裂

B. 尿道全层裂伤

C. 尿道球部损伤

D. 尿道膜部损伤

E. 尿道前列腺部损伤

92. 骑跨伤多会造成

93. 骨盆骨折易造成

94. 能通畅留置导尿，一般不是

（95~97 题共用备选答案）

A. 中心性发绀

B. 周围性发绀

C. 混合性发绀

D. 血管性晕厥

E. 阿-斯综合征

95. 肺水肿患者体循环毛细血管中去氧血红蛋白增多可出现

96. 充血性心力衰竭的患者的发绀可为

97. 缩窄性心包炎患者肺泡毛细血管血液中的氧气在组织中过多消耗引起

（98~100 题共用备选答案）

A. 用大量雌激素止血后人工周期3个月

B. 孕、雄激素合并疗法减少月经量并调整月经周期

C. 用合成孕激素配合适量的雌激素口服

D. 孕激素长期应用

E. 于月经期前 8~12 天，肌内注射黄体酮 10~20mg 共 5 天

98. 治疗青春期功能失调性子宫出血（功血）

99. 治疗育龄期功血妇女月经周期过短

100. 治疗绝经过渡期功血

参考答案

专业实践能力［护理学亚专业］ 优选卷一

【A1 型题】

1. E　2. C　3. A　4. D　5. D　6. D

7. A　8. B　9. D　10. C　11. A　12. D

13. D　14. E　15. C　16. A　17. D

18. A　19. E　20. C　21. C　22. D

23. B　24. C　25. D　26. A　27. C

28. C　29. B　30. E　31. A　32. B

33. E　34. B　35. E　36. C　37. E

38. D　39. E　40. A　41. B　42. B

43. C　44. E　45. B　46. A

【A2 型题】

47. B　48. B　49. B　50. B　51. E

52. C　53. B　54. D　55. C　56. D

57. E　58. B　59. D　60. C

【A3/A4 型题】

61. D　62. B　63. C　64. D　65. E

66. D　67. D　68. B　69. B　70. E

71. C　72. E　73. E　74. A　75. A

76. C　77. C　78. B　79. D　80. C

81. B　82. A　83. C　84. E　85. E

86. A　87. C

【B 型题】

88. B　89. D　90. A　91. C　92. C

93. D　94. A　95. A　96. C　97. B

98. A　99. C　100. B

解　析

扫码查看

相关内容

协和护考

全国护理学中级（主管护师）资格考试优选卷

专业知识

［社区护理学亚专业］

优选卷（二）

中国协和医科大学出版社

北　京

专业知识［社区护理学亚专业］
优选卷（二）

【A1 型题】

1. 敌敌畏中毒洗胃时，高锰酸钾的浓度为
   A. 1∶500
   B. 1∶1000
   C. 1∶2000
   D. 1∶1500
   E. 1∶30 000
2. 人类结核病的最主要的致病菌是
   A. 人型结核分枝杆菌
   B. 牛型结核分枝杆菌
   C. 鼠型结核分枝杆菌
   D. 非洲型结核分枝杆菌
   E. 非结核分枝杆菌
3. 下列有关严重急性呼吸综合征预防的叙述，不正确的是
   A. 按甲类传染病进行隔离治疗和管理
   B. 对于密切接触者，要隔离观察 1 周
   C. 治疗患者体温正常 1 周后可考虑出院
   D. 目前尚无效果肯定的预防药物
   E. 医院应建立发热门诊
4. 严重急性呼吸综合征最主要的传播途径是
   A. 飞沫传播
   B. 接触传播
   C. 血液传播
   D. 消化道传播
   E. 果子狸等野生动物传播
5. 构成社区的最基本要素是
   A. 人群和地域
   B. 生活服务设施
   C. 文化背景及生活方式
   D. 生活制度
   E. 管理机构
6. 某社区制定高血压干预规划，提出干预策略，为了实施社区干预，首先对全科医生进行培训，在干预策略中技能培训属于
   A. 环境策略
   B. 政策策略
   C. 社会策略
   D. 组织策略
   E. 健康教育策略
7. 采用准实验研究方法评价健康教育效果时，选择对照点需要遵循的原则中不包括
   A. 社会经济水平相当
   B. 人口主要特征一致
   C. 与实验点不互相影响
   D. 有组织实施调查研究的能力
   E. 有组织实施干预活动的能力
8. “您对工作和家庭感到满意吗？”这种问题不符合问卷设计形式的哪个原则

A. 中性原则

B. 易回答原则

C. 一事一问原则

D. 具体化原则

E. 迂回原则

9. 慢性阻塞性肺气肿最主要的症状是

A. 晨起咳痰量多

B. 慢性咳嗽

C. 逐渐加重的呼吸困难

D. 发作性喘息

E. 常继发肺部感染

10. 以下何种设备不宜在社区卫生服务站设置

A. X线阅片箱

B. 心电图机

C. 快速血糖仪

D. 听诊器

E. 骨折牵引床

11. 社区卫生服务是指以谁为主体的卫生组织或机构所从事的一种社区定向的卫生服务

A. 专科医生

B. 基层卫生机构

C. 药剂师

D. 护理人员

E. 康复医生

12. 对有症状的传染病患者需要采取隔离措施，是因为

A. 能够排出病原体

B. 临床症状严重，有死亡危险

C. 传染病管理办法规定要隔离

D. 可以及时抢救治疗

E. 要保护易感人群

13. 传染病发生流行的条件是

A. 病原体有机会侵袭易感者的机体

B. 必须具备传染源、传播途径

C. 在外界因素的影响下，传染源、传播途径与人群的易感性3个环节互相联系

D. 必须有易感人群的存在

E. 传染源向外界排除病原体

14. 社区卫生服务计划的内容不包括

A. 服务对象的人数

B. 时间安排和经费预算

C. 活动地点和指标

D. 本活动的长期健康效益

E. 质量控制措施

15. 在预防小儿腹泻和脱水的健康教育中，属于患者教育学习的态度目标是

A. 使儿童母亲了解脱水的体征

B. 使儿童母亲了解腹泻的危害

C. 使儿童母亲能识别脱水体征

D. 使儿童母亲了解口服补液的好处

E. 使儿童母亲相信腹泻的孩子需要继续进食

16. 对家庭权力结构的理解，正确的是

A. 没有权力中心的家庭也可完成相应的家庭职能

B. 家庭权力中心不受感情和经济因素的影响

C. 家庭权力结构模式反映了家庭成员相互作用方式

D. 家庭权力结构不随生活周期的改变而改变

E. 家庭权力中心是约定俗成的

17. 家庭资源理解错误的是

A. 家庭资源的缺乏可导致家庭危机

B. 家庭资源仅来源于家庭成员

C. 家庭资源可表现为精神资源

D. 家庭资源可表现为物质资源

E. 家庭资源可分为内、外两种

18. 对家庭所在的社会文化传统“规定”而形成的权威，属于

A. 传统权威型

B. 工具权威型

C. 感情权威型

D. 分享权威型

E. 供养权威型

19. 下列抗结核药不属于杀菌剂的一种是

A. 异烟肼

B. 利福平

C. 链霉素

D. 吡嗪酰胺

E. 乙胺丁醇

20. 下列有关胸前区叩击的次数和高度叙述正确的是

A. 1 次，20~30cm

B. 1 次，30~50cm

C. 2 次，30~50cm

D. 2 次，20~30cm

E. 2 次，15~25cm

21. 下列有关严重急性呼吸综合征流行病学特点的描述正确的是

A. 潜伏期患者的传染性较强

B. 主要通过飞沫传播，接触患者不会引起感染

C. 儿童、老人较多发病，青壮年发病少见

D. 多见于夏秋季节

E. 病后可获得一定程度的免疫力

22. 中毒型痢疾最严重的一种临床类型是

A. 周围循环衰竭型

B. 呼吸衰竭型

C. 典型

D. 非典型

E. 混合型

23. 中毒型痢疾多见于

A. 婴幼儿

B. 新生儿

C. 2~7 岁儿童

D. 8~12 岁学龄期儿童

E. 成年人

24. 有关社区护理管理的描述正确的是

A. 研究社区患者的特点和规律的过程

B. 通过研讨对社区系统进行控制的过程

C. 确保社区护理质量的过程

D. 只为个体提供服务的过程

E. 运用诊断原则的过程

25. 人类免疫缺陷病毒（HIV）主要感染的细胞是

A. 单核细胞

B. B 淋巴细胞

C. 神经胶质细胞

D. $CD4^+T$ 淋巴细胞

E. 骨髓干细胞

26. 抑郁状态的特点是

A. 思维迟缓

B. 情感低落

C. 注意力不集中

D. 生活懒散

E. 言语动作减少

27. 有关社区护理管理的描述正确的

A. 研究社区居民的特点和规律

B. 通过研讨对社区系统进行控制

C. 只为个体提供服务

D. 确保社区护理质量的过程

E. 强调运用诊断原则

28. 下列有关肿瘤流行病学特点的描述，不正确的一项是

A. 在我国，华东以肝癌为主，华南以鼻咽癌为主，东北以胃癌为主

B. 在黑海沿岸、南非和中国华北是世界食管癌的三个高发地区

C. 一般恶性肿瘤，男性比女性高发

D. 我国恶性肿瘤的发生率和死亡率正逐渐下降

E. 通常发生肿瘤的危险性随着年龄的增加而增大

29. 下列与阿尔茨海默病的发生无确切关系的微量元素是

A. 钙

B. 硅

C. 锰

D. 铝

E. 铁

30. 糖尿病的基础治疗包括

A. 口服降糖药治疗

B. 饮食治疗和合适的体育锻炼

C. 胰岛素治疗

D. 胰腺移植

E. 胰岛细胞移植

31. 精神残疾是各类精神疾病持续多长时间以上未能治愈

A. 6 个月

B. 1 个月

C. 1 年

D. 2 年

E. 3 年

32. 我国临终关怀研究中心创立于

A. 北京

B. 天津

C. 重庆

D. 上海

E. 汕头

33. 帕金森病特有的姿势是

A. 蜡样屈曲

B. 不宁腿

C. 弯曲前倾

D. 紧张性木僵

E. 间歇性跛行

34. 下列属于戒断综合征典型症状的是

A. 抑郁

B. 焦虑

C. 震颤性谵妄

D. 静止性震颤

E. 假性延髓麻痹

35. 下列有关有机磷的性状描述不正确的是

A. 易挥发

B. 呈淡黄色

C. 多数为液体

D. 有大蒜样气味

E. 在碱性环境中稳定

36. 精神分裂症急性期最好的治疗方法是

A. 心理治疗

B. 药物治疗

C. 娱乐治疗

D. 工作治疗

E. 心理治疗和药物治疗

37. 良性肿瘤和恶性肿瘤最根本的区别在于

A. 肿块的生长速度

B. 肿块的大小

C. 肿块表面的光滑程度

D. 肿瘤细胞的分化程度

E. 疼痛的程度

38. 不属于社区护理研究方向的是

A. 课程设置

B. 护理干预

C. 护理现象理解

D. 评价药物效果

E. 开发评价工具

39. 下列关于糖尿病病因和发病机制的描述，正确的一项是

A. 环境因素导致胰岛素分泌不足

B. 主要与遗传及免疫因素有关

C. 遗传易感性是主要发病因素

D. 自身免疫反应起主要作用

E. 遗传、自身免疫和环境因素共同参与发病过程

40. 消化性溃疡的主要症状是

A. 反酸、嗳气

B. 恶心、呕吐

C. 腹痛、腹泻

D. 节律性上腹痛

E. 心悸、多汗

41. 消化性溃疡的主要病因是

A. 十二指肠反流

B. 胃酸、胃蛋白酶

C. 幽门螺杆菌

D. 非甾体抗炎药

E. 胃动力异常

42. 下列不属于高血压病的并发症的是

A. 短暂性脑缺血发作

B. 心肌梗死

C. 尿毒症

D. 视网膜动脉狭窄

E. 下肢动脉供血不足

43. 下列关于生与死的描述错误的是

A. “生的意识”是对已知的认识

B. 生与死是表里一体的自然规律

C. “死的意识”是对未知的推测

D. “生的意识”提供了发现自己的机会

E. “死的意识”提供了审视自己的机会

44. 甲型肝炎病毒感染不会引起下列哪一种临床类型的肝炎

A. 急性无黄疸型肝炎

B. 急性黄疸型肝炎

C. 慢性肝炎

D. 急性重型肝炎

E. 淤胆型肝炎

45. 苯二氮䓬类镇静药中毒后的解毒药是

A. 氯解磷定

B. 氟马西尼

C. 亚硝酸钠

D. 纳洛酮

E. 维生素 K

46. 现场首选的止血方法是

A. 加压包扎止血法

B. 包扎止血法

C. 直接压迫止血法

D. 加垫屈肢止血法

E. 止血带止血法

47. 下列禁用2%碳酸氢钠洗胃的是

A. 对硫磷

B. 内吸磷

C. 乐果

D. 美曲膦酯

E. 敌敌畏

48. 下列不属于社区健康教育评价指标的是

A. 人口自然增长率

B. 卫生知识达标率

C. 健康教育覆盖率

D. 卫生知识普及率

E. 卫生保健活动参与率

49. 下列属于甲类传染病的是

A. 鼠疫、炭疽

B. 鼠疫、霍乱

C. 炭疽、登革热

D. 炭疽、霍乱

E. 鼠疫、登革热

【A2 型题】

50. 患者，男性，65 岁。肝癌肝叶切除术后第 1 天，患者感腹痛、心悸、气促、出冷汗，血压 90/60mmHg。首先应考虑为

A. 胆汁性腹膜炎

B. 肠梗阻

C. 肝断面出血

D. 膈下脓肿

E. 阑尾炎

51. 患者，男性，45 岁，电镀工人。工作中突然出现恶心、呕吐、呼吸困难、面色潮红、呼出气体有杏仁味。患者最有可能发生以下哪种中毒

A. 乐果中毒

B. CO 中毒

C. 乙醇中毒

D. 氰化物中毒

E. 毒鼠强中毒

52. 患者，女性，27 岁。因工作一直不顺利，抑郁加重，服大量地西泮企图自杀。选择以下哪种溶液洗胃较好

A. 清水

B. 液状石蜡

C. 3%过氧化氢

D. 3%碳酸氢钠

E. 1∶15 000 高锰酸钾

53. 关于产褥期妇女的临床表现，下列正确的是

A. 产后第 1 日，子宫底稍下降

B. 产后初期产妇呼吸增快

C. 产后宫缩痛多见于初产妇

D. 子宫复旧因授乳而加速

E. 恶露通常持续 1~2 周

54. 某老年男性，腹部手术后第 7 天，剧烈咳嗽后切口全层裂开，肠管脱出。紧急处理措施为

A. 戴无菌手套后将脱出肠管推回腹腔

B. 用干净棉垫覆盖切口

C. 用无菌湿盐水纱布覆盖切口

D. 让患者立即采取仰卧位

E. 带患者去找医生给予处理

55. 某产妇，产后 2~3 周寒战，下肢肿胀，疼痛，皮肤发白。最可能的疾病是

A. 子宫内膜炎

B. 下肢血栓性静脉炎

C. 盆腔结缔组织炎

D. 盆腔腹膜炎

E. 关节炎

56. 患者，男性，20 岁。曾有酮症酸中毒病史。血糖波动大，体重下降，极度消瘦。下列合适的治疗方法是

A. 饮食疗法+运动疗法

B. 饮食疗法+胰岛素治疗

C. 饮食疗法+α-葡萄糖苷酶抑制药

D. 饮食疗法+胰岛素增敏药

E. 饮食疗法+非磺脲类胰岛素促泌药

57. 某患者诉："我看到周围整个世界，天空、墙壁、地板、树木颜色都是灰色的……"，以上症状是

A. 色盲

B. 幻视

C. 意志倒错

D. 情感淡漠

E. 认知扭曲

58. 某三甲医院的一位医师准备手术。穿好无菌手术衣、戴好无菌手套、手术未开始时，双手应置于

A. 胸前部

B. 腹前部

C. 夹于腋下

D. 身体两侧下垂

E. 背后

59. 某社区医院准备对社区居民进行健康教育。关于健康教育的特点，描述正确的是

A. 以疾病为中心

B. 以单向传播为主

C. 不注重反馈信息

D. 侧重于改变行为

E. 宣传对象较为泛化

60. 某社区准备建立医疗服务中心急救站。社区医疗服务中心急救站值班人数应在

A. 1 人以上

B. 2 人以上

C. 4 人以上

D. 3 人以上

E. 5 人以上

【A3/A4 型题】

（61~62 题共用题干）

某位患者称"我走路时感觉不到下肢存在，我的脑袋好像离开了自己躯干……"。

61. 以上症状是

A. 虚无妄想

B. 体感异常

C. 人格退化

D. 人格解体

E. 视物变形症

62. 患者可能患有下列哪种精神疾病

A. 脑血管性精神障碍

B. 慢性酒精中毒

C. 帕金森脑病

D. 精神分裂症

E. 癔症

（63~64 题共用题干）

某年某地总人口数为 N，采用整群抽样，对某一社区共 n 人进行了抽样调查，现有某病患者 n_1 例，其中新发该病患者 n_2 例。

63. 欲计算该病的患病率，正确的公式是

A. $n_1/N\times100\%$

B. $n_1/n\times100\%$

C. $n_2/N\times100\%$

D. $n_2/n\times100\%$

E. $(n_1+n_2)/n\times100\%$

64. 欲计算该病的发病率，正确的公式是

A. $n_1/N\times100\%$

B. $n_1/n\times100\%$

C. $n_2/N\times100\%$

D. $n_2/n\times100\%$

E. $(n_1+n_2)/n\times100\%$

（65~67 题共用题干）

某孕妇，25 岁。结婚 3 年，夫妇同居，未避孕，从未怀孕过。平素月经周期规律，现停经 44 天。在抬重物劳动时突感右下腹剧烈疼痛伴阴道点滴出血半天。查体：BP 100/50mmHg，白细胞总数 9.0×10^9/L。妇科检查见阴道内有少许暗红色血，宫颈举痛明显，后穹隆饱满。

65. 该孕妇最可能的诊断是

A. 先兆流产

B. 稽留流产

C. 异位妊娠破裂

D. 习惯性流产

E. 急性阑尾炎

66. 下列检查方法，对该患者可以确诊的是

A. 尿人绒毛膜促性腺激素（hCG）检测

B. 腹部检查

C. 宫颈黏液检查

D. 宫颈活体组织检查（活检）

E. 阴道后穹隆穿刺

67. 对该患者提供的护理措施中，错误的是

A. 严密观察生命体征变化

B. 患者立即取仰卧位

C. 监测神志变化

D. 立即开通静脉做好输血准备

E. 立即行灌肠术前准备

（68~70 题共用题干）

患者，男性，48 岁。乙型病毒性肝炎病史 10 年。因乏力、低热、腹胀、少尿入院。查体：巩膜黄染，腹部膨隆，呈蛙状腹，肝肋下未及，脾肋下 2 指，移动性浊音阳性。

68. 下列指标中，不能提示肝功能严重损害的是

A. 白蛋白明显降低

B. 球蛋白明显降低

C. 转氨酶明显增高

D. 重度黄疸

E. 凝血酶原时间延长

69. 该患者出现腹水原因，与下列哪项无关

A. 门静脉压力增高

B. 肝淋巴液生成过多

C. 低蛋白血症

D. 前列腺素增多

E. 继发性醛固酮增多

70. 为了利于腹水的消退，给患者抽取腹水的同时，应及时输注

A. 等渗盐水

B. 抗生素

C. 人血白蛋白

D. 高张葡萄糖溶液

E. 甘露醇

（71~73 题共用题干）

患者，女性，28 岁。常因胃溃疡出血，出现头晕、乏力、苍白。经检查血红蛋白（Hb）90g/L，红细胞（RBC）3.50×10^{12}/L，确诊为缺铁性贫血。

71. 此种贫血的发生机制是

A. 蛋白质太少

B. 缺乏维生素 B_{12}

C. 缺乏叶酸

D. 缺乏胃酸

E. 贮存铁缺乏

72. 贮存铁指的是

A. 总铁结合力

B. 血红蛋白

C. 运铁蛋白

D. 血清铁

E. 骨髓含铁血黄素

73. 应用硫酸亚铁治疗有效的早期表现是

A. 面色红润

B. 心率变慢

C. 网织红细胞增加

D. 血压升高

E. 食欲好转

（74~76 题共用题干）

患者，女性，66 岁。头晕、头痛、乏力 20 年，加重伴恶心、呕吐、烦躁不安 1 天。查体：血压 180/130mmHg，意识模糊，左侧肢体活动受限，心界扩大。

74. 该患者最可能的诊断是

A. 1 级高血压

B. 2 级高血压

C. 3 级高血压

D. 临界高血压

E. 高血压危象

75. 该患者的高血压危险分层属于

A. 低危

B. 中危

C. 高危

D. 极高危

E. 以上都不是

76. 社区护士为其进行有关高血压的用药指导，下列不正确的一项是

A. 不可在自觉症状改善或消失后随意停用抗高血压药

B. 一般在睡前服用抗高血压药

C. 服药期间不要饮酒

D. 抗高血压药不要随意与利尿、镇静药合用，以免引起低血钾

E. 定期测量血压，一般每周 2~3 次，视血压稳定情况而定

（77~79 题共用题干）

患者，女性，54 岁。在喷洒乐果的过程中，农药漏出，出现流泪不止、呼吸困难、全身痉挛、抽搐、大汗淋漓，呼出气体有明显大蒜味，瞳孔明显缩小等症状。查血胆碱酯酶降至正常值的 45%，故用胆碱酯酶复活剂解毒。

77. 根据以上情况，患者属于

A. 轻度有机磷农药中毒

B. 中度有机磷农药中毒

C. 重度有机磷农药中毒

D. 中毒氰化物中毒

E. 重度氰化物中毒

78. 最好应选择什么溶液冲洗体表污染部位

A. 清水

B. 热水

C. 乙醇

D. 肥皂水

E. 高锰酸钾

79. 下列有关胆碱酯酶复活剂的叙述不正确的是

A. 应早期、足量、重复给药

B. 中毒超过 72 小时者无效

C. 能使被抑制的胆碱酯酶恢复活性

D. 对已老化的胆碱酯酶也有一定复活作用

E. 有助于消除和减轻烟碱样作用

（80~82 题共用题干）

患者，女性，34 岁。孕产史为 1-0-2-1，既往月经规律，经量正常。放置宫内节育器 3 个月，放置术后即出现经期出血，经量增多，有血块，前来就诊。妇科 B 型超声检查：子宫正常大小，宫腔内可见节育器，位置正常，双附件未见异常。

80. 向受术者正确的解释是

A. 可能她不适合放置宫内节育器

B. 是放环后最初 1、2 个月可以出现的正常现象

C. 属于手术感染的表现

D. 宫内节育器异位的表现

E. 宫内节育器嵌入子宫肌层的现象

81. 为她采取的护理措施中不正确的是

A. 按医嘱给予前列腺素合成酶抑制药

B. 建议其应补充铁剂

C. 按医嘱给予抗生素

D. 建议其适当增加营养

E. 为减少出血，嘱其绝对卧床休息

82. 若经适当处理无效，应考虑

A. 输血、输液

B. 经腹输卵管结扎术

C. 加大前列腺素合成酶抑制药的用量

D. 继续观察

E. 取出节育器

【B 型题】

（83~84 题共用备选答案）

A. 阿托品

B. 多巴胺

C. 氯解磷定

D. 解磷定

E. 纳洛酮

83. 有机磷农药中毒抢救时，首选的抗胆碱药物是

84. 有机磷农药中毒抢救时，首选的胆碱酯酶复活药是

(85~86 题共用备选答案)

A. 胸廓起伏明显

B. 颊部感觉有气体吹出

C. 口唇红润

D. 颈动脉出现搏动

E. 浅反射出现

85. 徒手人工呼吸的有效指征是

86. 徒手胸外心脏按压的有效指征是

(87~88 题共用备选答案)

A. 360J

B. 300J

C. 200J

D. 120J

E. 100J

87. 单向波首次除颤的能量为

88. 双向截断指数波首次除颤能量为

(89~90 题共用备选答案)

A. 8~10 次

B. 10~12 次

C. 12~16 次

D. 16~20 次

E. 12~24 次

89. 根据最新《心肺复苏指南》，无高级气道时，人工呼吸的频率是

90. 根据最新《心肺复苏指南》，高级气道建立后，人工呼吸的频率是

(91~92 题共用备选答案)

A. 胸骨右缘第 2 肋间

B. 左锁骨中线第 5 肋间

C. 胸骨左缘第 2 肋间

D. 左腋前线第 4 肋间

E. 右锁骨中线第 2 肋间

91. 除颤时心尖部的电极放置位置是

92. 除颤时心底部的电极放置位置是

(93~94 题共用备选答案)

A. 复原体位

B. 头高足低位

C. 仰卧位，头部略抬高

D. 头低足高位

E. 休克卧位

93. 头部外伤的患者应取

94. 意识不清但有呼吸和循环的患者应取

(95~96 题共用备选答案)

A. 进食→疼痛→缓解

B. 进食→缓解→疼痛

C. 疼痛→进食→缓解

D. 疼痛→进食→疼痛

E. 缓解→疼痛→进食

95. 胃溃疡上腹痛的特点是

96. 十二指肠溃疡上腹痛的特点是

(97~98 题共用备选答案)

A. 3,4-苯并芘

B. 联苯胺

C. 2-萘胺

D. 二甲基氨基偶氮苯

E. 亚硝基化合物

97. 煤炭、石油不完全燃烧产生的化学致癌物是

98. 可能与人的食管癌发生有关的化学致癌物是

（99~100 题共用备选答案）

A. 主观资料

B. 客观资料

C. 计划

D. 评估

E. 评价

99. 在“S-O-A-P”描述中，“O”代表

100. 在“S-O-A-P”描述中，“P”代表

参考答案

专业知识［社区护理学亚专业］　优选卷二

【A1 型题】

1. A　2. A　3. B　4. A　5. A　6. E
7. E　8. C　9. C　10. E　11. B　12. E
13. C　14. D　15. D　16. C　17. B
18. A　19. E　20. A　21. E　22. E
23. C　24. C　25. D　26. B　27. A
28. D　29. C　30. B　31. C　32. B
33. C　34. C　35. E　36. B　37. D
38. D　39. E　40. D　41. C　42. E
43. D　44. C　45. B　46. C　47. D
48. A　49. B

【A2 型题】

50. C　51. D　52. E　53. D　54. C
55. B　56. B　57. E　58. A　59. D
60. B

【A3/A4 型题】

61. D　62. D　63. B　64. D　65. C
66. E　67. E　68. B　69. D　70. C
71. E　72. E　73. C　74. C　75. D
76. B　77. B　78. D　79. D　80. B
81. E　82. E

【B 型题】

83. A　84. C　85. A　86. D　87. A
88. C　89. B　90. A　91. B　92. A
93. C　94. A　95. A　96. C　97. A
98. E　99. B　100. C

解　析

扫码查看
相关内容

协和护考

全国护理学中级（主管护师）资格考试优选卷

专业知识
［社区护理学亚专业］
优选卷（一）

中国协和医科大学出版社
北 京

专业知识［社区护理学亚专业］优选卷（一）

【A1 型题】

1. 不属于社区护理人力资源管理职能的是
   A. 制订护理人力资源规划
   B. 有效配置护理人员
   C. 创造护理人员职业发展的机会
   D. 制订护理人员个人职业规划
   E. 改进护理人员的福利待遇
2. 下列不适合用于 HIV 感染的消毒方法是
   A. 75%乙醇
   B. 高压蒸汽灭菌法
   C. 紫外线
   D. 焚烧
   E. 0.2%次氯酸钠
3. 在健康行为中，属于预警行为的是
   A. 戒烟
   B. 积极锻炼
   C. 意外事故自救
   D. 离开污染的环境
   E. 患病后及时就诊
4. 慢性阻塞性肺疾病患者的膳食原则是
   A. 高蛋白、高热量、高维生素饮食
   B. 低蛋白、低热量、低维生素饮食
   C. 低脂肪、低热量饮食
   D. 高脂肪、高热量饮食
   E. 低盐、高纤维素饮食
5. 属于社区护理质量管理基本方法的是
   A. 健康档案的保管
   B. 护理人力资源规划
   C. 社区护理质量缺陷的控制
   D. 招聘需要的护理人员
   E. 分析社区的发展趋势
6. 下列哪项不是诊断骨折的要点
   A. 畸形
   B. 功能障碍
   C. 骨擦音
   D. 异常活动
   E. 骨擦感
7. 有关家庭角色的描述，不正确的是
   A. 家庭角色的改变与社会潮流、文化背景有关
   B. 家庭角色反映了家庭成员在家庭中的位置
   C. 家庭角色功能的优劣是影响家庭功能的重要因素
   D. 良好的家庭角色转换功能并不体现较好的家庭角色功能
   E. 全科医生应对家庭角色有良好的判断能力
8. 下列哪项属于高危家庭
   A. 吸毒、酗酒者家庭
   B. 单亲家庭
   C. 残疾者、长期重病者家庭
   D. 受社会歧视的家庭
   E. 以上都包括
9. 社区的类型包括

A. 企业社区
B. 居民社区
C. 城市社区
D. 农村社区
E. 以上都包括

10. 在社区卫生工作中操作起来最为方便的抽样方法是
A. 单纯随机抽样
B. 整群抽样
C. 分层抽样
D. 机械抽样
E. 雪球抽样

11. 健康教育的作用在于
A. 帮助人们树立健康观念
B. 帮助人们获得健康知识
C. 帮助人们自愿采纳健康行为
D. 帮助人们获得健康
E. 帮助人们获得高质量生活

12. 实施农村妇女生殖健康的健康教育项目后，了解生殖道感染发病率的变化是
A. 过程评价
B. 形成评价
C. 近期和中期效果评价
D. 远期效果评价
E. 总结评价

13. 以下哪种疾病不适合作为社区人群筛检项目
A. 高血压
B. 红斑狼疮
C. 糖尿病
D. 屈光不正
E. 宫颈癌

14. 糖尿病常见的慢性并发症常表现为
A. 微血管病变
B. 心血管病
C. 皮肤感觉异常
D. 心血管病、微血管病变
E. 微血管病变、皮肤感觉异常

15. 下列不属于人的本能行为的是
A. 摄食
B. 睡眠
C. 性行为
D. 助人行为
E. 攻击行为

16. 对乙型肝炎病毒 e 抗原（HBeAg）阳性母亲生下的新生儿，最好的预防处理方法是接种
A. 乙肝疫苗
B. 丙种免疫球蛋白
C. 高效价乙型病毒性肝炎免疫球蛋白
D. 乙肝疫苗+丙种免疫球蛋白
E. 乙肝疫苗+高效价乙型病毒性肝炎免疫球蛋白

17. 在控制甲型病毒性肝炎流行的各项原则中，切断传播途径最好的措施是
A. 甲型病毒性肝炎患者自发病起隔离 3 周
B. 接种甲型病毒性肝炎疫苗
C. 对甲型病毒性肝炎密切接触者应医学观察 45 天
D. 做好食品、饮水、食具的卫生消毒工作，搞好环境和个人卫生
E. 从事饮食、托幼机构的工作人员应定期进行体检

18. 医护工作人员在接触严重急性呼吸综合征（SARS）患者时不妥的一项是

A. 保持稳定的心态

B. 进入病区须戴12层棉纱口罩，一天一更换

C. 每次接触患者后应立即进行手的消毒和清洗

D. 进入病房均需穿隔离衣、戴手套、工作帽和鞋套

E. 近距离操作时，应戴防护眼镜

19. 有关社区护理管理的基本职能的描述正确的是

A. 计划职能就是管理者运用各种手段施加影响力

B. 组织职能是最基本的职能

C. 领导职能是运用各种手段制定政策

D. 控制职能是对质量进行监测的过程

E. 保障职能是对护理结果的评价

20. 现代临终关怀事业起源于

A. 美国

B. 英国

C. 中国

D. 法国

E. 瑞士

21. 损伤的现场救护不包括

A. 心肺复苏

B. 控制外出血

C. 脱离危险环境

D. 骨折固定

E. 内脏复位

22. 临终期支援中，下列对家属的措施不妥的是

A. 提供诊疗、照顾相关信息

B. 帮助家属理解临终者的情感反应

C. 若家属是儿童，帮助其表达害怕、幻想等情感

D. 若家属是儿童，应回避与其谈论有关死亡的话题

E. 帮助料理后事，使灵堂及告别仪式温馨化

23. 每次洗胃液的量一般是

A. 100~200ml

B. 300~500ml

C. 700~1100ml

D. 500~700ml

E. 10 000~30 000ml

24. 使结核有可能成为难治之症及疫情上升的主要因素是

A. 发病人数增多

B. 人们重视程度下降

C. 社会人口老龄化

D. 环境污染日趋严重

E. 结核分枝杆菌的耐药性

25. 一般血液中乙醇浓度超过多少提示预后不良

A. 16mmol/L

B. 11mmol/L

C. 33mmol/L

D. 87mmol/L

E. 132mmol/L

26. 下列禁用高锰酸钾洗胃的是

A. 乐果

B. 美曲膦酯

C. 氰化物

D. 敌敌畏

E. 巴比妥类

27. 尖锐湿疣最主要的传播途径是

A. 粪-口传播途径

B. 间接传播

C. 性接触传播

D. 自体传染

E. 垂直传播

28. 确诊细菌性痢疾最可靠的依据是

A. 明显里急后重

B. 典型脓血便

C. 粪便镜检发现大量脓细胞、巨噬细胞

D. 粪便培养阳性

E. 免疫学检查阳性

29. 社区精神护理三级预防的主要目标是

A. 去除致病因素

B. 去除危险因素

C. 精神疾病边缘者的及时就诊

D. 精神疾病急性期患者的持续治疗

E. 减少精神残疾

30. 在自我效能理论中，不利于提高自我效能的是

A. 口头劝说

B. 间接经验示范

C. 激发积极情感

D. 成功地完成过某行为

E. 努力挑战自己的极限

31. 有关社会认知理论的基本概念，描述错误的是

A. 环境中的社会支持可作为行为强化的来源

B. 负向强化或惩罚与正向强化的作用完全相反

C. 强化可分为直接强化、间接强化、自我强化 3 种

D. 观察学习反映的是角色示范对行为改变的影响

E. 在开展健康教育时，必须首先培养人们的行为能力

32. 与肺癌发病关系最密切的因素是

A. 免疫缺陷

B. 职业性致病因素

C. 长期吸烟

D. 慢性肺部疾病

E. 遗传因素

33. 关于知信行模式，描述错误的是

A. 知识是建立积极信念和态度的基础

B. 知识和信念是行为产生的必要条件

C. 具有积极的信念，才能主动形成健康行为

D. 知识转化为行为的过程受多种因素影响

E. 有了正确的知识和信念，行为必然会改变

34. 正确的刷手范围是

A. 从指尖到上臂上 1/3 处

B. 从指尖到上臂中 1/3 处

C. 从指尖到上臂中、上 1/3 处

D. 从指尖到上臂中、下 1/3 处

E. 从指尖到上臂下 1/3 处

35. 社区精神护理三级预防的目标人群是

A. 普通人群

B. 高危人群

C. 精神疾病发病前期的患者

D. 精神疾病发病期的患者

E. 精神疾病康复期患者

36. 比较有针对性且易于反馈的社区健康教育形式是

A. 个别教育

B. 群体教育

C. 电化教育
D. 文字教育
E. 形象教育

37. 甲型病毒性肝炎易患者主要是
A. 6个月以下的婴儿
B. 既往患甲型病毒性肝炎患者
C. 6个月以上的婴幼儿及青少年
D. 成年人
E. 老年人

38. 下列有关精神分裂症的叙述不正确的是
A. 多起病于青壮年
B. 妄想以继发性妄想为主
C. 慢性患者以阴性症状为主
D. 与遗传、心理、社会等因素有关
E. 病程多迁延、反复加重

39. 下列不属于精神分裂症特征性症状的是
A. 情感障碍
B. 思维联想障碍
C. 认知、感知障碍
D. 意志行为障碍
E. 情感反应与环境不协调

40. 消化性溃疡最易发生大出血的是
A. 幽门管溃疡
B. 胃小弯溃疡
C. 十二指肠溃疡
D. 球后溃疡
E. 球部溃疡

41. 属于脑血管病患者智能损害早期的主要表现是
A. 病理性赘述
B. 逆行性遗忘
C. 记忆错误
D. 近事遗忘
E. 远事遗忘

42. 有关社会认知理论的基本假设，描述错误的是
A. 人们可通过观察别人进行学习
B. 人的行为都指向一个特定的目标
C. 行为最终都能变为自我调节的行为
D. 学习是一个内在过程，最终必然会改变行为
E. 强化和惩罚对行为既有直接作用，也有间接作用

43. 精神分裂症的特征性思维障碍是
A. 破裂思维
B. 原发性妄想
C. 思维鸣响
D. 思维贫乏
E. 病理性赘述

44. 用于反映健康教育广度的指标是
A. 不良行为转变率
B. 健康教育覆盖率
C. 卫生保健活动参与率
D. 对某卫生保健行为的支持率
E. 健康教育活动的自愿参加率

45. 蜡样屈曲可见于
A. 抑郁症
B. 心因性精神障碍
C. 精神分裂症
D. 脑器质性精神障碍
E. 酒精中毒

46. 煮沸法不适宜消毒
A. 肛管
B. 鼻饲管
C. 手术刀
D. 持物钳

E. 治疗碗

【A2 型题】

47. 患者，女性，72 岁。确诊为阿尔茨海默病 4 年。社区护士与其家属进行有关家庭护理的指导，下列不妥的一项是
A. 应细心观察患者，做到及时发现问题、解决问题
B. 尽量把患者所需的用物都放置于患者伸手可及的地方
C. 尽量使患者处于相对固定的环境，生活规律，减少意外刺激
D. 每天给予多次训练和刺激患者的记忆，以减慢记忆功能的丧失
E. 经常保持和患者接触，会使沟通更容易些

48. 女性生殖系统恶性肿瘤中死亡率最高的是
A. 宫颈癌
B. 绒毛膜癌
C. 子宫内膜癌
D. 卵巢癌
E. 外阴癌

49. 某社区护士在选择研究对象时，没有告知研究对象有关该研究目的、可能带来的利益和不利情况等方面的信息，强制研究对象参与研究，她违反的伦理原则是
A. 优先原则
B. 自律原则
C. 无害原则
D. 善行原则
E. 公正原则

50. 妊娠高血压妇女使用硫酸镁解痉时，应停用药物的情况是
A. 尿量 700ml/24h
B. 呼吸 14 次/分
C. 膝反射亢进
D. 血压 130/90mmHg
E. 自觉症状消失或减轻

51. 患者，男性，35 岁。同事聚餐过程中，喝了一杯酒后突然出现意识障碍、惊恐、幻觉、有攻击行为，持续十几分钟后，陷入深睡。最可能发生了以下哪种情况
A. 抑郁发作
B. 乙醇过敏
C. 普通醉酒
D. 病理性醉酒
E. 复杂性醉酒

52. 某年某地某病患者 N 例，有 n 例患者接受了正规治疗，观察期内治愈患者 n_1 例，1 年随访期内生存患者 n_2 例，死亡患者 n_3 例。下列关于该病统计指标的描述正确的是
A. 死亡率 $=n_3/n\times100\%$
B. 病死率 $=n_3/N\times100\%$
C. 1 年生存率 $=n_2/N\times100\%$
D. 治愈率 $=n_1/n\times100\%$
E. 有效率 $=n_1/n\times100\%$

53. 某女士，35 岁。与丈夫、公婆、丈夫的妹妹生活在一起，该家庭类型属于
A. 核心家庭
B. 主干家庭
C. 联合家庭
D. 复式家庭
E. 单亲家庭

54. 患者，男性，45岁。属于慢性精神分裂症患者，他可能的主要表现是
A. 思维鸣响
B. 语词新作
C. 评论性幻听
D. 被洞悉妄想
E. 情感淡漠、行为被动

55. 患者，男性，48岁。血压160/100 mmHg，确诊为2级高血压。社区护士为其进行有关饮食的指导，下列不妥的一项是
A. 多进食高纤维食品
B. 避免食用含盐高的食品
C. 避免进食含钾丰富的食物
D. 注意钙质的补充
E. 多进食富含维生素C的食品

56. 患者，女性，62岁。平日无不适主诉。社区组织居民查体发现血压160/95 mmHg。家族中无人患高血压和其他心血管疾病，既往无糖尿病、冠状动脉粥样硬化性心脏病（冠心病）和高胆固醇血症。可以推断该患者的高血压危险分层属于
A. 低危
B. 中危
C. 极高危
D. 高危
E. 以上都不是

57. 患儿，男性，5岁。急性心肌炎治疗好转后，突然发生心搏骤停，胸外心脏按压的深度和频率应为
A. 2.5~4.0cm，100~120次/分
B. 1~3cm，100~120次/分
C. 4~5cm，100~120次/分
D. 5cm，100~120次/分
E. 4~5cm，100次/分

58. 患者，男性，56岁。因有机磷农药中毒入院。在使用阿托品过程中突然出现瞳孔散大、高热、躁动、尿潴留。说明
A. 有机磷中毒症状加重，应加大阿托品的用量
B. 出现阿托品化，应立即停止使用阿托品
C. 出现阿托品化，应逐渐减少阿托品用量
D. 发生阿托品中毒，应逐渐减少阿托品用量
E. 发生阿托品中毒，应立即停止使用阿托品

59. 患者，男性，36岁，搬运工人。诊断为腹股沟斜疝，疝修补术后，恢复工作的时间是
A. 术后至少2周
B. 术后至少4周
C. 术后至少2个月
D. 术后至少3个月
E. 术后至少6个月

60. 患者，男性，55岁。因不明原因的消瘦来医院检查，被诊断为获得性免疫缺陷综合征。获得性免疫缺陷综合征的法定传染病报告时间，在城镇应于发现后
A. 2小时内上报
B. 4小时内上报
C. 8小时内上报
D. 6小时内上报
E. 24小时内上报

【A3/A4 型题】

（61～62 题共用题干）

某支气管哮喘患者发作时，强迫端坐位，发绀明显，大汗淋漓，不能讲话，于一阵剧咳后突感一侧胸痛，气急加剧。检查发现疼痛侧胸部叩诊呈鼓音，听诊呼吸音消失。

61. 该患者发生了
    A. 阻塞性肺气肿
    B. 自发性气胸
    C. 左心衰竭
    D. 右心衰竭
    E. 肺不张

62. 对该患者的下列处理措施中，首要的是
    A. 立即排气减压，以解除气急，使肺复张
    B. 使用糖皮质激素
    C. 静点氨茶碱
    D. 开放静脉通道
    E. 给予高浓度吸氧

（63～64 题共用题干）

患者，男性，28 岁。自感低热、乏力、食欲缺乏，有盗汗、体重下降、呼吸困难、胸痛等表现，就医诊断为浸润性肺结核，收入院抗结核治疗。

63. 入院后应采用的隔离种类为
    A. 严密隔离
    B. 消化道隔离
    C. 保护性隔离
    D. 接触性隔离
    E. 呼吸道隔离

64. 关于疾病防治及护理措施不妥的是
    A. 患者痰液用 20% 漂白粉溶液搅拌静置 2 小时后倒掉
    B. 护士在病室里不密切接触患者时，可不戴口罩
    C. 病室每日用紫外线照射进行空气消毒
    D. 病室通向走廊的窗需关闭
    E. 给予异烟肼、链霉素治疗

（65～66 题共用题干）

患者，男性，51 岁。2 年前无诱因出现柏油样便，伴头晕、乏力，但无腹痛、呕吐、呕血等，诊断为“胃窦炎”，曾用奥美拉唑治疗后好转。以后常于冬春季发作上腹胀痛，多于进餐后半小时开始，下次餐前缓解。近 2 个月来食欲缺乏，体重下降，上腹疼痛渐重，不易缓解。查体：贫血貌，剑突下有轻压痛，肝脾未及。粪便隐血试验（++），上消化道钡餐造影检查幽门前区钡剂充盈缺损。

65. 目前患者的诊断应考虑
    A. 急性胃体炎
    B. 急性胃窦炎
    C. 急性胰腺炎
    D. 胃溃疡癌变
    E. 十二指肠球溃疡

66. 为明确诊断还需要做何检查
    A. X 线钡餐检查
    B. 血常规
    C. 血、尿淀粉酶检查
    D. 胃液分析
    E. 胃镜检查结合活检

（67～68 题共用题干）

患者，女性，32 岁。反复腹泻半年，3 天前又发作，粪便为黄色稀便，带脓血，

每天 8~10 次。粪便常规：红细胞（RBC）（+）/HP，白细胞（WBC）（+++）/HP，脓细胞（+）/HP。医生诊断为慢性细菌性痢疾（菌痢），急性发作型。

67. 慢性菌痢是指菌痢的病程超过

A. 1 个月

B. 2 个月

C. 3 个月

D. 4 个月

E. 6 个月

68. 下列社区护理要点中，不正确的一项是

A. 患者的粪便应消毒后才可倒掉

B. 急性期应卧床休息，避免过度劳累

C. 饮食以高蛋白、多纤维的饮食为宜

D. 患者的食具、便盆应单独使用

E. 每次排便后用温水清洗肛周

（69~70 题共用题干）

患者，女性，32 岁。1 周前曾患上呼吸道感染，进行性四肢无力 3 天，呛咳 1 天。查体：神清，双侧提腭差，咽反射消失，颈软，四肢肌张力低，四肢腱反射（-）；双侧肘、膝以下针刺觉减退，跖反射无反应，克尼格征阳性。

69. 该患者最可能的诊断是

A. 周期性瘫痪

B. 吉兰-巴雷综合征

C. 重症肌无力

D. 多发性肌炎

E. 脑出血

70. 下列哪项辅助检查有助于本病的诊断

A. 头颅 CT

B. 血肌酸激酶（CK）、乳酸脱氢酶（LDH）

C. 腰椎穿刺脑脊液检查

D. 新斯的明试验

E. 心电图和血钾

（71~72 题共用题干）

患者，男性，58 岁。3 个月前因急性脑梗死致左侧肢体偏瘫，出院后生活在家中，由老伴照顾。

71. 作为社区护士，对其进行健康教育时，侧重点应该是

A. 卫生保健知识

B. 预防性卫生教育

C. 疾病的临床表现及治疗

D. 患肢康复锻炼

E. 死亡教育

72. 进行健康教育时，首选的健康教育形式是

A. 录像

B. 小册子

C. 座谈会

D. 个别教育

E. 专题讲座

（73~75 题共用题干）

患者，男性，20 岁。患 1 型糖尿病 2 年，因感冒、体温 39.2℃、食欲缺乏、恶心、呕吐及腹痛入院。

73. 护理查体时发现该患者呈嗜睡状态，呼吸加深加快，皮肤干燥。首先考虑患者可能是

A. 低血糖

B. 酮症酸中毒

C. 急性脑炎

D. 急性肺炎

E. 急性胃肠炎

74. 该患者因血糖控制不满意，每餐加用胰岛素2个单位，患者主诉注射胰岛素后约5小时，出现头晕、心悸、出汗、软弱无力感。考虑患者最有可能是

A. 低血糖

B. 酮症酸中毒

C. 变态反应

D. 心律失常

E. 自主神经功能紊乱

75. 护士为该患者进行饮食治疗的指导，下列不妥的一项是

A. 告知饮食治疗的重要性

B. 根据患者口味和患者共同制定饮食治疗食谱

C. 出院前患者学会挑选和搭配饮食

D. 感到饥饿时，应稍增加饭量

E. 不可随意吃甜食

（76~78 题共用题干）

患者，女性，25岁。因咳嗽、咳痰伴体重减轻2个月就诊。X线检查示左上肺大片状高密度阴影，隐约可见虫蚀样透光区，边缘模糊不清，疑诊为结核。

76. 诊断结核经济又有临床价值的检查是

A. 胸部CT

B. 结核抗体检查

C. 聚合酶链反应（PCR）

D. 痰查结核分枝杆菌

E. 经胸壁穿刺肺活检

77. 患者一旦发生大咯血时，应采取的体位是

A. 左侧卧位

B. 右侧卧位

C. 仰卧位

D. 俯卧位

E. 端坐卧位

78. 抢救大咯血窒息时最关键的措施是

A. 立即进行人工呼吸

B. 立即使用鼻导管给氧

C. 立即使用呼吸中枢兴奋药

D. 立即采取解除呼吸道梗阻的措施

E. 立即输血或输液

（79~82 题共用题干）

患者，男性，34岁。与同事聚餐饮酒后出现面色苍白，步态蹒跚，说话语无伦次，躁动。查血乙醇浓度在43mmol/L，护士立即给予洗胃，开放静脉通道，给予50%葡萄糖加普通胰岛素12U静脉滴注。

79. 患者属于酒精中毒的哪一期

A. 轻度中毒期

B. 兴奋期

C. 共济失调期

D. 昏睡期

E. 重度中毒期

80. 护士应选择什么溶液洗胃较好

A. 清水

B. 液状石蜡

C. 3%过氧化氢

D. 1%碳酸氢钠

E. 1∶15 000 高锰酸钾

81. 滴入葡萄糖胰岛素液的主要目的是

A. 保护肝脏

B. 防止应激性高血糖

C. 促进乙醇氧化解毒

D. 提供足够的能量

E. 补液利尿

82. 对于躁动的患者，应选择下列哪种镇

静药

A. 吗啡

B. 苯巴比妥

C. 纳洛酮

D. 地西泮

E. 氯丙嗪

【B 型题】

（83~84 题共用备选答案）

A. 发现后 12 小时内上报

B. 发现后 24 小时内上报

C. 在城镇发现后 2 小时内上报，农村不超过 6 小时

D. 在城镇发现后 6 小时内上报，农村不超过 12 小时

E. 在城镇发现后 12 小时内上报，农村不超过 24 小时

83. 根据《中华人民共和国传染病防治法》规定，肺炭疽患者，要求

84. 根据《中华人民共和国传染病防治法》规定，痢疾患者，要求

（85~86 题共用备选答案）

A. 卫生知识及格率

B. 健康教育覆盖率

C. 不良行为转变率

D. 卫生保健活动参与率

E. 健康教育活动的自愿参与率

85. 反映人群卫生知识水平的指标是

86. 反映人群对卫生保健工作态度的指标是

（87~88 题共用备选答案）

A. 反问

B. 复述

C. 澄清

D. 沉默

E. 改变话题

87. 交谈过程中对方表现出伤心时，护士宜采取的反应技巧是

88. 要弄清楚交谈对象模棱两可的陈述时，护士宜采取的反应技巧是

（89~90 题共用备选答案）

A. 鼠疫、炭疽

B. 获得性免疫缺陷综合征、炭疽

C. 狂犬病、麻风病

D. 猩红热、丝虫病

E. 流行性感冒、流行性腮腺炎

89. 属于乙类传染病的是

90. 属于丙类传染病的是

（91~92 题共用备选答案）

A. 家庭护理阶段

B. 地段护理阶段

C. 公共卫生护理阶段

D. 社区护理阶段

E. 以患者为中心的阶段

91. 出现于 19 世纪中期到末期，主要护理对象是贫困的人群，从事者多为志愿者，此期为

92. 存在于 19 世纪中期以前，由家庭主妇对患病的家人进行照顾，此期为

（93~94 题共用备选答案）

A. 痢疾志贺菌

B. 福氏志贺菌

C. 鲍氏志贺菌

D. 宋氏志贺菌

E. 舒氏志贺菌

93. 易形成慢性痢疾，为我国目前流行的优势菌株是

94. 既能产生内毒素，又能产生外毒素的菌

群是

（95～96 题共用备选答案）

A. 开放气道

B. 药物治疗

C. 早期除颤

D. 人工呼吸

E. 胸外心脏按压

95. 基础生命支持中的 A 是指

96. 基础生命支持中的 C 是指

（97～98 题共用备选答案）

A. 5∶2

B. 5∶1

C. 15∶2

D. 30∶2

E. 30∶1

97. 根据最新心肺复苏指南，成人双人操作按压和人工呼吸的比例为

98. 根据最新心肺复苏指南，1～8 岁儿童单人操作按压和人工呼吸的比例为

（99～100 题共用备选答案）

A. 多见于儿童

B. 以浸润性多见

C. 并发肺源性心脏病

D. 常可并发结核性脑膜炎

E. 从不发生咯血

99. 原发性肺结核

100. 继发性肺结核

参考答案

专业知识［社区护理学亚专业］　优选卷一

【A1 型题】

1. D　2. C　3. C　4. A　5. C　6. B
7. D　8. E　9. E　10. B　11. D　12. C
13. B　14. D　15. D　16. E　17. D
18. B　19. D　20. B　21. E　22. D
23. B　24. E　25. D　26. A　27. C
28. D　29. E　30. E　31. B　32. C
33. E　34. D　35. E　36. A　37. C
38. B　39. C　40. D　41. D　42. D
43. A　44. B　45. C　46. C

【A2 型题】

47. B　48. D　49. B　50. B　51. D
52. D　53. B　54. E　55. C　56. B
57. D　58. E　59. D　60. E

【A3/A4 型题】

61. B　62. A　63. E　64. B　65. D
66. E　67. B　68. C　69. B　70. C
71. D　72. D　73. B　74. A　75. D
76. D　77. A　78. D　79. C　80. D
81. C　82. D

【B 型题】

83. C　84. B　85. A　86. E　87. D
88. C　89. B　90. E　91. B　92. A
93. B　94. A　95. A　96. E　97. D
98. D　99. A　100. B

解　析

扫码查看
相关内容

协和护考

全国护理学中级（主管护师）资格考试优选卷

相关专业知识
优选卷（一）

中国协和医科大学出版社
北　京

相关专业知识
优选卷（一）

【A1 型题】

1. 对患者实施健康教育的第一步是
   A. 了解教育者的意愿和能力
   B. 确定教育目标
   C. 制订教育计划
   D. 评估患者的环境
   E. 评估教育需求
2. 下列不属于非语言传播技巧的是
   A. 点头
   B. 双目注视对方
   C. 微笑
   D. 插入“是的”“很好”等肯定性语言予以反馈
   E. 抚摸
3. 护士长在早交班会上向病房护士口头传达了护理部的一项重要决定，要求大家从今天开始使用一种新的护理记录表格。但是在具体执行过程中，效果很差，大家都不清楚新表格具体的填写方法。此次沟通失败主要是因为
   A. 护士对信息理解的偏差
   B. 沟通渠道过长
   C. 护士长表达模糊，没有明确表达信息的内容
   D. 护士长对传送信息的时机把握不准
   E. 信息沟通渠道选择不当
4. 下列关于细菌在人体的定植的叙述，错误的是
   A. 定植的微生物必须依靠人体的营养物质才能生长和繁殖
   B. 定值抵抗力仅与机体状态有关
   C. 必须有适宜的环境
   D. 必须有相当的数量
   E. 必须具有黏附力
5. 下列叙述正确的是
   A. 去污染是指人为地将外来致病菌部分或全部去除的方法
   B. 为了防止术后感染，术前应给患者使用广谱抗生素，力图达到“绝对无菌”
   C. 选择性去污染是采用窄谱抗生素，有针对性地去除某一类细菌
   D. 选择性去污染治疗对使用大量免疫抑制药的患者疗效不佳
   E. 全部去污染的术后感染率低于选择性去污染
6. 下列关于淋病的描述，错误的是
   A. 由淋病奈瑟球菌引起
   B. 淋病的致病菌对外界的抵抗力强
   C. 低效消毒剂即可杀灭致病菌
   D. 有症状的患者是传染源
   E. 健康人通过接触被污染的便器也可被感染
7. ABC 时间管理法的第一个步骤是
   A. 列出工作目标

B. 目标分类

C. 排列顺序

D. 分配时间

E. 实施

8. 传播者是健康信息传播的主体，在健康传播中，传播者应该注意

A. 根据传播者的特点，选择恰当的传播渠道

B. 树立良好的形象

C. 根据传播者的兴趣爱好，不断调整传播行为

D. 收集、选择对传播者有价值的信息

E. 根据传播者的特点，选择正确的传播媒介

9. 个案护理方式的优点不包括

A. 病情观察全面

B. 护患沟通机会多

C. 职责任务明确

D. 护理工作连续性强

E. 护士责任心增强

10. 以下有关内源性感染预防原则的叙述，错误的是

A. 避免扰乱患者的正常防御机制

B. 仔细检查，明确患者的潜在性病灶

C. 明确机体带菌状态

D. 如有必要，可限制使用抗生素

E. 抵抗力下降的高危人群应采取保护性隔离和全部去污染

11. 下列关于原位菌群失调的叙述，正确的是

A. 又称定位转移

B. 即正常菌群在外来菌的入侵下在原有部位发生了数量或种类结构上的变化

C. 失调因素被消除后，正常菌群均可自然恢复

D. 免疫力低下的患者仅发生原位菌群失调

E. 二度失调为菌群发生了病理波动

12. 下列做法符合抗感染药物合理应用原则的是

A. 首选广谱抗生素

B. 氨基糖苷类抗生素与β-内酰胺类药物同瓶滴注

C. 尽可能选用多种抗生素，联合用药

D. 将红霉素用注射用水溶解后放入500ml 生理盐水中静脉滴注

E. 急性胆囊炎，使用抗生素治疗后，体温恢复正常，继续用药 2 周，以巩固疗效

13. 属于护理组织文化中显性内容的是

A. 护理哲理

B. 价值观念

C. 组织形象

D. 道德规范

E. 组织精神

14. 质量管理和评价要有组织保证，落实到人。在我国医院质量督导科（组）或质量管理委员会的上一级组织一般为

A. 院长

B. 护理部主任

C. 护理部

D. 护理部副主任

E. 科护士长

15. “协议授权”程序属于目标管理的

A. 计划阶段

B. 实施阶段

C. 执行阶段

D. 评价阶段

E. 检查阶段

16. 下列化学消毒剂中，可用于空气消毒的是

A. 75%乙醇

B. 2%戊二醛

C. 2%过氧乙酸

D. 3%过氧化氢

E. 0.5%氯己定

17. 以下哪项不属于健康教育评价的主要目的

A. 确定健康教育计划的合理性

B. 确定健康教育计划的现实性

C. 总结健康教育的成功和不足

D. 确定健康教育计划的执行情况

E. 确定健康教育预期目标的实现及持续性

18. 思维共振法是为了克服障碍，产生创造型方案的一种简单方法。这种决策的方法还可以称为

A. 名义集体决策法

B. 头脑风暴法

C. 德尔菲法

D. 电子会议法

E. 个人决策法

19. 新生儿脐带消毒应选用

A. 2%碘酊和75%乙醇

B. 无水乙醇

C. 0.9%生理盐水

D. 复方硼酸溶液

E. 1%过氧化氢

20. 关于医院有关规章制度的教育应该属于

A. 病房教育

B. 随诊教育

C. 入院教育

D. 候诊教育

E. 深入教育

21. 下列五家医院的手术室，外科洗手消毒的消毒药液存放方法不同，其中正确的是

A. 甲医院：消毒药液盛放于无菌治疗碗内，敞口放置

B. 乙医院：消毒药液盛放于无菌弯盘内，上面扣另一无菌弯盘

C. 丙医院：消毒药液盛放于有盖的下口瓶内，红外线感应式开关

D. 丁医院：消毒药液盛放于无盖的下口瓶内，脚踏式开关

E. 戊医院：消毒药液盛放于橡胶塞密封内，使用时用手倒出药液

22. 下列关于人际传播特点的描述，不正确的是

A. 是全身心的传播

B. 在传播中，情感信息的交流占重要地位

C. 在传播过程中，无论是传播者还是受传者，均要用多种感官来传递和接受信息

D. 以个体化信息为主

E. 在传播过程中，对已经确定好的传播策略、交流方式及内容不宜做调整和更改

23. 预防老年患者医院感染发生的最重要措施是

A. 工作人员认真洗手
B. 保持室内环境整洁
C. 加强生活护理
D. 做好环境监测
E. 减少介入性治疗的使用频率

24. 下列不属于Ⅱ类环境的是
A. 重症监护病房
B. 婴儿室
C. 注射室
D. 产房
E. 烧伤病房

25. 以下有关医院感染的叙述，正确的是
A. 由医源性因素引起的炎症均为院内感染
B. 家属在探视时获得的感染不属于院内感染
C. 由于诊疗措施激活的潜在性感染（如结核）不属于院内感染
D. 医院感染的研究对象主要是患者和医务人员
E. 凡是医务人员在院内发作的感染均为医院感染

26. 双人三班制排班方式的突出缺点是
A. 适用于专科性强的病区
B. 上班和休息时间集中
C. 便于分工协作
D. 利于新护士成长
E. 浪费人力

27. 四象限时间管理法的两个维度是指事情的
A. 战略性和战术性
B. 集体性和个人性
C. 时间性和紧迫性
D. 权威性和重要性
E. 重要性和紧迫性

28. 链霉素最主要的毒性反应是
A. 胃肠道反应
B. 球后神经炎
C. 骨髓抑制
D. 肝损害
E. 听神经损害

29. 激励机制的源头是
A. 明确动机
B. 洞察需要
C. 满足未满足的需要
D. 满足需要
E. 分析需要

30. 下列有关紫外线消毒的方法，错误的是
A. 使用紫外线灯消毒病室时，不得有人在室内；不能离开病室者，应适当遮盖
B. 照射时间应少于 20 分钟
C. 当病室内湿度过大时，应适当延长照射时间
D. 用于治疗室台面的消毒时，应将紫外线灯置于台面上方 1 米处
E. 用于病室内空气消毒的紫外线灯，可吸顶安装

31. 六淫致病中，性属“黏滞”的病邪为
A. 风邪
B. 寒邪
C. 暑邪
D. 湿邪
E. 燥邪

32. 风邪的特点是
A. 易伤阳气

B. 易耗伤津液

C. 易伤肺

D. 善行而数变

E. 易致肿疡

33. 中医五行归类中，人体五官是指

A. 心、肝、脾、肺、肾

B. 筋、骨、脉、肉、皮

C. 目、舌、鼻、口、耳

D. 大肠、小肠、胃、膀胱、胆

E. 目、舌、鼻、心、肝

34. 中医在自然界中的“五色”是指

A. 青、赤、紫、橙、黑

B. 青、赤、黄、白、黑

C. 赤、橙、黄、绿、紫

D. 蓝、绿、紫、橙、黑

E. 红、黄、蓝、白、黑

35. 中医饮食上的“五味”是指

A. 酸、苦、甘、辛、咸

B. 酸、苦、甘、甜、涩

C. 酸、苦、麻、辣、涩

D. 甜、辣、苦、涩、咸

E. 甜、辣、苦、酸、辛

36. 中医学的基本特点是

A. 辨证是中医认识疾病的方法

B. 一是整体观念，二是辨证论治

C. 治疗效果是检验辨证正确与否的标准

D. 辨证是治疗的前提和依据

E. 只有通过正确的辨证和治疗，才能取得预期的效果

37. 八纲辨证是指表里、寒热、虚实和

A. 浮沉

B. 盛衰

C. 润燥

D. 正邪

E. 阴阳

38. 引导病邪或有害物质，使之从口涌吐的方法为

A. 汗法

B. 下法

C. 吐法

D. 和法

E. 清法

39. 表证和里证的鉴别要点为

A. 咳嗽是否伴有咳痰

B. 寒热症状、内脏证候是否突出

C. 头身疼痛与否

D. 舌象的变化

E. 出汗量之多少

40. 患者同时出现恶寒与发热，常见于

A. 里实寒证

B. 阴虚或气虚发热

C. 外感病的表证阶段

D. 少阳病和疟疾

E. 实热证

41. 人员管理不包括

A. 选聘

B. 培训

C. 考评

D. 发现

E. 联系

42. 医院消毒灭菌的合格率为

A. 50%

B. 60%

C. 80%

D. 90%

E. 100%

43. 梅毒的病原体是

A. 钩端螺旋体

B. 密螺旋体

C. 梅毒螺旋体

D. 包柔螺旋体

E. 疏螺旋体属

44. 三级医院高级、中级、初级员工的比例是

A. 1∶3∶6

B. 1∶2∶8

C. 1∶3∶8

D. 1∶5∶8

E. 1∶7∶8

45. 消毒错误的是

A. 对阴道、膀胱或伤口黏膜创面的消毒，用500~1000mg/L 醋酸氯已定水溶液冲洗，至冲洗液变清为止。

B. 手术部位及注射部位的皮肤消毒，用5000mg/L 醋酸氯已定－乙醇（70%）溶液局部擦拭2遍，作用2分钟

C. 肌内注射时聚维酮碘消毒1次

D. 对细菌繁殖体污染物品的消毒，用含有效碘250mg/L 的消毒液浸泡30分钟。

E. 聚维酮碘对二价金属制品有腐蚀性，不应用于相应金属制品的消毒

46. 正常菌群绝大部分是

A. 金黄色葡萄球菌

B. 链球菌

C. 流感嗜血杆菌

D. 拟杆菌

E. 厌氧菌

47. 预防性应用抗生素的预防时间错误的

A. 术前72小时给予预防性抗生素

B. 有明确指征，并选择在特定手术中，对可能引起手术部位感染的最常见致病菌有效的药物

C. 在术前0.5~1.0小时通过静脉给予一次足量抗生素

D. 在择期的结直肠手术前，还需通过导泻或灌肠剂进行肠道准备

E. 万古霉素不作为常规药物

48. 对于有明确潜伏期的感染，入院后多长时间内发生的感染为医院感染

A. 24小时

B. 36小时

C. 48小时

D. 72小时

E. 超过平均潜伏期后

49. 患者应用头孢菌素和替硝唑后发生的感染属

A. 二重感染

B. 一度菌群失调

C. 二度菌群失调

D. 细菌感染

E. 病毒感染

50. 分权式排班的突出优点是

A. 提高员工积极性

B. 照顾护士的个别需要

C. 促进团体凝聚力

D. 激励员工自主性

E. 节省排班时间

51. 健康信息的特点不包括

A. 前瞻性

B. 随机性大
C. 来源广泛
D. 内容繁杂
E. 质量要求高

52. 表浅手术切口感染是指发生在手术后
A. 10 天内
B. 30 天内
C. 60 天内
D. 120 天内
E. 180 天内

53. 健康教育是一种全民教育，表现在
A. 以疾病为中心
B. 以患者为中心
C. 以社区为中心
D. 以生活方式为中心
E. 以健康为中心

54. 关于健康教育的叙述不正确的是
A. 健康教育是有计划、有组织、有评价的系统干预活动
B. 健康教育是通过信息传播和行为干预，帮助个人和群体掌握卫生保健知识，树立健康观念，并强制其采纳有利于健康的行为和生活方式的教育活动和过程
C. 健康教育以调查研究为前提
D. 传播健康信息是健康教育的主要措施
E. 健康教育以改善对象的健康相关行为为目标

55. 被称为“科学管理之父”的是
A. 法约尔
B. 泰勒
C. 韦伯
D. 梅奥
E. 卢因

56. 健康教育诊断中的社会诊断的重点内容包括
A. 文化指标
B. 社会环境和生活质量
C. 社会政策
D. 目标人群的生活环境
E. 目标人群的年龄和职业

57. 下列情况下，不需要洗手的是
A. 在进行护理操作时，可能接触了患者的体液、分泌物、排泄物和污染的器械后
B. 护理 2 个患者之间
C. 脱手套后
D. 护理人员给患者测血压后，进行导尿前
E. 与患者交谈后

58. 下列属于反馈控制指标的是
A. 急救物品完好率
B. 护理人员素质
C. 常规器械消毒灭菌率
D. 现场检查
E. 基础护理合格率

59. “系统的功能不是各个要素简单的叠加，而是大于各个个体的功效之和”描述的是系统的
A. 整体性
B. 目的性
C. 相关性
D. 层次性
E. 环境适应性

60. 确诊血管相关性感染时，导管尖端培养

结果为阳性的是

A. 细菌数每平板≥3CFU

B. 细菌数每平板≥5CFU

C. 细菌数每平板≥10CFU

D. 细菌数每平板≥12CFU

E. 细菌数每平板≥15CFU

61. 人类的社会行为

A. 由人的生物性所决定

B. 由人的社会性所决定

C. 主要通过遗传确立

D. 其造就机构来自自然环境

E. 是人类的最基本行为

62. 接受者将通道中加载的信息翻译成他能理解的形式为

A. 编码

B. 解码

C. 加密

D. 加码

E. 翻译

63. 下列属于权力性影响力的构成因素的是

A. 品格因素

B. 才能因素

C. 资历因素

D. 知识因素

E. 感情因素

64. 老年人消化系统的主要变化是

A. 胃肠蠕动减慢，胃排空延迟

B. 膀胱容量减少

C. 胸式呼吸减弱，腹式呼吸相对增强

D. 儿茶酚胺含量减少

E. 甲状腺功能降低

65. 以下不属于教育计划的主要内容的是

A. 教育时间

B. 教育场所

C. 教学方法及工具

D. 教育目标

E. 教育人员

66. 戴明环（PDCA 循环）中“D”指

A. 计划

B. 处理

C. 检查

D. 执行

E. 评估

67. 为新生儿首次接种乙肝疫苗的剂量为

A. 10mg

B. 5μg

C. 5mg

D. 10μg

E. 30μg

68. 根据双因素理论，下列属于激励因素的是

A. 人际关系

B. 工作条件

C. 组织政策

D. 领导赏识

E. 工作环境

69. 医院院内培训方法是

A. 业余大学培训

B. 自学高考

C. 自学和临床实践

D. 网络学院和国内外进修

E. 参观及各种形式的学术交流

【A2 型题】

70. 患者，男性，61 岁，退休干部。退休后，其周围的人发现他常常表现出过度克制的情绪，如强行压抑自身的愤怒、

悲伤等负性情绪的发泄。这种健康相关行为的类型为

A. 避开有害环境
B. 戒除不良嗜好
C. 预警行为
D. 日常危害健康行为
E. 致病性行为模式

71. 患者，男性，52 岁，工人。因肝硬化、食管静脉曲张破裂出血入院。患者有 18 年每天喝白酒半斤的习惯，入院后护士对其病情评估后计划将其纳入一个健康教育研究中，患者在得知自己作为被研究和观察对象而表现出异乎寻常的行为。此现象称为

A. 雷诺效应
B. 首因效应
C. 皮尔效应
D. 霍桑效应
E. 雷蒙效应

72. 某医院门诊准备利用半天时间在医院附近公共场所进行一次关于吸烟有害健康的卫生知识普及活动，以便居民自觉遵守公共场所不准吸烟的社会公德，戒除吸烟的不良习惯，此次活动最适合的传播方式是

A. 召开座谈会
B. 小组讨论
C. 播放电影
D. 出版报刊
E. 印发传单

73. 某医院计划发展社区护理服务项目，需要对计划的前提条件进行评估分析。属于医院外部前提条件的是

A. 可提供社区服务的护理人员
B. 医院医疗设备情况
C. 医院可提供社区服务中心的场所
D. 医院所处社区人口的数量
E. 医院建立社区服务中心的经费

74. 某医院护理部质控组若用 PDCA 循环的管理方法，实行护理质量控制，依据既定的质量标准定期到临床查找问题，分析原因，针对原因制定改进措施，实施并反馈，不断改进提高，该医院实行护理质量控制过程中的依据是

A. 统计数据
B. 质量标准
C. 个人观察
D. 问卷调查
E. 书面报告

75. 某医院护理部在护理质量管理中运用 PDCA 循环的护理管理方法，对护理质量持续改进，其中“P”代表的含义是

A. 计划
B. 检查
C. 执行
D. 循环
E. 处置

76. 某胃大部分切除术后的患者自诉腹部切口疼痛加重，检查发现患者有体温升高、脉搏加速和血白细胞计数增多等，如果确诊为医院感染，其主治医师最迟在何时填表报告医院感染管理科

A. 立即
B. 6 小时内
C. 8 小时内
D. 12 小时内

E. 24 小时内

77. 某三级甲等医院内分泌科门诊，以预约门诊的形式每个月都将孕妇集中起来，为她们进行有关孕期和产后保健的讲座、行为指导或技能培训，这种健康教育的方式称为

A. 门诊咨询教育

B. 候诊教育

C. 随诊教育

D. 门诊专题讲座及培训班

E. 门诊教育

78. 患者，男性，56 岁。因青光眼急性发作住院治疗。术后第 2 天，护士小王来到病房向患者讲解术后眼球按摩的相关知识，在交谈中小王不恰当的交流行为有

A. 只围绕术后眼球按摩方法这一个主题，没有涉及其他内容

B. 当对方表现出明显的焦虑和担心时，小王改变了话题

C. 在倾听的过程中注意观察患者的面部表情

D. 在交谈时让患者选择舒适的体位

E. 结束时留给患者一份书面的材料

79. 某护士长在领导护士完成病房护理工作的过程中，注意个人目标和组织目标协调一致，这样护士的行为趋向统一，对实现组织目标并取得成效非常有益。这种领导方法符合领导工作的

A. 指明目标原理

B. 协调目标原理

C. 沟通联络原理

D. 激励原理

E. 直接管理原理

80. 患者，男性，65 岁。因脑出血住院治疗，经积极治疗，患者病情稳定，但出现吞咽困难，给予留置胃管。患者留置胃管期间，下列哪项措施不能预防肺炎的发生

A. 协助患者取半卧位

B. 鼻饲液应少量多次给予

C. 使用硫糖铝保护胃黏膜

D. 每日给予口腔护理

E. 使用 H_2 受体阻断药

81. 某关节置换手术后的患者，手术后第 1 天因患肢痛而不愿下床活动，护士就告诉患者早期活动的重要性，患者看到其他患者都可以坚持活动，而且亲朋好友也鼓励他下床活动，之后患者就愿意按照计划进行康复锻炼。患者的这种行为受到了哪类因素的影响

A. 强化因素

B. 促成因素

C. 倾向因素

D. 环境因素

E. 学习因素

82. 患者，女性，32 岁。在得知自己被确诊为乳腺癌早期时，忍不住躺在病床上失声痛哭。这时护士小高轻轻走近，在她的床边坐下，默默递给她一张面巾纸，并轻轻地拍拍她的肩膀。小高的行为属于

A. 动态体语

B. 仪表形象语言

C. 同类语言

D. 时空语言

E. 反馈语言

83. 某患者今日做肠镜检查。检查结束后对肠镜进行常规消毒，关于消毒后菌落数下列最正确的是

A. 每件≤5CFU

B. 每件≤10CFU

C. 每件≤15CFU

D. 每件≤20CFU

E. 每件≤30CFU

84. 某社区护士通过长期社区健康教育手段，进行社区居民健康相关行为干预，帮助社区居民减少吸烟、酗酒、高钠盐、高脂饮食等心脑血管疾病的危险因素，降低了该社区居民心脑血管疾病的发病率和死亡率，收到良好的效果，这是因为健康教育本身就是一种

A. 社会性宣传教育

B. 社区教育

C. 健康促进

D. 治疗方法

E. 改善患者从医行为的方法

85. 某患者，上消化道大出血，乙型病毒性肝炎“大三阳”。急救过程中，护士小张的手部被大量血液污染。此时小张应

A. 反复洗手

B. 用肥皂水浸泡双手

C. 先洗手，再用手消毒剂搓洗 2 分钟

D. 先用手消毒剂搓洗 2 分钟，再洗手

E. 采用外科洗手消毒法

【B 型题】

（86~88 题共用备选答案）

A. 直线型组织结构

B. 职能型组织结构

C. 职能-参谋型组织结构

D. 分部制组织结构

E. 委员会组织结构

86. 执行某方面管理职能并以集体活动为主要特征的组织形式是

87. 实行“集中政策，分散经营”集中领导下的分权管理的是

88. 最简单的组织结构类型，组织内部不设参谋部门的是

（89~91 题共用备选答案）

A. 日常健康行为

B. 避开有害环境行为

C. 戒除不良嗜好行为

D. 预警行为

E. 保健行为

89. 小王最近被任命为部门经理，工作内容一下子增加了许多，工作压力也越来越大，为了缓解由此带来的焦虑，小王到某健身俱乐部办了一张会员卡，她每周在工作之余定期到该健身俱乐部练习瑜伽，以缓解身心的紧张。小王的行为属于

90. 自从被查出患糖尿病后，老王主动戒烟、戒酒。老王的行为属于

91. 王某的女儿今年 3 岁，在女儿出生后，她就带女儿到某三甲医院儿童保健科为女儿建立保健档案，并定期体检身体。王某的行为属于

（92~94 题共用备选答案）

A. 在健康教育计划执行过程中发生的对目标人群产生影响的事件

B. 测量者的态度和行为使目标人群受到暗示

C. 由于偶然因素，个别被测试对象的某特征水平过高或过低

D. 在评价阶段如果干预组和对照组选择不均衡，可引起选择偏倚

E. 健康教育项目使用问卷的有效性和准确性

92. 时间因素为

93. 测量者因素为

94. 回归因素为

（95~97 题共用备选答案）

A. 75%乙醇

B. 2%过氧乙酸

C. 0.5%聚维酮碘

D. 10mg/L 二溴海因

E. 2%戊二醛

95. 可用于术前刷手的是

96. 可用于胃镜消毒的是

97. 可用于水质消毒的是

（98~100 题共用备选答案）

A. 贯穿始终的针对个体、组织以及政策和环境的评价

B. 进行目标人群选择、策略确定、方法设计

C. 全面反映健康教育项目的成功与不足

D. 对目标人群相关行为及其影响因素的变化的评价

E. 目标人群生活质量的变化的评估

98. 形成评价即

99. 过程评价即

100. 效应评价即

参考答案

相关专业知识　优选卷一

【A1 型题】

1. E　2. D　3. C　4. B　5. C　6. B

7. A　8. B　9. D　10. E　11. E　12. D

13. C　14. C　15. A　16. C　17. B

18. B　19. A　20. C　21. C　22. E

23. C　24. C　25. D　26. E　27. E

28. E　29. B　30. B　31. D　32. D

33. C　34. B　35. A　36. B　37. E

38. C　39. B　40. D　41. E　42. E

43. C　44. A　45. C　46. E　47. A

48. E　49. A　50. B　51. A　52. B

53. E　54. B　55. B　56. B　57. E

58. E　59. A　60. E　61. B　62. B

63. C　64. A　65. D　66. D　67. D

68. D　69. C

【A2 型题】

70. E　71. D　72. E　73. D　74. B

75. A　76. E　77. D　78. B　79. B

80. E　81. A　82. A　83. D　84. D

85. D

【B 型题】

86. E　87. D　88. A　89. B　90. C

91. E　92. A　93. B　94. C　95. C

96. E　97. D　98. B　99. A　100. D

解　析

扫码查看

相关内容

协和护考

全国护理学中级（主管护师）资格考试优选卷

相关专业知识
优选卷（二）

中国协和医科大学出版社
北　京

相关专业知识
优选卷（二）

【A1 型题】

1. 测量生活质量的主观指标是指目标人群
   A. 对生活满意度的感受
   B. 生活的物理环境
   C. 生活的经济环境
   D. 生活的文化状况
   E. 目标人群的疾病状况
2. 不属于护士义务的是
   A. 掌握抗生素的适应证
   B. 应当遵守法律
   C. 发现患者病情危急，应当立即通知医师
   D. 在紧急情况下，为抢救垂危患者生命，应当先行实施必要的紧急救护
   E. 护士发现医嘱违反法律、法规、规章或者诊疗技术规范规定的，应当及时向开具医嘱的医师提出
3. 下列理论属于行为改造激励理论的是
   A. 需要层次理论
   B. 期望理论
   C. 双因素理论
   D. 强化理论
   E. 公平理论
4. 领导生命周期理论认为，最有效的领导风格应随着
   A. 领导者的成熟度的变化而变化
   B. 领导者的领导能力的变化而变化
   C. 员工的成熟度的变化而变化
   D. 员工的工作成熟度的变化而变化
   E. 员工的心理成熟度的变化而变化
5. 医院感染较短时间和小范围的爆发或流行
   A. 患病率
   B. 发病率
   C. 罹患率
   D. 感染率
   E. 引入率
6. 下列不属于传播的特点的是
   A. 可区分高可变性行为与低可变性行为
   B. 传递的是健康信息
   C. 有明确的目的性
   D. 力图达到改变个人和群体的知识
   E. 过程具有复合性
7. 医院健康教育的意义不包括
   A. 提高患者依从性
   B. 心理治疗
   C. 密切医患关系
   D. 降低医疗成本
   E. 提高医院知名度
8. 艾滋病隔离采用
   A. 严密隔离
   B. 体液、血液隔离
   C. 接触隔离
   D. 呼吸道隔离
   E. 消化道隔离

9. 授权是指领导者授予下属一定的

A. 权力

B. 责任

C. 权力和责任

D. 任务

E. 职责

10. 领导者给予每个成员高度的自主权，只对下属提出工作目标，但对下属完成任务的各个阶段的活动不加干涉，除非下属要求，否则不做主动的指导。这种领导作风属于

A. 权威型

B. 命令型

C. 民主参与型

D. 专权型

E. 自由放任型

11. 下列属于高度危险物品的是

A. 胃镜

B. 体温表

C. 便盆

D. 导尿管

E. 压舌板

12. 骨髓移植病房应采用下列哪种消毒方法

A. 循环风紫外线空气消毒器

B. 静电吸附式空气消毒器

C. 层流洁净系统

D. 紫外线灯消毒

E. 臭氧消毒

13. 下列有关保护性隔离的患者隔离室的设备，叙述错误的是

A. 有独立空调

B. 有单独的沐浴设备

C. 为单间

D. 房间为负压

E. 有空气净化装置

14. 下列可以不接种乙肝疫苗的医护人员是

A. 外科医生

B. 监护病房护士

C. 门诊护士

D. 血液透析室护士

E. 助产士

15. 下列关于医院感染常见病原体的叙述，错误的是

A. 常为多重耐药菌株

B. 大部分为人体正常菌群的转移菌或机会致病菌

C. 常侵犯免疫功能低下的宿主

D. 大肠埃希菌是尿路感染的主要病原菌

E. 同一种细菌，医院外分离出的病原体菌株的耐药性更强、更广

16. 下列物品与所选用的消毒灭菌方法对应不妥的是

A. 耐热的玻璃器材：干热灭菌法

B. 不耐热的塑料制品：3%过氧化氢

C. 不耐热的精密仪器：2%戊二醛

D. 伤口清洗：5%过氧化氢

E. 物品表面：0.4%过氧乙酸

17. 使用季铵盐类消毒剂消毒物品时，下列叙述错误的是

A. 苯扎溴胺仅能杀灭部分细菌繁殖体和亲脂病毒

B. 双链季铵盐用作皮肤消毒时，浓度为500mg/L，作用时间为2~5分钟

C. 苯扎溴胺用于黏膜消毒时，浓度为500mg/L，作用时间为3~5分钟

D. 可用于环境表面消毒

E. 与肥皂、洗衣粉等合用时，有增强消毒效果的作用

18. 根据格林模式，健康教育诊断的六个方面不包括

A. 社会诊断

B. 流行病学诊断

C. 行为诊断

D. 环境诊断

E. 资源诊断

19. “组织中的主管人员直接管辖的下属人数应是适当的，才能保证组织的正常运转”所描述的组织设计原则是

A. 责权一致原则

B. 分工协作原则

C. 有效管理幅度原则

D. 最少层次原则

E. 目的统一性原则

20. 戊二醛灭菌的浓度及时间

A. 2%，10 小时

B. 0.1%，10 小时

C. 3%，10 小时

D. 4%，10 小时

E. 2%，5 小时

21. 授权最根本的一条原则是

A. 视能授权

B. 合理授权

C. 合法授权

D. 监督控制

E. 权责对等

22. 下列沟通障碍的原因中，不属于发送者的障碍的有

A. 目的不明，导致信息内容的不确定性

B. 表达模糊，导致信息传递错误

C. 选择失误，导致信息误解的可能性增大

D. 言行不当，导致信息理解错误

E. 过度加工，导致信息的模糊或失真

23. 解决各方面的矛盾，使整个组织和谐一致，使每一个部门、单位和组织成员的工作同既定的组织目标一致。这句话描述的是

A. 沟通

B. 领导

C. 激励

D. 协调

E. 组织

24. 临床护理活动的基础质量的评价，主要着眼于评价执行护理工作的

A. 基本条件

B. 环境条件

C. 仪器设备

D. 护理人员素质

E. 规章制度

25. 不属于人的本能行为的有

A. 吃饭

B. 性行为

C. 躲避行为

D. 选择健康生活方式

E. 睡眠

26. 空气卫生学标准中Ⅱ类环境的标准是

A. 小于 200CFU/m^3

B. 小于 20CFU/m^3

C. 小于 100CFU/m^3

D. 小于 400CFU/m^3

E. 小于 500CFU/m^3

27. 小组讨论时，适宜的小组人数一般为
A. 2~5 人
B. 3~6 人
C. 6~10 人
D. 10~15 人
E. 15~20 人

28. 目标管理的基本特点是强调
A. 以经济为中心
B. 以整体人为中心
C. 以工作为中心
D. 以自我管理为中心
E. 以人际关系为中心

29. 护士小李要为甲、乙两位患者更换引流袋，其操作过程如下，正确的是
A. 洗手→戴手套→换甲患者引流袋→洗手→换乙患者引流袋→摘手套→洗手
B. 洗手→戴手套→换甲患者引流袋→换乙患者引流袋→摘手套→洗手
C. 洗手→戴手套→换甲患者引流袋→换手套→换乙患者引流袋→摘手套→洗手
D. 洗手→戴手套→换甲患者引流袋→摘手套→洗手→戴手套→换乙患者引流袋→摘手套→洗手
E. 洗手→戴手套→换甲患者引流袋→摘手套→洗手→戴手套→换乙患者引流袋→洗手→摘手套

30. 通过血液传播的是
A. HBV、HCV、HDV
B. HAV、HCV、HDV
C. HAV、HCV、HDV
D. HAV、HCV、HDV
E. HBV、HCV、HEV

31. 肝开窍于
A. 目
B. 耳
C. 口
D. 鼻
E. 舌

32. 为防止中草药变性而影响疗效，煎药用具不宜选
A. 砂锅
B. 瓦罐
C. 搪瓷罐
D. 铁锅
E. 不锈钢锅

33. 中药的四气是指
A. 中药的四种特殊气味
B. 寒凉药具有散寒、助阳的作用
C. 中药的寒、热、温、凉四种药性
D. 中药的辛、咸、甘、苦四种味道
E. 温热药具有清热、解毒的作用

34. 下列属虚证的临床症状为
A. 体质多壮实
B. 精神萎靡，虚证者声低息微
C. 声高气粗
D. 胸腹按之疼痛，胀满不减
E. 脉象有力

35. 主宰生长发育功能的脏腑为
A. 心
B. 肝
C. 脾
D. 肺
E. 肾

36. 五脏六腑之间的关系实际上为
A. 虚实关系
B. 相生关系
C. 相克关系
D. 阴阳表里关系
E. 连带关系

37. 论治的主要依据是
A. 病理
B. 病位
C. 病性
D. 病因
E. 辨证的结果

38. 中医学中，广义的“精”是指
A. 血
B. 津液
C. 一切精微物质
D. 生殖之精
E. 脏腑

39. 脾的生理功能是
A. 运化水谷
B. 生成津液
C. 生成气血
D. 宣发肃降
E. 外举清气

40. 不属于中医急重症的是
A. 高热
B. 神昏
C. 血证
D. 痿证
E. 痉证

41. 1997 年中国健康教育协会医院健康教育学术委员会宣告成立，标志着我国医院健康教育与健康促进的全国协作网络的形成，宣告成立的城市是
A. 上海市
B. 北京市
C. 海口市
D. 厦门市
E. 杭州市

42. 下列关于相对危险度的叙述正确的是
A. 是指非暴露组与暴露组医院感染率之比
B. 表示暴露组的住院患者中发生医院感染的危险性的倍数
C. 大于 1 时，表明该因素会减少医院感染的发生
D. 等于 1 时，表明所研究的因素与感染发生有联系
E. 小于 1 时，表明该因素会增加医院感染的发生

43. 门诊教育往往侧重于以下哪项的防治教育
A. 慢性病的教育
B. 危重疾病的教育
C. 常见疾病的教育
D. 发病机制的教育
E. 传染性疾病的教育

44. 按照计划的时间划分，长期计划的时间在
A. 10 年以上
B. 8 年以上
C. 5 年以上
D. 3 年以上
E. 1 年以上

45. 管理的最少层次原则要求，一般情况下从高层领导到基层领导较为合适的组织

层次是

A. 1~2 个层次

B. 2~4 个层次

C. 6~8 个层次

D. 4~6 个层次

E. 8~9 个层次

46. 在健康教育评价中，下面哪项贯穿健康教育计划的全程

A. 效应评价

B. 目的评价

C. 结局评价

D. 总结评价

E. 过程评价

47. 下列行为属于日常健康行为的是

A. 平衡膳食

B. 戒烟

C. 开车系安全带

D. 预防接种

E. 定期体检

48. 在护理人才的智能结构中，属于能力结构的是

A. 表达能力

B. 实践能力

C. 记忆力

D. 观察力

E. 思考力

49. 知信行模式中信念是

A. 基础

B. 目标

C. 动力

D. 结果

E. 潜力

50. 主持人通过播放短片提问点名等方式属

A. 控制讨论的局面

B. 打破僵局

C. 开场白

D. 鼓励发言

E. 对讨论的问题进行小结

51. 有吸烟、酗酒，又有吸毒、性乱的属

A. 日常危害健康行为和违规行为

B. 健康行为

C. 违规行为

D. 正常行为

E. 异常行为

52. 内容比较系统、深入的健康教育是

A. 入院教育

B. 出院教育

C. 门诊教育

D. 病房教育

E. 社区教育

53. 护士自发形成的志愿者为

A. 非正式组织

B. 正式组织

C. 直线-参谋型组织结构

D. 直线型组织结构

E. 职能型组织结构

54. 对人际传播中有关谈话的技巧描述不正确的是

A. 一次谈话可以尽可能多地涉及多个主题

B. 重点内容应适当重复

C. 在谈话过程中可以适当停顿，以给对象思考、提问的机会

D. 谈话的速度要适中

E. 注意对方的反馈

55. 激励机制的核心是

A. 洞察需要

B. 明确动机

C. 与反馈相互补充

D. 与约束相互补充

E. 满足需要

56. 管理的方法中，最基本的、传统的管理方法是

A. 思想教育方法

B. 法律方法

C. 社会心理学方法

D. 行政方法

E. 经济方法

57. 健康信念模式在产生促进健康行为、摒弃危害健康行为的实践中遵循的步骤依次为

A. 知觉到易感性和严重性、知觉到益处和障碍、自我效能

B. 知觉到易感性和严重性、自我效能、知觉到益处和障碍

C. 自我效能、知觉到益处和障碍、知觉到易感性和严重性

D. 自我效能、知觉到易感性和严重性、知觉到益处和障碍

E. 知觉到益处和障碍、知觉到易感性和严重性、自我效能

58. 下列预防医护人员发生医院感染的措施不正确的是

A. 定期进行身体检查

B. 养成良好的洗手习惯

C. 接触被患者血液污染的器械时戴手套

D. 为患者进行口腔治疗时，戴口罩和眼防护罩

E. 被乙肝病毒表面抗原阳性的器械刺破皮肤时，应及时进行疫苗接种

59. 预防重症监护治疗病房（ICU）医院感染的原则是

A. 合理设计病室环境

B. 加强工作人员的责任心

C. 尽量减少介入性血流动力学监护的使用频率

D. 制定防止感染的管理制度

E. 合理使用抗生素

60. 下列符合医院内下呼吸道感染的病原学诊断标准的是

A. 痰细菌定量培养分离病原菌数 $\geq 10^8$CFU/ml

B. 痰细菌定量培养分离病原菌数 $\geq 10^7$CFU/ml

C. 痰细菌定量培养分离病原菌数 $\geq 10^6$CFU/ml

D. 痰细菌定量培养分离病原菌数 $\geq 10^5$CFU/ml

E. 痰细菌定量培养分离病原菌数 $\geq 10^4$CFU/ml

61. 鼓励一切思想，禁止批评的团体决策是

A. 头脑风暴

B. 名义集体决策

C. 德尔菲法

D. 电子会议法

E. 问卷调查

62. 下列抗生素联合使用会导致抗生素毒性增加的是

A. 庆大霉素+卡那霉素

B. 青霉素+红霉素

C. 红霉素+磺胺类

D. 庆大霉素+红霉素

E. 青霉素+头孢菌素

63. 美国等西方国家将传播学的概念引入健康教育领域，并逐渐形成健康传播学是在20世纪

A. 40年代

B. 30年代

C. 50年代

D. 60年代

E. 70年代

64. 狭义的质量指

A. 过程质量

B. 工作质量

C. 产品质量

D. 结果质量

E. 学习质量

65. 下列属于开放式提问的问题是

A. 您今天吃过药了吗

B. 您是河北人吧

C. 您是怎样看待自己的病情的

D. 您是在哪里做的检查？检查结果如何

E. 睡了一晚上，您一定觉得好多了吧

66. 在社会认知理论中，实现自我控制的最重要因素是

A. 靶行为的确认

B. 自我观察

C. 设定行为完成的标准

D. 根据标准评估行为的完成情况

E. 自我奖赏

67. 以下不属于医院感染的是

A. 门诊患者在医院内获得的感染

B. 医护人员在医院内获得的感染

C. 护工在医院内获得的感染

D. 患者在院外获得、在住院期间发生的感染

E. 患者在上次住院时获得，本次住院时发生的感染

68. 行为诊断的主要目的是

A. 确定导致目标人群疾病或健康问题发生的行为危险因素

B. 确定目标人群的疾病和健康问题

C. 确定目标人群行为与疾病或健康问题的相关性

D. 确定目标人群正在处在发展期或刚刚形成的行为

E. 确定目标人群形成的时间已久的行为

69. 对童年期心理的描述错误的是

A. 注意占优势

B. 喜怒哀乐易表现于面部

C. 逻辑记忆发展成熟

D. 持久性差

E. 性格逐渐形成

70. 医院健康教育的重点是

A. 医护人员教育

B. 患者教育

C. 住院教育

D. 社区教育

E. 门诊教育

【A2 型题】

71. 某患者无青霉素药物过敏史，青霉素皮肤试验（-），护士随即遵照医嘱给予青霉素静脉滴注。5分钟后患者突然发生休克，这种情况应该判定为

A. 护理事故

B. 医疗事故

C. 护理差错

D. 意外事件

E. 护理缺陷

72. 某乳腺癌术后患者，因为担心形象不好及癌症转移，对未来生活失去信心。责任护士每天反复对其进行心理护理及健康宣教，使其终于恢复了对未来生活的信心。责任护士采用的有效沟通方法属于

A. 创造良好的沟通环境

B. 学会有效的倾听

C. 增强语言文字的感染力

D. “韧性”沟通

E. 重视沟通细节的处理

73. 患者，女性，22 岁。因“肺结核”入院，护士询问其学习了预防结核病的宣传手册后有什么疑问，患者提出为什么结核分枝杆菌对消毒剂抵抗力强。护士应告诉患者

A. 因为结核分枝杆菌有荚膜

B. 因为结核分枝杆菌细胞壁厚

C. 因为结核分枝杆菌细胞壁含大量脂质

D. 因为结核分枝杆菌细胞壁有较多的蛋白质

E. 因为结核分枝杆菌细胞壁的成分主要是多糖

74. 某产妇计划剖宫产，青霉素药物过敏试验阳性，该产妇可以选择预防应用的抗生素是

A. 阿莫西林

B. 克林霉素

C. 复方阿莫西林

D. 头孢哌酮/舒巴坦

E. 甲硝唑

75. 某病区护士甲和护士乙有一次因为工作上的事情发生了争执，刚好护士长在旁边，护士长巧妙而幽默地化解了两人的矛盾。该护士长采用了有效沟通方法中的

A. 创造良好的沟通环境

B. 学会有效地聆听

C. 强化沟通能力

D. “韧性”沟通

E. 重视沟通细节的处理

76. 患者，女性，46 岁。因直肠癌进行直肠癌切除、结肠造口术，其住院期间的健康教育内容不包括

A. 直肠癌的病因及发病机制

B. 直肠癌的主要临床表现

C. 直肠癌的治疗原则及方法

D. 直肠癌术后复查要求

E. 直肠癌术后常见的并发症

77. 患者，男性，70 岁。因脑卒中入住重症监护病房，为做好 ICU 医院感染的预防工作，工作人员应遵循的原则不包括

A. 提高患者抵抗力

B. 选用广谱抗生素

C. 采用保护性医疗措施

D. 选择非介入性监护方法

E. 减少介入性血流动力学监护的使用频率

78. 某医院研究一种新型手消毒剂的效果，将医院手术科室系统随机抽取 200 例患者，随机分为对照组（传统洗手法）

100例和实验组（使用手消毒剂）100例。结果对照组中发生医院感染5例，实验组为4例。下列选项正确的是

A. 可计算相对危险度，值为0.8

B. 可计算相对危险度，值为1.2

C. 可计算相对危险度，值为0.5

D. 可计算比值比，值为0.8

E. 可计算比值比，值为1.2

79. 当为某冠状动脉粥样硬化性心脏病（冠心病）患者进行健康教育时，患者向你表达了他认为吸烟对他的健康不会产生影响的想法，所以即使在患病期间，他仍然不想戒烟。患者的这种行为受到了哪类因素的影响

A. 倾向因素

B. 促成因素

C. 环境因素

D. 强化因素

E. 学习因素

80. 患者，男性，30岁。电工，Ⅲ度烧伤，烧伤总面积70%。对该患者应采用

A. 严密隔离

B. 消化道隔离

C. 呼吸道隔离

D. 保护性隔离

E. 接触隔离

81. 患者，男性，40岁。2周前在家捕鼠时，被鼠咬伤，3天前出现高热，全身疼痛、乏力，遂来院就诊，确诊为流行性出血热。对该患者的消毒隔离措施错误的是

A. 患者的衣物、床单用含有效氯500mg/L的消毒液浸泡10分钟以上

B. 患者的排泄物中需加入含氯消毒剂进行消毒

C. 病室空气用2%过氧乙酸，按8ml/m^{3}进行消毒

D. 患者家中应用含有效氯1000mg/L的消毒液进行喷洒消毒

E. 患者皮肤用0.5%聚维酮碘进行消毒

82. 针对某一社区高血压人群准备实施的健康教育计划而进行的评价，下列属于结局评价的是

A. 干预后高血压人群对疾病的看法

B. 高血压人群对各种干预活动的参与情况

C. 干预后高血压人群的行为是否发生改变

D. 高血压人群对各种干预措施的看法

E. 干预后高血压人群健康状况和生活质量的变化

83. 在健康教育效应评价过程中，社会支持属于

A. 倾向因素

B. 促成因素

C. 环境因素

D. 行为因素

E. 强化因素

84. 某儿科病房于2015年10月3日至10日共收治患儿60例，其中新生儿病房15例，有3例发生轮状病毒感染。计算新生儿轮状病毒感染率为

A. 5%

B. 10%

C. 15%

D. 20%

E. 25%

85. 护士长在管理过程中，遇到问题时经常发动护士们共同讨论，共同商量，集思广益，然后决策，并要求病房护士每个人各尽所能，各施其长，分工合作。这种领导作风属于

A. 专权型领导作风

B. 命令型领导作风

C. 权威型领导作风

D. 民主参与型领导作风

E. 自由放任型领导作风

【B 型题】

(86～87 题共用备选答案)

A. 医务人员教育

B. 患者教育

C. 住院教育

D. 病房教育

E. 门诊教育

86. 医院健康教育的重点是

87. 住院教育的重点是

(88～89 题共用备选答案)

A. 生理需要

B. 安全需要

C. 爱与归属的需要

D. 尊重的需要

E. 自我实现的需要

88. 护士需要就业保障、工作的环境安全、职业安全、经济保障等。这些属于

89. 护士希望获得友谊，希望与同事建立良好的人际关系，希望得到别人的关心和爱护。这些属于

(90～91 题共用备选答案)

A. 根据患者的病情、心理变化，进行有针对性的教育

B. 以医嘱的形式对患者的行为和生活方式给予指导

C. 根据季节、地域，给予常见疾病的防治教育

D. 根据全球形势给予教育

E. 根据经济条件进行教育

90. 健康教育处方是指

91. 住院教育可以

(92～94 题共用备选答案)

A. 洗手

B. 戴手套

C. 戴口罩、护目镜

D. 穿隔离衣

E. 戴口罩

92. 为患者输液后应

93. 为患者测血压时应

94. 进入隔离室时应

(95～97 题共用备选答案)

A. 0.5%

B. 1%

C. 7%

D. 8%

E. 10%

95. 500 张病床以上的医院感染发病率应低于

96. 100 张病床以下的医院感染发病率应低于

97. 500 张病床以上的医院中Ⅰ类手术切口部位感染率应低于

(98～100 题共用备选答案)

A. 您对健康是怎么理解的

B. 您上次复诊是什么时间

C. 您同意我们大家都支持的第一个方案吗

D. 您为什么不想再坚持康复训练呢

E. 这个检查是在哪里做的？您现在感觉怎么样

98. 在人际交流中，为了让对方很清楚地理解问题的核心，能够准确地回答出问题的要点，应避免使用的问题是

99. 适用于收集简明的事实性资料的问题是

100. 属于开放式提问的是

参考答案

相关专业知识 优选卷二

【A1 型题】

1. A 2. A 3. D 4. C 5. C 6. A
7. E 8. B 9. C 10. E 11. D 12. C
13. D 14. C 15. E 16. D 17. E
18. E 19. C 20. E 21. A 22. E
23. D 24. A 25. D 26. A 27. C
28. D 29. D 30. A 31. A 32. D
33. C 34. B 35. E 36. D 37. E
38. C 39. A 40. D 41. C 42. B
43. C 44. C 45. B 46. E 47. A
48. A 49. C 50. B 51. A 52. D
53. A 54. A 55. E 56. D 57. A
58. E 59. C 60. C 61. A 62. A
63. D 64. C 65. C 66. C 67. D
68. A 69. C 70. B

【A2 型题】

71. D 72. D 73. C 74. D 75. A
76. B 77. B 78. D 79. A 80. D
81. D 82. E 83. E 84. D 85. D

【B 型题】

86. B 87. D 88. B 89. C 90. B
91. A 92. A 93. E 94. D 95. E
96. C 97. A 98. E 99. B 100. A

解　析

扫码查看
相关内容

协和护考

全国护理学中级（主管护师）资格考试
优选卷

专业知识
[护理学亚专业]
优选卷（一）

中国协和医科大学出版社
北　京

专业知识［护理学亚专业］
优选卷（一）

【A1 型题】

1. 下列不属于糖尿病慢性并发症的是
   A. 神经病变
   B. 冠心病
   C. 视网膜病变
   D. 贫血
   E. 肾病
2. 胰腺癌最常见的首发症状是
   A. 黄疸
   B. 食欲缺乏
   C. 乏力、消瘦
   D. 消化不良
   E. 上腹痛及上腹饱胀不适
3. 下列哪项不是心绞痛的常见诱因
   A. 吸烟
   B. 睡眠
   C. 饱餐
   D. 寒冷
   E. 体力劳动
4. 慢性肾炎治疗的主要目的为
   A. 消除蛋白尿
   B. 消除血尿
   C. 防止或延缓肾功能进行性减退
   D. 改善消化道症状
   E. 消除水肿
5. 外科急腹症中最常见的是
   A. 急性胆囊炎
   B. 急性胰腺炎
   C. 急性肠梗阻
   D. 急性阑尾炎
   E. 急性胃十二指肠穿孔
6. 再生障碍性贫血的典型血常规特点是
   A. 全血细胞减少
   B. 淋巴细胞比例降低
   C. 网织红细胞<1.5%
   D. 嗜多色性红细胞比例升高
   E. 形态学上属于大细胞性贫血
7. 流行性出血热的典型症状“三痛”是指
   A. 头痛、腰痛、四肢痛
   B. 头痛、腰痛、肌肉酸痛
   C. 头痛、腰痛、眼眶痛
   D. 头痛、腰痛、腓肠肌痛
   E. 腰痛、腓肠肌痛、眼眶痛
8. 胺碘酮引起的最严重的不良反应为
   A. 肺纤维化
   B. 转氨酶升高
   C. 光过敏
   D. 角膜色素沉着
   E. 甲状腺功能亢进症或减退症
9. 误食有机磷农药中毒患者出现症状的时间一般是在接触毒物后
   A. 3 分钟至 5 分钟
   B. 5 分钟至 10 分钟
   C. 10 分钟至 2 小时

D. 2小时至6小时

E. 6小时至12小时

10. 原发性恶性骨肿瘤中最常见的是

A. 骨肉瘤

B. 骨髓瘤

C. 软骨肉瘤

D. 尤因肉瘤

E. 骨纤维肉瘤

11. 心搏骤停最可靠和迅速的判断依据是

A. 意识丧失和大动脉搏动消失

B. 呼吸停止

C. 心音消失

D. 瞳孔散大

E. 瞳孔对光反射消失

12. 下列慢性肾衰竭的临床表现中，哪项为最早、最突出的表现

A. 高血压

B. 心力衰竭

C. 贫血

D. 胃肠道症状如食欲缺乏、恶心、呕吐等

E. 出血倾向

13. 关于骨盆直肠窝脓肿的叙述正确的是

A. 肛周红、肿、热、痛明显

B. 属于慢性化脓性感染

C. 全身感染中毒症状明显

D. 病变发展可形成低位肛瘘

E. 是最常见的直肠肛管周围脓肿

14. 急性腹膜炎最主要的临床表现是

A. 腹痛

B. 发热

C. 恶心、呕吐

D. 脉搏加快

E. 全身中毒症状

15. 急性肾小球肾炎患儿使用青霉素治疗，其目的是

A. 治疗肾小球炎症反应

B. 预防复发

C. 彻底清除残存感染灶

D. 防止发生并发症

E. 预防肾衰竭的发生

16. 动脉导管未闭的杂音特点是

A. 胸骨左缘2、3肋间可闻及Ⅱ、Ⅲ级收缩期喷射性杂音

B. 胸骨左缘第3、4肋间可闻及Ⅲ、Ⅳ级粗糙的全收缩期杂音

C. 胸骨左缘第2、3肋间可闻及粗糙响亮的连续性机器样杂音

D. 胸骨左缘第2~4肋间可闻及Ⅱ、Ⅲ级喷射性收缩期杂音

E. 肺动脉瓣区可闻及响亮的喷射性全收缩期杂音

17. 外科临床最常见的脱水类型是

A. 高渗性脱水

B. 低渗性脱水

C. 慢性脱水

D. 等渗性脱水

E. 原发性脱水

18. 托马斯试验是为了检查髋关节的

A. 屈曲功能

B. 外展功能

C. 内收功能

D. 外旋功能

E. 内旋功能

19. 急性肾小球肾炎前驱感染最常见的病原体是

A. 大肠埃希菌

B. 金黄色葡萄球菌

C. 肺炎链球菌

D. A 族乙型溶血性链球菌

E. 柯萨奇病毒

20. 预防蛛网膜下腔麻醉后头痛的主要措施为

A. 术前做好心理准备

B. 术中注意头部保暖

C. 术后服用镇痛药

D. 术后保持环境安静

E. 术后去枕平卧 6~8 小时

21. 抗休克治疗最根本的措施是

A. 积极处理原发疾病

B. 及时纠正酸碱平衡失调

C. 早期应用血管活性药

D. 及时、快速、足量补充血容量

E. 应用正性肌力药以增加心肌收缩力

22. 肾病综合征患儿易合并感染的主要原因是

A. 长期使用利尿药

B. 长期使用激素

C. 低盐饮食

D. 限制饮水

E. 活动量增多

23. 有可能使血液黏稠度增加的先天性心脏病是

A. 房间隔缺损

B. 室间隔缺损

C. 动脉导管未闭

D. 法洛四联症

E. 肺动脉狭窄

24. 中毒后洗胃的时间窗应是在

A. 中毒后 2 小时内

B. 中毒后 6 小时内

C. 中毒后 8 小时内

D. 中毒后 10 小时内

E. 中毒后 12 小时内

25. 低渗性脱水主要特征是

A. 失钠<失水

B. 血钠<150mmol/L

C. 单纯失水

D. 失水<失钠

E. 单纯失钠

26. 嵌顿性疝手法复位后，护士应特别注意观察

A. 生命体征

B. 腹部症状、体征

C. 有无腹痛

D. 腹部有无肿块

E. 腹部皮肤有无破溃

27. 滴虫阴道炎的阴道分泌物常呈

A. 黄色脓性

B. 豆渣样

C. 乳凝块样

D. 稀薄，淡黄色

E. 脓血性，有臭味

28. 全身各器官均可发生结核病变，其中最常见的是

A. 结核性胸膜炎

B. 肺结核

C. 肾结核

D. 骨结核

E. 淋巴结结核

29. 急性出血性坏死性胰腺炎最常见的并发症是

A. 休克

B. 胰腺脓肿

C. 急性胰腺假囊肿

D. 化脓性感染

E. 急性肾衰竭

30. 二尖瓣狭窄所致的常见心律失常是

A. 窦性心动过缓

B. 窦性心动过速

C. 阵发性心动过速

D. 心房颤动

E. 心室颤动

31. 弥漫性慢性萎缩性胃炎患者一般不会出现

A. 贫血

B. 消瘦

C. 舌炎

D. 反酸

E. 腹胀

32. 消化性溃疡最常见的并发症是

A. 穿孔

B. 出血

C. 幽门梗阻

D. 癌变

E. 营养不良

33. 下列哪项是肾病综合征患者最常见的临床表现

A. 高血压

B. 水肿

C. 低蛋白血症

D. 面色苍白、乏力

E. 体位变动时易发生晕厥

34. 开放性气胸的紧急处理首先要

A. 充分给氧

B. 清创缝合

C. 胸腔闭式引流

D. 用厚敷料封闭伤口

E. 气管插管辅助呼吸

35. 下列关于肺脓肿的描述，错误的是

A. 吸入性肺脓肿的好发部位与支气管解剖、重力作用有关

B. 典型临床表现为高热、咳嗽，脓肿破溃后可咳出大量脓痰或脓臭痰

C. 吸入性肺脓肿最常见致病菌为金黄色葡萄球菌，而血源性肺脓肿则为厌氧菌

D. 抗感染和痰液引流是关键治疗

E. 肺脓肿患者反复感染、大咯血者应考虑手术治疗

36. 新生儿败血症最常见的致病菌是

A. 葡萄球菌

B. 大肠埃希菌

C. 沙门菌

D. 肺炎链球菌

E. 表皮葡萄球菌

37. 在下列症状和体征中，不属于葡萄胎的临床表现的是

A. 蛋白尿

B. 子宫比正常妊娠月份大

C. 停经后阴道流血

D. 白带增多

E. 卵巢黄素化囊肿

38. 下述不符合子宫内膜癌疾病特点的是

A. 生长缓慢

B. 转移较早

C. 绝经后妇女多见

D. 以腺癌为主

E. 早期症状不明显

39. 小儿较成人容易发生脱水是因为

A. 水代谢旺盛

B. 体表面积相对小

C. 消化功能差

D. 尿量多

E. 细胞外液相对少

40. 下列属于常见的高血压并发症的是

A. 慢性肾炎

B. 糖尿病

C. 夹层动脉瘤

D. 心、脑、肾和周围血管病

E. 眼底血管痉挛

41. 柯莱斯（Colles）骨折患者行石膏固定时腕关节应处于

A. 背伸位

B. 尺侧偏斜位

C. 屈腕尺偏位

D. 桡侧偏斜位

E. 背伸桡偏位

42. 关于产后抑郁的描述，错误的是

A. 产后抑郁可由多方面因素造成

B. 是一种精神病

C. 有家族倾向

D. 可表现出自我伤害行为

E. 与孕期不良生活事件有关

43. 化学治疗患者需要进行保护性隔离的白细胞计数为

A. $1.0\times10^9/L$

B. $2.0\times10^9/L$

C. $3.0\times10^9/L$

D. $4.0\times10^9/L$

E. $5.0\times10^9/L$

44. 新生儿寒冷损伤综合征最先出现硬肿的部位是

A. 面颊部

B. 上肢

C. 躯干

D. 小腿

E. 臀部

45. 比尔罗特Ⅱ式吻合术患者，术后发生胃肠吻合口出血，护士能观察到患者最主要的表现是

A. 脉搏细速、血压下降

B. 烦躁不安、面色苍白

C. 尿量减少、四肢湿冷

D. 头晕、心悸、出冷汗

E. 胃管内吸出大量血液

46. 上尿路结石最常见的类型是

A. 胱氨酸结石

B. 草酸钙结石

C. 尿酸结石

D. 磷酸镁铵结石

E. 碳酸钙结石

47. 伤寒患者的隔离期为

A. 体温正常后 5 天

B. 体温正常后 5 天，粪便培养阴性

C. 体温正常后每 5 天粪便培养 1 次，

连续2次阴性

D. 体温正常后每5天粪便培养1次，连续3次阴性

E. 自发病日起隔离4周

48. 卡托普利常见的不良反应是

A. 搏动性头痛

B. 刺激性干咳

C. 心悸

D. 低血压

E. 心动过缓

【A2型题】

49. 患者，男性，28岁。受凉后出现流涕、咽痛不适，咳嗽、咳黏液脓痰，双肺呼吸音粗，可闻及散在干、湿啰音。血常规示白细胞计数增多。胸部X线片示肺纹理增粗。最可能的诊断是

A. 急性上呼吸道感染

B. 急性支气管炎

C. 肺炎

D. 肺结核

E. 胸腔积液

50. 患者，女性，30岁。发现高血压3年。常规体检：BP 150/105mmHg，双下肢无水肿。查尿蛋白（+++），镜下见红细胞，尿比重1.027，无高血压家族史。最可能的诊断是

A. 急性肾小球肾炎

B. 急进性肾小球肾炎

C. 肾病综合征

D. 慢性肾小球肾炎

E. 隐匿性肾小球肾炎

51. 患者，女性，50岁。在家燃煤取暖突然昏迷，出现面色潮红，口唇呈樱桃红色，多汗，神志不清伴发热。确诊的检查是

A. 胸部CT

B. 胸部MRI

C. 血清碳氧血红蛋白测定

D. 全血胆碱酯酶活性测定

E. 脑电图检查

52. 患者，女性，48岁。有胆石症病史23年。上腹痛6小时，呕吐2次就诊。实验室检查：血白细胞计数 12×10^9/L，血中性粒细胞占比0.85。为进一步明确诊断，最有意义的检查是

A. B超

B. CT

C. 口服胆囊造影

D. 静脉胆囊造影

E. 经皮肝穿刺胆管造影（PTC）

53. 患者，女性，25岁，已婚未育。阴道有脱出物，拟诊为子宫脱垂Ⅱ度轻型。导致该患者发生子宫脱垂的最可能原因是

A. 分娩损伤

B. 手术损伤

C. 腹压增加

D. 盆底组织发育不良

E. 盆底组织退行性变

54. 患者，女性，44岁。阵发性剑突下偏右腹痛6小时，发作时辗转不安，缓解时症状消失。查体：T 37.5℃，P 85次/分，腹软，剑突下及右侧腹轻压痛。为明确诊断，首选的检查是

A. 腹部X线

B. 胆囊B超

C. 血淀粉酶

D. PTC检查

E. 发射型计算机断层成像（ECT）检查

55. 患者，男性，75岁。因慢性右心衰竭收入院，入院后3天未排便，患者感到腹胀难受，责任护士解释发生便秘可能的原因，不准确的是

A. 大肠排便反射障碍

B. 疾病导致排便时不敢用力

C. 胃肠道淤血，食欲缺乏，进食少

D. 长时间卧床，缺少活动，使肠蠕动减慢，排便缺乏动力

E. 住院后环境变化，使排便习惯发生改变

56. 患者，男性，50岁。患乙型病毒性肝炎20年，近期肝区疼痛，被诊断为原发性肝癌。原发性肝癌最常见的大体类型是

A. 小癌型

B. 结节型

C. 巨块型

D. 溃疡型

E. 弥漫型

57. 患者，女性，33岁。妊娠8个月。中骨盆平面狭窄的孕妇，最容易发生的异常是

A. 胎头跨耻征阳性

B. 持续性枕后位或枕横位

C. 胎膜早破

D. 胎儿过小

E. 胎先露入盆受阻

58. 患者，男性，55岁。因咯血被诊断为肺癌。肺癌患者的常见的早期表现是

A. 咳嗽

B. 咯血

C. 胸痛

D. 喘鸣

E. 呼吸困难

59. 患者，男性，55岁。因吃饭出现吞咽困难被诊断为食管癌。食管癌最常见的病理分型是

A. 髓质型

B. 蕈伞型

C. 缩窄型

D. 溃疡型

E. 腔内型

60. 患者，女性，60岁。因恶心、呕吐被诊断为颅内肿瘤。最常见的颅内肿瘤是

A. 脑膜瘤

B. 胶质细胞瘤

C. 垂体瘤

D. 小脑瘤

E. 听神经瘤

【A3/A4型题】

（61～64题共用题干）

患者，男性，25岁。因“发热、食欲缺乏7天”入院。查体：T 39.5℃，P 70次/分，肝肋下2cm，脾肋下2.5cm。血常规示白细胞（WBC）$3.2\times10^9/L$，中性粒细胞占比0.45，淋巴细胞占比0.55。诊断考虑为伤寒。

61. 该患者病因治疗的首选药物是

A. 喹诺酮类

B. 磺胺嘧啶

C. 利巴韦林

D. 头孢菌素

E. 氯霉素

62. 目前患者正处于病程的

A. 初期

B. 极期

C. 缓解期

D. 反应期

E. 恢复期

63. 此期伤寒患者不会出现的是

A. 表情淡漠

B. 听力减退

C. 玫瑰疹

D. 稽留热

E. 再燃

64. 入院第4天，患者突然出现剧烈腹痛。查体：腹肌紧张，明显压痛、反跳痛。考虑最可能的原因是

A. 肠出血

B. 肠穿孔

C. 肠痉挛

D. 脾破裂

E. 急性阑尾炎

(65~68题共用题干)

患者，女性，58岁。服毒自杀后半小时出现头晕、头痛、多汗、恶心、呕吐、腹痛、腹泻等症状。急诊入院后体格检查：意识模糊，两肺满布湿啰音，呼出气体有浓烈的大蒜味。

65. 如患者出现昏迷，清除胃内未吸收毒物的首选措施是

A. 催吐

B. 洗胃

C. 导泻

D. 静脉给予阿托品

E. 静脉给予氯解磷定

66. 家属介绍其服用毒物为美曲膦酯，护士在洗胃时忌用下列哪种溶液

A. 1∶5000高锰酸钾

B. 2%碳酸氢钠

C. 清水

D. 温开水

E. 生理盐水

67. 可通过何种检查方法判断患者中毒程度

A. 测定呕吐物中有机磷的含量

B. 测定尿中三氯乙醇的含量

C. 测定全血胆碱酯酶的活力

D. 测定肝功能

E. 测定呼吸道分泌物中有机磷的含量

68. 应用氯解磷定抢救患者的作用机制是

A. 减少呼吸道分泌物

B. 阻断乙酰胆碱对胆碱受体的作用

C. 对抗呼吸中枢抑制

D. 消除毒蕈碱样症状

E. 恢复胆碱酯酶的活力

(69~72题共用题干)

患者，女性，47岁。孕3产1，近2年来月经周期混乱，经量时多时少，最近闭经3个月后阴道淋漓出血半月多来医院就诊。

69. 该患者最可能的诊断是

A. 不全流产

B. 流产合并感染

C. 妊娠

D. 无排卵性功能失调性子宫出血（功血）

E. 子宫内膜癌

70. 在以下检查结果中，可以帮助诊断无排卵功血，但除外

A. 子宫正常大小，双附件压痛、增厚

B. 宫口松软，有活动出血

C. B 超显示子宫内膜厚

D. 尿人绒毛膜促性腺激素（hCG）检测阴性

E. 诊断性刮宫为分泌期子宫内膜

71. 该患者的最佳处理方案是

A. 大量雌激素止血

B. 大量止血药

C. 诊断性刮宫

D. 大量雄激素治疗

E. 抗生素治疗

72. 该患者可使用下列方法调整周期，但不包括

A. 雌孕激素序贯疗法

B. 孕激素后半周期疗法

C. 孕激素、雌激素合并治疗

D. 避孕药

E. 尿人类绝经期促性腺激素（hMG）

（73～76 题共用题干）

患者，32 岁，初孕妇，宫内孕 39 周。于昨天晚上感觉腹部一阵阵发紧，每半个小时 1 次，每次持续 3～5 秒，今天早上孕妇感觉腹部疼痛，每 5～6 分钟 1 次，每次持续 45 秒左右。

73. 昨天晚上孕妇的情况是

A. 出现规律子宫收缩

B. 孕妇紧张造成子宫收缩，并未临产

C. 属于临产先兆

D. 进入第一产程

E. 进入第二产程

74. 今天早上孕妇的情况属于

A. 出现规律子宫收缩，进入临产状态

B. 孕妇紧张造成子宫收缩

C. 临产先兆

D. 进入第二产程

E. 进入第三产程

75. 临产后，下列选项中该产妇不宜灌肠的情况是

A. 初产妇宫口开大 2cm

B. 胎膜未破

C. 无阴道出血

D. 中度妊娠高血压

E. 心功能 I 级

76. 15：00，该产妇经阴道分娩出一正常男婴，胎儿娩出后正确的处理应

A. 娩出后立即擦去胎脂

B. 娩出后立即清理呼吸道

C. 娩出半小时后进行吸吮

D. 清洗后，打足印于新生儿病历上

E. 立即进行维生素 K 肌内注射

（77～80 题共用题干）

患者，女性，25 岁。16 岁初潮，月经史：8～10 天/1～3 个月，量中等，无痛经，夫妻同居婚后 3 年未孕，经夫妇双方检查，男方精液常规正常，女方阴道通畅。宫颈红呈颗粒状，宫口见透明分泌物，子宫后位，正常大小，活动，附件未及异常，基础体温

测定呈单相。

77. 该妇女不孕的可能原因是

A. 子宫后位

B. 宫颈炎

C. 无排卵

D. 黄体萎缩不全

E. 黄体发育不全

78. 为该患者采取的处理方案是

A. 月经后半期应用孕激素使内膜呈分泌期变化

B. 应用氯米芬促排卵治疗

C. 应用维生素 E 提高生育能力

D. 应用雌激素

E. 应用雌孕激素序贯疗法

79. 在治疗过程中，最常见的医源性并发症是

A. 多胎妊娠

B. 流产

C. 异位妊娠

D. 卵巢过度刺激综合征

E. 乳腺肿瘤

80. 为其提供的护理措施中，必须除外

A. 严密观察患者用药后的反应

B. 注意发现并发症的临床症状和体征

C. 中度患者每 4 小时测量并记录生命体征及出入量

D. 效果不佳时，加大促排卵药的用药量

E. 每天测量并记录体重和腹围

（81~84 题共用题干）

某 26 岁农村妇女，停经 40 周，宫口开全 24 小时，在当地试产 2 天失败，急诊入院，诊断为孕 1 产 0，孕 40 周，先兆子宫破裂，滞产。入院后行剖宫产术，由于胎头入盆较深，术中取胎头时子宫沿切口向右撕裂，术中修补子宫撕裂口，术后 24 小时去除尿管后患者诉说，在自行排尿的同时阴道流液，清亮。

81. 根据患者出现阴道流液症状应考虑为

A. 尿瘘的症状

B. 张力性尿失禁

C. 术后正常反应

D. 阴道炎

E. 产后子宫复旧不良

82. 为进一步确诊，应做的辅助检查不包括

A. 盆腔超声

B. 膀胱镜

C. 放射性核素肾图

D. 亚甲蓝试验

E. 静脉尿路造影

83. 若亚甲蓝试验见阴道流出液清亮，靛胭脂试验流出蓝色液体，则应诊断为

A. 膀胱阴道瘘

B. 尿道阴道瘘

C. 膀胱尿道阴道瘘

D. 膀胱宫颈阴道瘘

E. 输尿管阴道瘘

84. 此患者发生瘘的主要原因是

A. 试产时间过长，产道软组织受压过久

B. 合并感染

C. 术后留置尿管时间短

D. 在当地试产时，接生员操作不当

E. 剖宫产术中取胎头时发生损伤所致

（85～88 题共用题干）

某老年女性，风湿性心脏病病史 30 年，高血压史 15 年，心房颤动 10 年，吸烟 40 年，10 支/天。近日因天气寒冷、心房颤动诱发心力衰竭而入院接受治疗。今日卧床休息时，突然出现肢体抽搐、偏盲，意识模糊，半小时后右侧肢体完全呈弛缓性瘫痪状态，且出现严重感觉障碍，并伴失语。

85. 患者目前的病情最有可能是

A. 脑栓塞

B. 脑血栓形成

C. 脑出血

D. 蛛网膜下腔出血

E. 短暂性脑缺血发作

86. 与患者本次发病最密切相关的病因是

A. 高血压

B. 心力衰竭

C. 心房颤动

D. 吸烟

E. 高脂血症

87. 查体：HR 110 次/分，P 92 次/分，R 24 次/分，BP 180/110mmHg。则以下哪项治疗原则不适用于该患者

A. 积极治疗风湿性心脏病（风心病）

B. 积极抗凝治疗

C. 防治脑水肿

D. 应用钙通道阻滞药

E. 积极控制心力衰竭

88. 作为主管护士，应该为患者提供的护理措施中，不恰当的是

A. 密切观察患者生命体征、意识状态、皮肤黏膜情况等

B. 保持患肢关节功能位置

C. 指导患者早期进行活动

D. 用热水袋给患者取暖

E. 指导患者避免各种诱因

【B 型题】

（89～91 题共用备选答案）

A. 青春期后无初潮，子宫发育不良

B. 初潮后不久，未婚少女的原发性痛经

C. 中年妇女继发性痛经进行性加重

D. 生育年龄妇女腰骶部酸痛，劳累、性交、月经前后加重

E. 年轻妇女下腹坠痛，月经期显著并伴低热

89. 先天性无阴道可表现为

90. 子宫内膜异位症可表现为

91. 慢性盆腔炎可表现为

（92～94 题共用备选答案）

A. 好发于前臂或小腿石膏包扎过紧时

B. 石膏固定压迫，皮肤脱屑、出汗和瘙痒，继而水疱破溃感染

C. 大量钙盐从骨骼中进入血液，并从肾中排出

D. 若上腹部包裹过紧，进食后可呕吐胃内容物

E. 长期固定肢体后，关节内外组织发生纤维粘连，同时关节囊和周围肌肉挛缩

92. 骨质疏松是因为

93. 石膏管型综合征可表现为

94. 骨筋膜隔室综合征

（95～97 题共用备选答案）

A. 抑制血管紧张素Ⅱ生成

B. 抑制血管紧张素与受体结合

C. 阻止钙离子进入心肌细胞及血管壁平滑肌细胞，使心肌收缩力降低，外周血管扩张

D. 抑制钠、水重吸收，减少血容量，降低心输出量

E. 减慢心率、降低心输出量，抑制肾素释放

95. 呋塞米作为抗高血压药，其作用机制是

96. 美托洛尔降血压的作用机制是

97. 依那普利降血压的作用机制是

（98～100 题共用备选答案）

A. 增高最早

B. 增高稍晚

C. 增高最晚

D. 不增高

E. 持续增高

98. 急性胰腺炎时，尿淀粉酶

99. 急性胰腺炎时，血淀粉酶

100. 急性胰腺炎时，血清脂肪酶

参考答案

专业知识［护理学亚专业］　优选卷一

【A1 型题】

1. D　2. E　3. B　4. C　5. D　6. A

7. C　8. A　9. C　10. A　11. A　12. D

13. C　14. A　15. C　16. C　17. D

18. A　19. D　20. E　21. A　22. B

23. D　24. B　25. D　26. B　27. A

28. B　29. A　30. D　31. D　32. B

33. B　34. D　35. C　36. A　37. D

38. B　39. A　40. D　41. C　42. B

43. A　44. D　45. E　46. B　47. C

48. B

【A2 型题】

49. B　50. D　51. C　52. A　53. D

54. B　55. A　56. B　57. B　58. A

59. A　60. B

【A3/A4 型题】

61. A　62. B　63. E　64. B　65. B

66. B　67. C　68. E　69. D　70. E

71. C　72. E　73. C　74. A　75. D

76. B　77. C　78. B　79. D　80. D

81. A　82. A　83. E　84. E　85. A

86. C　87. B　88. D

【B 型题】

89. A　90. C　91. D　92. C　93. D

94. A　95. D　96. E　97. A　98. B

99. A　100. C

解　析

扫码查看

相关内容

协和护考

全国护理学中级（主管护师）资格考试优选卷

专业知识
［内科护理学亚专业］
优选卷（一）

中国协和医科大学出版社
北　京

专业知识［内科护理学亚专业］
优选卷（一）

【A1 型题】

1. 心绞痛发作性胸痛的部位在
   A. 胸骨后且向左肩、左臂内侧放射
   B. 胸骨后且向左肩、左臂外侧放射
   C. 心尖区且向左肩、左臂内侧放射
   D. 胸骨上段且向右肩背部放射
   E. 剑突附近向右肩、右臂内侧放射
2. 下列哪项可用来估计慢性左心衰竭的严重程度
   A. 持续低流量吸氧时间
   B. 发绀的程度
   C. 咳嗽、咳痰的频率和量
   D. 患者采取的坐位的高低
   E. 情绪状态
3. 在循环系统中，毛细血管又称
   A. 阻力血管
   B. 功能血管
   C. 直捷通路
   D. 容量血管
   E. 动静脉短路
4. 持续性心房颤动（房颤）最有效的复律手段为
   A. 洋地黄
   B. 同步直流电复律术
   C. 植入起搏器
   D. 导管消融术
   E. 维拉帕米
5. 循环系统的组成包括
   A. 心脏、血管和血液
   B. 心脏和血管
   C. 心脏、血管和调节血液循环的神经
   D. 心脏、血管和调节血液循环的体液
   E. 心脏、血管和调节血液循环的神经、体液
6. 肺癌患者出现声音嘶哑，应首先考虑
   A. 肿瘤侵及声带
   B. 肿瘤压迫喉返神经
   C. 肿瘤侵及喉上神经
   D. 有纵隔淋巴结转移
   E. 肿瘤压迫大支气管
7. 二度Ⅰ型房室传导阻滞心电图表现为
   A. PR 间期进行性延长，直至 QRS 波群脱落
   B. PR 间期恒定，部分 P 波后无 QRS 波群
   C. 每个 P 波后均随 QRS 波群
   D. 房室各自活动
   E. P 波与 QRS 波群无关系
8. 对进行胃镜检查的患者下列哪项护理措施不正确
   A. 检查前半小时给予阿托品皮下注射
   B. 检查前禁食 12 小时
   C. 检查前协助患者摘除义齿
   D. 检查后无须禁食，可进少量流质饮食
   E. 告诉患者检查后出现的咽部不适会自行消失

9. 甲型病毒性肝炎的潜伏期为

A. 2 周至 3 周

B. 1 周至 2 周

C. 15 天至 45 天

D. 30 天至 80 天

E. 6 周至 6 个月

10. 奥美拉唑抑制胃酸分泌的作用机制是

A. 与溃疡面结合形成保护屏障

B. 使壁细胞的 H^+,K^+-ATP 酶发生不可逆失活

C. 通过选择性竞争结合 H_2 受体，使壁细胞分泌胃酸减少

D. 与盐酸作用形成盐和水

E. 可刺激局部内源性前列腺素的合成

11. 给予肝性脑病患者新霉素口服的目的是

A. 防治胃肠道感染

B. 预防肝胆系统感染

C. 抑制肠道对氨的吸收

D. 防止腹水感染

E. 抑制肠道细菌从而减少毒性物质的产生和吸收

12. 近年研究，对急性心肌梗死急性期伴发室性期前收缩可早期应用，以减少心室颤动的药物是

A. 利多卡因

B. 美西律

C. 普罗帕酮

D. 莫雷西嗪

E. β 受体阻断药

13. 消化性溃疡患者出现上腹持续胀痛，餐后加重，呕吐大量呈酸腐味的宿食，可能是发生了

A. 出血

B. 癌变

C. 穿孔

D. 幽门梗阻

E. 胃底静脉破裂

14. 符合风湿性心脏病（风心病）二尖瓣狭窄的典型体征是

A. 心房颤动

B. 周围血管征

C. 肺动脉瓣听诊区第二心音亢进

D. 心尖区舒张期隆隆样杂音

E. 心尖区第一心音亢进

15. 护士给予高血压急症患者的护理措施不妥的是

A. 提供安静的休息环境

B. 嘱患者仰卧位

C. 监测血压

D. 遵医嘱给予快速抗高血压药

E. 给予低脂少盐饮食

16. 少量咯血，尤其是持续痰中带血，常提示

A. 慢性支气管炎

B. 支气管哮喘

C. 肺气肿

D. 肺癌

E. 心脏病

17. 高血压患者眼底出现下列何种情况，提示高血压严重度分级为Ⅱ级

A. 视网膜动脉痉挛

B. 视网膜动脉狭窄

C. 眼底絮状渗出

D. 眼底出血

E. 视神经盘水肿

18. 下列疾病中，属于强制管理的传染病是

A. 细菌性痢疾

B. 霍乱

C. 麻疹

D. 流行性脑脊髓膜炎

E. 流行性乙型脑炎

19. 慢性髓细胞性白血病化学治疗首选

A. 羟基脲

B. 白消安

C. 甲氨蝶呤（MTX）

D. 靛玉红

E. 环磷酰胺（CTX）

20. 风心病哪类严重瓣膜损害可导致左心室射血受阻，引起左心室输出量显著降低，出现心绞痛、眩晕，甚至猝死

A. 二尖瓣关闭不全

B. 二尖瓣狭窄

C. 主动脉瓣狭窄

D. 主动脉瓣关闭不全

E. 肺动脉瓣关闭不全

21. 终止心绞痛发作最有效的药物是

A. 普萘洛尔

B. 硝苯地平

C. 阿司匹林

D. 硝酸甘油

E. 阿托品

22. 有关左心衰竭的描述，不正确的是

A. 肺循环淤血

B. 劳力性呼吸困难出现较晚

C. 发生急性肺水肿，咳大量粉红色泡沫痰

D. 咳白色泡沫样痰

E. 左心室增大，心界向左扩大

23. 右心功能不全时常见症状为

A. 呼吸困难

B. 咳嗽、咳痰

C. 少尿

D. 心悸

E. 胃肠道症状

24. 洋地黄类药物中毒所致的心律失常中，最常见是

A. 心室颤动

B. 室上性心动过速

C. 室性期前收缩

D. 窦性心动过速

E. 窦性心动过缓

25. 侏儒症患者一般最终身高低于

A. 110cm

B. 100cm

C. 90cm

D. 130cm

E. 150cm

26. 不符合房性期前收缩心电图特点的是

A. P 波提前发生，形态与窦性 P 波不同

B. 伴室内差异性传导时 QRS 波群可宽大畸形

C. 提前发生的 P 波 PR 间期大于 0.12 秒

D. 提前的 P 波后继以形态正常的 QRS 波群

E. 期前收缩后多有一完全代偿间歇

27. 下列关于再生障碍性贫血的描述，错误的是

A. 是骨髓造血功能衰竭引起的一类贫血

B. 常有肝、脾大，淋巴结多增大

C. 贫血往往是慢性再生障碍性贫血的首发和主要表现

D. 重型再生障碍性贫血进展迅速，死亡原因常为脑出血和严重感染

E. 慢性再生障碍性贫血的首选药物是

雄激素

28. 粪便隐血试验阳性，说明上消化道出血量为

A. >1ml

B. >5ml

C. >50ml

D. >20ml

E. >100ml

29. 同步电击复律的同步触发装置利用患者心电图中的R波来触发，在心动周期的哪一时期发放电流，使异位快速心律失常转复为窦性

A. 绝对不应期

B. 除极期

C. 复极期

D. 相对不应期

E. 超常期

30. 对心肌梗死急性期患者的护理哪项不妥

A. 绝对卧床休息

B. 预防压疮，每小时翻身一次

C. 保持排便通畅

D. 持续心电监护

E. 少食多餐，不宜过饱

31. 使心率减慢、心肌收缩力减弱的体液因素是

A. 乙酰胆碱

B. 钾

C. 钠

D. 钙

E. 儿茶酚胺

32. 下列关于出血的护理措施，不妥的是

A. 皮肤出血者应避免搔抓

B. 血友病患者关节腔内出血时，为减少残疾，应教育患者多活动出血关节

C. 牙龈渗血者应于进餐前后使用1%过氧化氢液漱口

D. 鼻出血者应采取压迫止血或后鼻道填塞止血

E. 有脑出血危险者应教育患者避免头部剧烈活动

33. 心肌梗死后溶栓治疗的最佳时间为起病后

A. 4小时内

B. 2小时内

C. 6小时内

D. 10小时

E. 24小时内

34. 壁细胞可分泌

A. 促胃液素

B. 胃酸

C. 胃蛋白酶

D. 胃蛋白酶原

E. 碱性黏液

35. 确定某种传染病隔离期的根据是

A. 潜伏期的长短

B. 病程的长短

C. 前驱期的长短

D. 传染期的长短

E. 病情严重程度

36. 胃壁的黏液细胞可分泌

A. 促胃液素

B. 胃酸

C. 胃蛋白酶原

D. 胃蛋白酶

E. 碱性黏液

37. 被乙型病毒性肝炎患者血液污染的针头刺破皮肤后，宜采取

A. 碘酊消毒
B. 应用干扰素
C. 立即注射乙肝疫苗
D. 注射丙种球蛋白
E. 注射高价乙肝免疫球蛋白

38. 十二指肠溃疡患者上腹部疼痛的典型节律是
A. 疼痛→进食→缓解
B. 进食→缓解→疼痛
C. 进食→疼痛→缓解
D. 缓解→疼痛→进食
E. 疼痛→进食→疼痛

39. 肝硬化患者出现血性腹水，应首先考虑可能合并
A. 结核性腹膜炎
B. 原发性腹膜炎
C. 肝肾综合征
D. 门静脉血栓形成
E. 肝癌

40. 下列参与原发性高血压发病机制的因素中，不包括
A. 肾素-血管紧张素系统
B. 自身免疫缺陷
C. 血管内皮功能异常
D. 精神长期过度紧张
E. 胰岛素抵抗

41. 肝硬化大出血诱发肝性脑病的主要机制是
A. 失血量多导致休克
B. 失血后引起脑卒中
C. 失血造成脑组织缺氧
D. 失血量大干扰脑代谢
E. 肠道积血产氨增多

42. 人类免疫缺陷病毒（HIV）主要感染的细胞是
A. 神经胶质细胞
B. 单核细胞
C. B 淋巴细胞
D. $CD4^{+}T$ 淋巴细胞
E. NK 细胞

43. 肝性脑病患者使用精氨酸的目的是
A. 使肠内呈酸性，减少氨吸收
B. 保护肝细胞
C. 为大脑提供能量
D. 抑制脑内假性神经递质合成
E. 与游离氨结合，从而降低血氨

44. 流行性乙型脑炎最主要的 3 种凶险症状是
A. 意识障碍、呼吸衰竭、循环衰竭
B. 高热、意识障碍、呼吸衰竭
C. 高热、抽搐、呼吸衰竭
D. 高热、抽搐、循环衰竭
E. 抽搐、呼吸衰竭、循环衰竭

45. 中度高血压（高血压 2 级）收缩压范围是
A. 160～169mmHg
B. 150～169mmHg
C. 160～179mmHg
D. 170～179mmHg
E. 170～189mmHg

46. 主细胞可分泌
A. 胃酸
B. 促胃液素
C. 胃蛋白酶原
D. 胃蛋白酶
E. 碱性黏液

47. 治疗高血压的药物贝那普利属于
A. β 受体阻断药

B. 利尿药

C. 钙通道阻滞药

D. 血管紧张素转换酶抑制药

E. α 受体阻断药

【A2 型题】

48. 患者，男性，45 岁。慢性肾炎病史 7 年，血尿素氮增高 2 年，一直坚持低蛋白低磷饮食治疗。此治疗的目的是

A. 控制高血压

B. 预防高钠血症

C. 预防高钙血症

D. 减轻肾性水肿

E. 减轻肾小球高灌注、高滤过状态

49. 患者，男性，49 岁。2 个月前因胃癌手术，术中输血 400ml。近 1 周出现乏力、食欲缺乏。查谷丙转氨酶（GPT）300 U/L，总胆红素 20μmol/L，甲型肝炎病毒抗体（-），丙型肝炎病毒抗体 RNA 测定（+），丙型肝炎病毒抗体测定（+）。诊断为“急性丙型病毒性肝炎”。该患者感染丙型病毒性肝炎的最可能途径是

A. 术中输血

B. 粪-口途径

C. 唾液传播

D. 日常生活密切接触

E. 垂直传播

50. 患儿，男性，6 岁。畏寒、高热、头痛、呕吐 8 小时以“流行性脑脊髓膜炎”收入院。查体可见患者全身广泛性瘀点及大片的瘀斑。下列该患者皮肤护理措施中不当的是

A. 避免压迫瘀点、瘀斑处皮肤

B. 用海绵垫保护瘀点、瘀斑处皮肤

C. 按摩瘀点、瘀斑处皮肤，促进血液循环

D. 防止尿液浸渍瘀点、瘀斑处皮肤

E. 定期观察瘀点、瘀斑处皮肤

51. 患者，女性，71 岁。患陈旧性广泛前壁心肌梗死，近半年来患者明显感觉体力活动受限，洗脸、刷牙即可引起呼吸困难、心悸。此患者目前心功能处于

A. Ⅰ级

B. 代偿期

C. Ⅱ级

D. Ⅲ级

E. Ⅳ级

52. 患者，女性，26 岁。患支气管扩张症 10 年，间断咳嗽、咳脓痰，痰量 40ml/d。下列哪项治疗措施错误

A. 长期应用抗生素

B. 体位引流

C. 体育锻炼

D. 免疫治疗

E. 生理盐水雾化吸入

53. 患者，男性，40 岁。因寒战、高热、咳嗽、胸痛，来院急诊。胸部 X 线透视右上肺有云絮状阴影。查痰肺炎链球菌（+）。该患者血常规最可能的改变是

A. 淋巴细胞增多

B. 嗜酸性粒细胞增多

C. 中性粒细胞增多

D. 大单核细胞增多

E. 嗜碱性粒细胞增多

54. 患者，女性，68 岁。患冠状动脉粥样硬化性心脏病（冠心病）、心绞痛 2 年，胸痛发作时经休息或含服硝酸甘油 5 分

钟内可以缓解。护士指导患者平日预防用药中，下列哪项不正确

A. 氨苯蝶啶
B. 长效异山梨酯
C. 双嘧达莫
D. 硝苯地平缓释片
E. 美托洛尔

55. 患者，男性，35 岁。平素体健。4 天前淋雨，2 天前突然高热，体温 40℃，伴寒战，咳铁锈色痰伴呼吸困难，胸部 X 线片示右下肺大片密度均匀的实变影。该患者最可能的诊断是

A. 大肠埃希菌肺炎
B. 结核性胸膜炎
C. 支原体肺炎
D. 肺炎链球菌肺炎
E. 军团菌肺炎

56. 患者，男性，60 岁。心前区疼痛 6 个月，被诊断为冠心病。下列哪项不符合典型心绞痛的疼痛特点

A. 劳累或情绪激动当时发作
B. 发作性胸骨后或心前区疼痛
C. 性质为胸部紧缩感或烧灼感
D. 持续时间长，像针刺刀扎样痛
E. 可放射至左肩及左上肢

57. 患者，男性，55 岁。患胃溃疡 10 年。近期发生消化道出血。上消化道出血患者的粪便可呈

A. 果酱样
B. 脓血样
C. 柏油样
D. 米泔水样
E. 白陶土样

58. 患者，男性，55 岁。患风心病 10 年。风心病患者出现下列何种临床征象，可提示脑动脉栓塞发生

A. 咯血
B. 休克
C. 偏瘫
D. 腰痛、血尿
E. 剧烈胸痛

59. 患者，男性，55 岁。患急性肾小球肾炎 3 个月。下列关于急性肾小球肾炎的临床表现叙述不妥的是

A. 血尿常为患者起病的首发症状和就诊的原因
B. 本病好发于儿童，男性多于女性
C. 80%以上的患者可出现水肿，多表现为晨起眼睑水肿
D. 约 80%的患者出现严重的高血压
E. 肾功能于利尿后数日恢复正常，极少数出现急性肾衰竭

60. 患者，男性，50 岁。因咳嗽、低热来医院检查，经诊断为肠结核。肠结核的主要感染途径是

A. 血行播散
B. 粪－口途径
C. 腹腔内结核病灶直接蔓延
D. 经口感染
E. 飞沫传染

【A3/A4 型题】

（61～64 题共用题干）

患者，男性，23 岁。8 天前癫痫大发作后出现食欲缺乏，几乎不能进食，恶心，呕吐，吐胃内容物，乏力，伴无尿，尿量在 0～50ml/d，无头晕、头痛，无腰痛、尿痛。5 天前至急诊查尿常规：蛋白质（+++），红细

胞（+++）。肾功能检查：血尿素氮（BUN）17.2mmol/L，血肌酐（Cr）1100 μmol/L；B超示双肾形态、大小正常，肾盂、输尿管无扩张。

61. 该患者最可能的诊断是
   A. 急性肾小球肾炎
   B. 慢性肾衰竭尿毒症期
   C. 急性肾衰竭
   D. 肾病综合征
   E. 急性肾盂肾炎

62. 此时护士应警惕患者容易出现的电解质紊乱是
   A. 低钾血症
   B. 高钾血症
   C. 低钠血症
   D. 高钠血症
   E. 低钙血症

63. 此时该患者首要的治疗措施应是
   A. 通过静脉途径补充高营养
   B. 控制入液量
   C. 血液透析
   D. 腹膜透析
   E. 卧床休息

64. 经上述治疗后，患者食欲有所改善，尿量增多，近5天尿量在600～1400ml/d，患者仍感乏力。以下处理中，不妥的是
   A. 维持水、电解质和酸碱平衡
   B. 大量补充液体
   C. 控制氮质血症
   D. 监测血清电解质
   E. 防治各种并发症

（65～68题共用题干）

患者，女性，69岁。心前区疼痛5小时，心电图示急性广泛前壁心肌梗死伴室性期前收缩。入院查体：气急不能平卧，血压130/80mmHg，心率176次/分，律不齐。两肺散在细湿啰音，伴少许哮鸣音。肝颈静脉回流征阴性。

65. 入院后即查血清酶，下列哪种心肌酶诊断的特异性最高
   A. 肌酸激酶（CK）
   B. 肌酸激酶同工酶（CK-MB）
   C. 谷草转氨酶（GOT）
   D. 碱性磷酸酶（AKP）
   E. 乳酸脱氢酶（LDH）

66. 若经吸氧患者仍感呼吸困难，咳粉红色泡沫痰，则可能存在
   A. 右心衰竭
   B. 左心衰竭
   C. 全心衰竭
   D. 肺部感染
   E. 呼吸衰竭

67. 心电图（ECG）示患者存在室性心动过速，应首先选用哪项治疗措施
   A. 同步直流电复律术
   B. 非同步直流电复律术
   C. 静脉滴注利多卡因
   D. 静脉注射毛花苷C
   E. 人工心脏起搏器治疗

68. 若经心电监测发现患者发生了心室颤动，则选用哪项治疗措施
   A. 静注异丙肾上腺素
   B. 静注利多卡因
   C. 同步直流电复律术
   D. 非同步直流电复律术
   E. 临时起搏器

（69～72题共用题干）

患者，女性，21岁。腕、踝关节疼痛

及脱发1年，今晨在海边游泳时发现面部出现紫红色斑，遂就医。查体：头发稀疏，面颊及颈部均有不规则圆形红斑，口腔有溃疡。

69. 如果从血中查出抗酸性核蛋白抗体（抗-Sm抗体）阳性，应考虑
   A. 风湿性关节炎
   B. 系统性红斑狼疮（SLE）
   C. 类风湿关节炎
   D. 脂溢性皮炎
   E. 痛风

70. 脱发护理时，以下护理措施哪项不妥
   A. 温水洗发
   B. 每周洗发两次
   C. 洗发时，边洗边按摩
   D. 梅花针轻刺头皮
   E. 烫发可使毛发增生

71. 患者返家后的健康指导以下哪项不妥
   A. 介绍本病基本知识
   B. 告知有关药物知识
   C. 病情缓解亦不能怀孕
   D. 避免日晒、劳累
   E. 保持乐观情绪

72. 口腔溃疡如有细菌感染，以下措施正确的是
   A. 呋喃西林液漱口
   B. 碳酸氢钠液漱口
   C. 制霉菌素液漱口
   D. 生理盐水漱口
   E. 无菌蒸馏水漱口

（73~76题共用题干）

患者，男性，55岁。患慢性肾小球肾炎10余年。近1个月来食欲缺乏，精神萎靡，疲乏，伴皮肤瘙痒，1天前发现粪便颜色黑亮似柏油样。门诊检查，肾功能示血肌酐810μmol/L，血尿素氮9.2mmol/L。

73. 该患者最可能的诊断是
   A. 慢性肾脏病1期
   B. 慢性肾脏病2期
   C. 慢性肾脏病3期
   D. 慢性肾脏病4期
   E. 慢性肾脏病5期

74. 下列引起该患者粪便颜色改变的原因中，正确的是
   A. 进食了某些食物，如血肠
   B. 血小板功能异常导致消化道出血
   C. 红细胞寿命缩短
   D. 铁、叶酸缺乏
   E. 某些代谢产物抑制骨髓造血功能

75. 下列针对患者皮肤瘙痒的护理措施中，不当的是
   A. 遵医嘱使用止痒剂
   B. 嘱患者避免用力搔抓皮肤
   C. 注意个人卫生，保持皮肤清洁
   D. 洗澡时要使用碱性强的肥皂剂彻底清洁皮肤
   E. 一旦发生皮肤破溃要及时处理

76. 下列治疗中可替代失去功能的肾排泄各种毒物的疗法是
   A. 治疗基础疾病
   B. 饮食治疗
   C. 必需氨基酸的应用
   D. 对症治疗
   E. 透析治疗

（77~80题共用题干）

患者，女性，55岁。会计，身高155cm，体重70kg，有高血压病史10年，其母亲和2个姐妹患有2型糖尿病。1个月

前体检时发现空腹血糖 6.8mmol/L 来诊。平日无不适，不喜欢运动。

77. 为明确患者是否患有糖尿病，可建议做下列哪一项检查
  A. 尿糖
  B. 24 小时尿糖定量
  C. 糖化血红蛋白
  D. 口服葡萄糖耐量试验
  E. 随机血糖

78. 医嘱测糖化血红蛋白，该检查可反映
  A. 糖尿病的类型
  B. 患病病程
  C. 过去 2~3 个月血糖平均水平
  D. 有无并发症
  E. 血脂情况

79. 该患者发生 2 型糖尿病的危险因素包括
  A. 肥胖
  B. 年龄大于 40 岁
  C. 有糖尿病家族史
  D. 运动量少
  E. 以上都是

80. 患者 75g 葡萄糖口服葡萄糖耐量试验（OGTT）结果：空腹血糖 6.7mmol/L，餐后 2 小时血糖为 12.6 mmol/L。提示患者为
  A. 糖耐量正常
  B. 糖耐量降低
  C. 空腹血糖正常
  D. 糖尿病
  E. 尚不能确定诊断

（81~84 题共用题干）

患者，男性，56 岁。有乙型病毒性肝炎病史 20 年。3 天前上呼吸道感染发热后出现淡漠少言，言语不清且较缓慢，1 天前加重，并出现嗜睡、意识不清。入院查体：T 38.5℃，P 110 次/分，R 22 次/分，BP 100/60mmHg，神志不清，呼吸急促，面色晦暗，巩膜无黄染，瞳孔对光反射迟钝，面部及颈部检查可见蜘蛛痣 3 枚，颈软，无颈静脉怒张，两肺未闻及啰音，心率 110 次/分，律齐，未闻及杂音，腹软隆起，移动性浊音阳性。

81. 该患者目前的初步诊断可能是
  A. 肝性脑病前驱期
  B. 肝性脑病昏迷前期
  C. 肝性脑病昏睡期
  D. 肝性脑病昏迷期
  E. 肝性脑病终末期

82. 下列哪项治疗措施对该患者不妥
  A. 积极控制感染
  B. 避免使用含氨药物、镇静药及麻醉药
  C. 使用降血氨药物
  D. 盐水灌肠
  E. 给予高蛋白流食鼻饲，辅以葡萄糖供给能量

83. 对于该患者责任护士给予的护理措施中，不妥的是
  A. 头偏向一侧，保持呼吸道通畅，必要时给予吸氧
  B. 密切观察病情，尤其是意识状态
  C. 严格记录 24 小时出入量
  D. 快速静脉滴注精氨酸，并观察降血氨药的疗效及不良反应
  E. 静脉补充葡萄糖供给能量

84. 患者出现蜘蛛痣是由于
  A. 雄激素水平过高
  B. 雌激素水平过高
  C. 生长激素水平过高

D. 肾上腺皮质激素水平过高

E. 血管升压素水平过高

(85~88 题共用题干)

患者，男性，38 岁。对称性全身小关节肿痛反复发作 5 年，有晨僵，热水浸泡后减轻。化验：类风湿因子阳性。拟诊为类风湿关节炎。

85. 类风湿关节炎的基本病理改变是

A. 软组织炎

B. 肌炎

C. 滑膜炎

D. 肌腱炎

E. 骨膜炎

86. 不久在患者腕部及踝部出现皮下结节，提示

A. 病情活动

B. 病情减轻

C. 已累及内脏

D. 癌变

E. 出现并发症

87. 随后发现双手指在掌指关节处向尺侧偏斜，应考虑

A. 因疼痛而挛缩

B. 一侧肌张力偏高

C. 长期晨僵所致

D. 掌指关节半脱位

E. 尺侧血供不足

88. 关节病变进展如上题所述时，哪项护理不妥

A. 关节不可活动

B. 按摩关节

C. 热水浸泡

D. 红外线理疗

E. 保持关节功能位

【B 型题】

(89~90 题共用备选答案)

A. 氯解磷定

B. 氟马西尼

C. 纳洛酮

D. 亚硝酸钠

E. 维生素 K

89. 敌鼠钠中毒后的特效解毒药是

90. 氰化物中毒后的解毒药是

(91~92 题共用备选答案)

A. 血小板相关抗体的生成

B. 血小板生成减少

C. 凝血因子缺乏

D. 血中抗凝物质过多

E. 血管壁通透性增高

91. 过敏性紫癜的发生是由于

92. 原发免疫性血小板减少症的发生是由于

(93~94 题共用备选答案)

A. 抑制肠内细菌生长，促进乳杆菌繁殖

B. 与游离氨结合，从而降低血氨

C. 与氨合成尿素和鸟氨酸，从而降低血氨

D. 降低肠道的 pH

E. 纠正氨基酸代谢不平衡，抑制假性神经递质形成

93. 乳果糖治疗肝性脑病的机制是

94. 支链氨基酸治疗肝性脑病的机制是

(95~96 题共用备选答案)

A. 1.5cm^2 以下

B. 2.0cm^2 以下

C. 4.0cm^2 以下

D. 4~6cm^2

E. 6～8cm^2

95. 正常成人二尖瓣口面积为

96. 二尖瓣轻度狭窄时瓣口面积减至

（97～98 题共用备选答案）

A. 口腔护理

B. 体位引流

C. 口腔护理+体位引流

D. 长期抗感染治疗

E. 禁食

97. 支气管扩张症患者应做

98. 肺炎链球菌肺炎患者应做

（99～100 题共用备选答案）

A. 希恩综合征

B. 黏液性水肿

C. 库欣综合征

D. 艾迪生病

E. 浸润性突眼

99. 甲状腺功能减退症可引起

100. 皮质醇增多症又称

参考答案

专业知识［内科护理学亚专业］ 优选卷一

【A1 型题】

1. A 2. D 3. B 4. B 5. E 6. B
7. A 8. D 9. C 10. B 11. E 12. E
13. D 14. D 15. B 16. D 17. B
18. B 19. A 20. C 21. D 22. B
23. E 24. C 25. D 26. E 27. B
28. B 29. A 30. B 31. A 32. B
33. C 34. B 35. D 36. E 37. E
38. A 39. E 40. B 41. E 42. D
43. E 44. C 45. C 46. C 47. D

【A2 型题】

48. E 49. A 50. C 51. D 52. A
53. C 54. A 55. D 56. D 57. C
58. C 59. D 60. D

【A3/A4 型题】

61. C 62. B 63. C 64. B 65. B
66. B 67. C 68. D 69. B 70. E
71. C 72. A 73. D 74. B 75. D
76. E 77. D 78. C 79. E 80. D
81. D 82. E 83. D 84. B 85. C
86. A 87. D 88. A

【B 型题】

89. E 90. D 91. E 92. A 93. D
94. E 95. D 96. B 97. C 98. A
99. B 100. C

解 析

扫码查看
相关内容

协和护考

全国护理学中级（主管护师）资格考试优选卷

专业知识
[内科护理学亚专业]
优选卷（二）

中国协和医科大学出版社
北　京

专业知识［内科护理学亚专业］优选卷（二）

【A1 型题】

1. 下列关于交感神经对血液循环的调节，叙述不正确的是
   A. 交感神经兴奋时，心率加快
   B. 交感神经兴奋时，心肌收缩力增强
   C. 交感神经兴奋 α、β 受体调节血液循环
   D. 交感神经兴奋时，血压升高
   E. 交感神经兴奋时，通过乙酰胆碱能受体产生与副交感神经相反的作用
2. 2004 年新修订的《中华人民共和国传染病防治法》将我国法定传染病分为
   A. 甲类 2 种，乙类 22 种
   B. 甲类 2 种，乙类 11 种，丙类 22 种
   C. 甲类 2 种，乙类 22 种，丙类 11 种
   D. 甲类 3 种，乙类 22 种，丙类 10 种
   E. 甲类 2 种，乙类 25 种，丙类 10 种
3. 高血压脑病的特点是
   A. 高血压缓慢进展，最终导致脑水肿
   B. 高血压缓慢进展，最终导致脑缺血
   C. 短时间血压突然升高后突然下降
   D. 血压突然或短期内明显升高引起中枢神经系统损害
   E. 短时间内血压明显升高导致视物模糊，肾功能严重损害
4. 每种传染病检疫期的确定是根据该病的
   A. 最长潜伏期
   B. 平均潜伏期
   C. 前驱期
   D. 最短潜伏期
   E. 症状明显期
5. 下列关于高血压非药物治疗的叙述，正确的是
   A. 仅适用于轻、中度高血压患者
   B. 仅适用于轻度高血压患者
   C. 适用于所有高血压患者
   D. 轻、中度高血压患者非药物治疗可使血压降至正常
   E. 已经应用药物治疗的患者可以不采取非药物治疗
6. 黄疸具有“三分离”特征的是
   A. 急性甲型病毒性肝炎
   B. 慢性迁延性肝炎
   C. 重型肝炎
   D. 淤胆型肝炎
   E. 慢性活动性肝炎
7. 肾衰竭患者发生纤维性骨炎是因为
   A. 活性维生素 D_3 生成不足
   B. 贫血
   C. 促红细胞生成素（EPO）不足
   D. 缺钙
   E. 缺钾
8. 心绞痛的部位主要位于
   A. 胸骨体上段或中段之后
   B. 心前区

C. 咽、颈、背
D. 上腹部
E. 无名指和小指

9. 原发免疫性血小板减少症患者的主要发病机制是
A. 机体产生抗血小板抗体
B. 骨髓造血功能衰竭
C. 小血管的变态反应性炎症
D. 凝血因子缺乏
E. 凝血和纤溶系统失衡

10. 下列关于非持续性室性心动过速临床表现的描述正确的是
A. 发作持续时间短于 30 秒
B. 需应用药物或电复律终止
C. 伴明显血流动力学障碍
D. 不能自行终止
E. 伴心肌缺血

11. 下面对于心绞痛患者的用药指导，不妥的是
A. 坚持服用预防心绞痛发作的药
B. 运动和情绪激动前含服硝酸甘油，预防心绞痛发作
C. 随身携带硝酸甘油片
D. 硝酸甘油应避光保存，放置在固定地点
E. 每 2 年更换一次药物

12. 下列哪项不是再生障碍性贫血的常见临床表现
A. 多有出血、感染
B. 贫血
C. 多无肝脾大，淋巴结多无增大
D. 骨髓增生极度活跃
E. 外周血全血细胞计数减少

13. 目前预防乙型病毒性肝炎的最佳措施是
A. 定期体检筛查慢性病毒携带者
B. 隔离患者
C. 做好饮食、饮水及粪便的管理
D. 乙肝疫苗预防接种
E. 丙种球蛋白被动免疫

14. 流行性乙型脑炎患者必有的症状是
A. 高热
B. 神经精神症状
C. 循环衰竭
D. 抽搐
E. 呼吸衰竭

15. 下列哪项肯定是原发性肝癌的促进因素
A. 大量饮酒
B. 乙型肝炎病毒
C. 肝硬化
D. 亚硝胺类化学物质
E. 饮用水污染

16. 下列关于人类免疫缺陷病毒（HIV）的描述，错误的是
A. 属反转录病毒
B. 属单链 DNA 病毒
C. 具有嗜神经性
D. 可感染单核-巨噬细胞
E. 对热及化学消毒剂敏感

17. 获得性免疫缺陷综合征（艾滋病）患者肺部感染最多见的病原体是
A. 肺炎链球菌
B. 卡氏肺孢子菌
C. 白念珠菌
D. 结核分枝杆菌
E. 巨细胞病毒

18. 狂犬病病毒在体内主要侵犯

A. 肌肉组织

B. 神经组织

C. 淋巴组织

D. 上皮组织

E. 结缔组织

19. 确诊慢性胃炎最可靠的检查方法是

A. 胃肠钡餐检查

B. 活体组织检查

C. 纤维胃镜检查

D. 胃液分析

E. 血清学检查

20. 慢性阻塞性肺气肿最重要的慢性并发症是

A. 自发性气胸

B. 肺结核

C. 肺不张

D. 慢性肺源性心脏病

E. 肺炎

21. 电复律术后的护理，不妥的是

A. 持续 24 小时心电监护

B. 绝对卧床 24 小时

C. 常规高浓度高流量鼻导管吸氧

D. 注意电击局部皮肤有无灼伤

E. 继续服用抗心律失常药

22. 护理化学治疗的患者，下列哪项不妥

A. 注射时不可溢于血管外

B. 药液必须新鲜配制

C. 注射速度不宜快

D. 应饭后 1 小时用药

E. 用药期间定期检查血常规

23. 急性心肌梗死出现下列哪种心律失常时最需要紧急处理

A. 窦性心动过速

B. 二度Ⅰ型房室传导阻滞

C. 偶发室性期前收缩

D. 心房颤动

E. 室性心动过速

24. 对心源性水肿患者实施的护理措施要点中哪项不妥

A. 保持患者身心休息，减轻心脏负荷

B. 保持皮肤清洁、干燥，防止破损和感染

C. 限制钠盐的摄入

D. 老年患者输液速度不可太快

E. 应用强效排钾利尿药期间，注意血钠水平的变化

25. 关于急性心肌梗死后心律失常的处理措施不妥的是

A. 室上性快速心律失常多用维拉帕米

B. 持续阵发性室性心动过速，首选利多卡因静脉注射

C. 快速型心律失常时可用阿托品

D. 发生二度Ⅱ型或三度房室传导阻滞，可置入人工心脏起搏器

E. 持续多形性室性心动过速时，应尽快采用非同步直流电除颤

26. 与蜘蛛痣形成有关的因素是

A. 血小板减少

B. 血中雌激素增加

C. 凝血机制障碍

D. 毛细血管脆性增加

E. 严重感染

27. 下列不属于冠状动脉粥样硬化性心脏病（冠心病）的危险因素的是

A. 血脂异常

B. 高血压

C. 女性绝经期前
D. 40 岁以上
E. 吸烟

28. 心脏的血液供应主要来自
A. 锁骨下动脉
B. 主动脉
C. 冠状动脉
D. 肺动脉
E. 肺静脉

29. 不符合阵发性心动过速的特点的是
A. 由 3 个或 3 个以上连续发生的期前收缩形成
B. 阵发性快速而规则的异位心律
C. 具有突发、突止的特点
D. 根据异位节律点的部位不同分为房室性和室性两类
E. 心律基本规则

30. 老年甲状腺功能亢进症（甲亢）患者不宜使用的检查是
A. 基础代谢率测定
B. 三碘甲腺原氨酸（T_3）抑制试验
C. 甲状腺自身抗体测定
D. 促甲状腺素测定
E. 血清总 T_3、甲状腺素（T_4）测定

31. 不符合室性期前收缩特点的是
A. QRS-T 波群前没有 P 波
B. QRS-T 波群提前出现
C. 提前出现的 QRS-T 波群形态异常，时限常≥0. 20 秒
D. 期前收缩后可见一完全代偿间歇
E. 偶发期前收缩一般无症状

32. 病态窦房结综合征有症状者的治疗方法是
A. 安装人工心脏起搏器
B. 介入治疗
C. 电复律治疗
D. 射频消融术
E. 手术治疗

33. 服用胃黏膜保护药宜在
A. 餐前
B. 餐后 1 小时及睡前服用 1 次
C. 每日清晨 1 次
D. 2 餐之间
E. 进餐时与食物同服

34. 胶体铋剂保护胃黏膜的作用机制是
A. 与溃疡面结合形成保护屏障
B. 使壁细胞的 H^+,K^+-ATP 酶失活
C. 通过选择性竞争结合 H_2 受体，使壁细胞分泌胃酸减少
D. 与盐酸作用形成盐和水
E. 可刺激局部内源性前列腺素的合成

35. 心室颤动首选的治疗措施是
A. 同步电复律术
B. 心内注射肾上腺素
C. 非同步电复律术
D. 静脉注射苯妥英钠
E. 胺碘酮静脉注射

36. 下列急性肺水肿的护理措施中哪项不妥
A. 指导患者取坐位或半卧位双腿下垂
B. 给予持续低流量吸氧
C. 皮下注射或静脉推注吗啡
D. 遵医嘱给予毛花苷 C 缓慢静脉注射
E. 给予氨茶碱缓慢静脉推注

37. 为预防中枢神经系统白血病常鞘内注射的化疗药是
A. 阿糖胞苷
B. 柔红霉素

C. 环磷酰胺

D. 甲氨蝶呤

E. 巯嘌呤

38. 风湿性心脏病（风心病）长期卧床的心力衰竭患者，下肢静脉血栓脱落可导致的栓塞部位是

A. 上肢动脉栓塞

B. 肺栓塞

C. 脾动脉栓塞

D. 脑栓塞

E. 肾动脉栓塞

39. 急性胰腺炎患者禁食的目的是

A. 避免胃扩张

B. 控制饮食

C. 防止胰腺穿孔

D. 减少胰液分泌

E. 解除胰管痉挛

40. 在心力衰竭治疗中可以同时减轻心脏前负荷和后负荷药物是

A. 氢氯噻嗪

B. 异山梨酯

C. 毛花苷 C

D. 硝普钠

E. 多巴胺

41. 心绞痛疼痛发作时典型心电图表现是

A. ST 段弓背抬高

B. ST 段压低，T 波低平或倒置

C. PR 间期延长

D. T 波高尖

E. 出现宽大畸形的病理性 Q 波

42. 风心病主动脉瓣关闭不全患者的早期症状是

A. 劳力性呼吸困难

B. 心悸、头部强烈搏动感

C. 晕厥

D. 左心衰竭

E. 心绞痛

43. 上消化道出血伴休克时，最紧急和首要的措施应为

A. 头低位和吸氧

B. 积极补充血容量

C. 紧急胃镜检查以明确诊断

D. 去甲肾上腺素溶液胃内滴入

E. 冰水洗胃

44. 下列哪项不符合右心衰竭临床表现

A. 恶心、呕吐

B. 早期在身体疏松部位出现水肿

C. 颈静脉怒张

D. 肝大、肝区胀痛

E. 口唇发绀

45. 典型心绞痛的发作性胸痛持续时间为

A. 1～3 分钟

B. 3～5 分钟

C. 10～15 分钟

D. 5～10 分钟

E. 15 分钟以上

46. 正常心脏指数的下限是

A. 2.0L/(min · m^2)

B. 1.5L/(min · m^2)

C. 2.5L/(min · m^2)

D. 1.5L/(min · cm^2)

E. 2.0L/(min · cm^2)

【A2 型题】

47. 患者，男性，28 岁。三度房室传导阻滞，心室率 35 次/分的患者。首选的治疗方法是

A. 洋地黄
B. 异丙肾上腺素
C. 麻黄碱
D. 阿托品
E. 安装人工心脏起搏器
48. 患者，女性，21 岁。近期因失恋而情绪低落，家属在卧室发现患者时，其表现为恶心、呕吐、腹痛、流涎、口鼻大量分泌物伴呼吸困难等症状。由急诊入院治疗，体格检查发现呼吸有浓烈蒜味，双侧瞳孔缩小。最可能的诊断是
A. 氯化物中毒
B. 煤气中毒
C. 地西泮类药物过量中毒
D. 阿托品中毒
E. 有机磷农药中毒
49. 患者，男性，24 岁。8 年前发现 HIV 抗体（+），40 余天前无明显诱因出现发热，体温波动在 38.0～38.5℃，伴咳嗽、咳痰，入院诊断为“肺孢子菌肺炎”。目前该患者的艾滋病分期最可能的是
A. 潜伏期
B. 急性感染期
C. 无症状感染期
D. 持续性全身淋巴结肿大综合征期
E. 典型艾滋病期
50. 一昏迷患者由警察送来急诊，无法询问病史，但患者呼吸时有烂苹果味，查血糖 33.6mmol/L。可拟诊为
A. 有机磷农药中毒
B. 酒醉
C. 糖尿病酮症酸中毒
D. 蛛网膜下腔出血
E. 癔症
51. 患者，男性，30 岁。因“反复发热，伴消瘦、腹泻 1 个月余”入院。入院诊断为艾滋病。护士在护理这位患者过程中不慎被针头扎了一下。以下处理措施中正确的是
A. 立即去检测 HIV
B. 不用处理
C. 服用抗病毒药
D. 上报医院，等医院处理
E. 立即检测患者的病毒载量
52. 患者，男性，63 岁。患高血压 10 余年，因广泛前壁急性心肌梗死 3 小时入院。下列哪种情况提示该患者不能应用溶栓治疗
A. 血压 140/90mmHg
B. 伴室性期前收缩
C. 伴急性左心衰竭
D. 半年前因脑出血致左侧肢体轻偏瘫
E. 年龄>70 岁
53. 患者，女性，69 岁。因慢性心力衰竭入院，入院后给予利尿、强心治疗。护士在给予患者正性肌力药地高辛时。下列何种情况下不能给药
A. 患者存在心房颤动
B. 患者血压 150/90mmHg
C. 患者存在便秘
D. 患者心率 56 次/分
E. 患者存在呼吸困难
54. 患者，男性，41 岁。反复咳脓痰伴间断少量咯血 20 年，大咯血 3 天来诊。查体：右下肺可闻及固定湿啰音，有杵状

指。胸部X线片示右下肺纹理增粗，可见卷发影。诊断首先考虑

A. 肺结核

B. 支气管扩张症

C. 慢性支气管炎

D. 慢性肺脓肿

E. 肺气肿

55. 患者，女性，55岁。风湿性心瓣膜病，心力衰竭，给予地高辛及氢氯噻嗪治疗5天，气促加重。心电图示室性期前收缩二联律。此时以下治疗哪项不妥

A. 停用地高辛

B. 补钾

C. 加用利多卡因

D. 加用血管扩张药

E. 加用呋塞米

56. 患者，男性，70岁。患高血压20余年，未规律服用抗高血压药。近半年来间断胸骨后或心前区疼痛，持续3~5分钟，休息后缓解，诊为冠心病，心绞痛。医生嘱用硝酸甘油，责任护士讲解用药知识，其中哪项不妥

A. 应卧位或坐位服药，以防发生体位性低血压

B. 该药应舌下含服，不可吞服或嚼服

C. 该药可扩张外周血管，减轻心脏负担

D. 该药不良反应有头面部皮肤潮红、搏动性头痛等

E. 服药后出现面部潮红及搏动性头痛需立即停药，不可再服用

57. 患者，男性，65岁。高血压病史12年，未规律服抗高血压药，血压时高时低，多在（150~160）/(100~105）mmHg，近半日感觉心前区持续疼痛，伴大汗。急诊入院后经检查确诊为急性心肌梗死，入冠心病监护病房（CCU），3小时后患者出现严重呼吸困难伴喘息，两肺满布湿啰音和哮鸣音，心率112次/分，律齐。主管护士首先考虑患者的病情变化是

A. 再发心肌梗死

B. 急性左心衰竭

C. 心律失常

D. 肺栓塞

E. 肺部感染

58. 患者，女性，18岁。在街边进食后出现发热、腹痛、腹泻，以“细菌性痢疾”收入院。下列各项饮食护理，不恰当的是

A. 少纤维饮食

B. 少食多餐

C. 高蛋白、高脂肪饮食补充能量

D. 忌食生冷

E. 忌食刺激性食物

59. 患者，男性，50岁。患肝硬化4年。对难治性腹水的治疗，较好的方法是

A. 应用利尿药

B. 甘露醇导泻

C. 腹腔穿刺放腹水

D. 定期输新鲜血

E. 腹水浓缩回输

60. 患者，男性，60岁。因胃溃疡发生消化道出血。上消化道出血量达到至少多少时可产生黑便

A. 30ml

B. 5ml

C. 60ml

D. 100ml

E. 200ml

【A3/A4 型题】

（61～64 题共用题干）

患者，男性，65 岁，退休。既往体健。近 1 年来，经常出现头晕、单肢无力并有麻木感，一般持续 10～20 分钟后症状完全消失，未予重视。今日午睡醒来突然发现右侧肢体无力，不能说话，但神志清楚。家人迅速将其送至医院。

61. 分析病史，考虑对患者此次发病最有提示意义的危险因素是
    A. 年龄、性别
    B. 高脂血症
    C. 短暂性脑缺血发作
    D. 高血压
    E. 糖尿病
62. 进一步行 MRI 检查后发现患者左侧大脑中动脉的供血区有梗死灶存在。结合病史，考虑患者目前的诊断为
    A. 脑出血
    B. 脑血栓形成
    C. 脑栓塞
    D. 脑分水岭梗死
    E. 腔隙性脑梗死
63. 经 CT 证实，患者脑内无出血灶存在，且患者发病时间仅 2 小时。则目前最应该积极采取下列哪项治疗措施
    A. 抗凝治疗
    B. 抗血小板聚集治疗
    C. 脑保护治疗
    D. 超早期溶栓治疗
    E. 脱水降颅内压治疗
64. 经过积极治疗，患者逐渐康复，肢体肌力恢复至 4 级，感觉基本恢复正常，但仍有时口齿不清，且饮水仍有呛咳，明日准备出院。作为主管护士，应该为其提供的健康教育内容不包括
    A. 注意休息，不可参加运动，预防脑血管意外
    B. 合理服用抗血小板药
    C. 睡醒后不要急于起床，最好在床边静坐 10 分钟再缓慢站起
    D. 坚持语言康复治疗
    E. 饮食以流质或半流质为主，待吞咽功能完全恢复后再正常进食

（65～68 题共用题干）

患者，男性，45 岁。肝硬化病史 10 余年。半天来呕血 5 次，量约 1200ml，黑便 2 次，伴头晕、心悸、烦躁。入院查体：BP 60/45mmHg，P 180 次/分，巩膜黄染，腹部膨隆，移动性浊音阳性。诊断为肝硬化食管静脉曲张破裂出血。

65. 此患者目前最主要的护理诊断为
    A. 恐惧
    B. 营养失调
    C. 有感染的危险
    D. 组织灌注量不足
    E. 活动无耐力
66. 对该患者应采取的护理措施不包括
    A. 立即补液
    B. 严密监测病情变化
    C. 准备库存血输血
    D. 清除胃内积血

E. 给予三腔双囊管压迫止血

67. 在应用三腔双囊管压迫止血时。要特别注意预防

A. 急性胃炎

B. 气囊滑脱引起窒息

C. 肝昏迷

D. 休克

E. 肠麻痹

68. 拔除三腔双囊管时，下列做法中错误的是

A. 出血停止后至拔管前应观察 24 小时

B. 先放胃囊气体，后放食管囊气体

C. 应缓慢拔出，动作轻柔

D. 应先口服少量液状石蜡

E. 密切观察有无再出血

（69~72 题共用题干）

患者，男性，65 岁。3 年前起中上腹部隐痛，呈间歇性，通常于饭前或饭后 4~5 小时发生，偶尔睡眠时发生疼痛，进食后疼痛可好转。当地医务室诊为“胃炎”，服药后缓解。4 天前上腹疼痛加剧，服阿托品无效，进食后不缓解，昨日解柏油样便 2 次，每次约 100g，故来院诊治。查体：口唇略苍白，无发绀，两肺无异常，心律齐，无病理性杂音，腹软，中上腹有轻度压痛，肝脾未及，移动性浊音（-）。实验室检查：白细胞（WBC）$5.0\times10^9/L$，血红蛋白（Hb）100g/L，尿常规（-）。

69. 目前患者可能的医疗诊断是

A. 上消化道出血

B. 急性胃炎

C. 急性胰腺炎

D. 胃癌

E. 溃疡性结肠炎

70. 为明确诊断，需做何检查

A. 上消化道钡餐造影检查

B. 胃镜检查

C. 血、尿淀粉酶检查

D. 腹部 X 线检查

E. 肝功能检查

71. 下列哪项护理措施对该患者不妥

A. 禁食

B. 指导患者进食温热、清淡流食

C. 观察生命体征

D. 密切观察粪便颜色及量

E. 粪便隐血阴性后可以进食营养丰富、易消化无刺激性半流食、软食

72. 下列哪项措施适用于该患者的止血治疗

A. 三腔双囊管

B. 垂体后叶激素

C. 奥曲肽

D. 奥美拉唑

E. 胃镜下硬化治疗

（73~76 题共用题干）

患者，男性，38 岁。大量饮酒后突然出现中上腹持续性绞痛，伴有频繁呕吐，呕吐物为食物和胆汁，呕吐后腹痛并不减轻。查体：上腹压痛，腹肌紧张，反跳痛，肠鸣音 1~2 次/分。测血清淀粉酶 1200U/L。

73. 该患者最可能的入院诊断为

A. 急性胃炎

B. 急性酒精中毒

C. 急性胆囊炎

D. 急性腹膜炎

E. 急性胰腺炎

74. 对该患者的处理措施中不妥的为

A. 给予吗啡肌内注射解痉、镇痛药

B. 静脉输液，补足血容量，维持水、电解质和酸碱平衡

C. 应用生长抑素抑制胰液分泌

D. 禁食、胃肠减压

E. 应用抗生素

75. 采取禁食和胃肠减压的目的是

A. 缓解疼痛

B. 预防感染

C. 减少胃酸与食物刺激胰腺分泌

D. 减少呕吐

E. 减少对胃黏膜的刺激

76. 在病情观察过程中，患者出现下列哪种情况提示为重症

A. 白细胞计数增多

B. 血清淀粉酶含量显著增高

C. 腹水淀粉酶检测阳性

D. 血钙含量显著降低

E. 尿淀粉酶含量显著增高

（77~80 题共用题干）

患者，男性，48 岁。乙型病毒性肝炎病史 10 年。因乏力、低热、腹胀、少尿入院。查体：巩膜黄染，腹部膨隆，呈蛙状腹，肝肋下未及，脾肋下 2 指，移动性浊音阳性。

77. 该患者最可能的入院诊断为

A. 乙型病毒性肝炎活动期

B. 乙型病毒性肝炎后肝硬化代偿期

C. 乙型病毒性肝炎后肝硬化失代偿期

D. 原发性肝癌

E. 继发性肝癌

78. 下列指标中，不能提示肝功能严重损害的是

A. 白蛋白明显降低

B. 球蛋白明显降低

C. 转氨酶明显增高

D. 重度黄疸

E. 凝血酶原时间延长

79. 该患者出现腹水的原因与下列哪项无关

A. 门静脉压力增高

B. 肝淋巴液生成过多

C. 低蛋白血症

D. 前列腺素增多

E. 继发性醛固酮增多症

80. 为了减轻腹水，医嘱给予患者大剂量呋塞米和氢氯噻嗪联合治疗，护士应密切观察严重并发症的征象。该患者最不可能发生的并发症是

A. 高钾血症

B. 低钾血症

C. 肝肾综合征

D. 肝昏迷

E. 心力衰竭

（81~84 题共用题干）

患者，男性，73 岁。2 小时前晚餐后突感胸骨后剧烈压榨样疼痛，伴大汗、呕吐及濒死感，急诊入院。查心率 130 次/分，律不齐；血压 165/100mmHg。心电图示 $V_1 \sim V_4$ 导联 ST 段呈弓背向上抬高，心肌肌钙蛋白 I（cTnI）：3.5ng/ml。

81. 患者最可能的诊断为

A. 高血压脑病

B. 高血压危象

C. 急性心肌梗死

D. 心脏神经症

E. 肺梗死

82. 给予该患者的处理措施，哪项不妥

A. 心电监护

B. 消除恶性心律失常

C. 减轻疼痛

D. 抗凝治疗

E. 扩容升压

83. 该患者出现哪项心律失常需立即消除

A. 心房扑动

B. 室上性心动过速

C. 室性心动过速

D. 窦性心动过速

E. 二度Ⅰ型房室传导阻滞

84. 解除患者疼痛的药物应选用

A. 吗啡

B. 山莨菪碱

C. 吲哚美辛

D. 阿司匹林

E. 布洛芬

(85~88 题共用题干)

患者，女性，46 岁。风心病二尖瓣狭窄病史 10 余年。近 1 周来出现劳累后胸闷、心悸，休息后稍缓解，近 2 日来稍有体力活动即感呼吸困难，伴咳嗽、咳痰，昨日夜间睡眠中忽然因胸闷憋醒，今晨急诊入院。查体：P 68 次/分，HR 98 次/分，BP 105/75mmHg，R 18 次/分，双颧绀红，端坐位，听诊心尖部可闻及局限、不传导的低调的隆隆样舒张中晚期杂音。

85. 明确和量化诊断二尖瓣狭窄的最可靠方法是

A. X 线检查

B. 心电图

C. 超声心动图检查

D. 介入检查

E. 主动脉造影

86. 入院后超声心动图检查二尖瓣瓣口面积为 0.9cm^2，该患者二尖瓣狭窄的程度是

A. 正常下限

B. 轻度狭窄

C. 轻中度狭窄

D. 中度狭窄

E. 重度狭窄

87. 为明确患者左心房是否存在附壁血栓应采取的检查是

A. 二维超声心动图

B. 食管超声

C. 彩色多普勒血流显像

D. M 型超声心动图

E. 放射性核素心室造影

88. 若患者左心房内有巨大附壁血栓，护士给予的护理措施不妥的是

A. 监测生命体征

B. 评估患者有无呼吸困难、乏力、食欲缺乏、尿少等症状

C. 检查有无肺部湿啰音、肝大、下肢水肿等心力衰竭体征

D. 应鼓励并协助缺乏翻身，活动下肢，防止下肢深静脉血栓形成

E. 给予高热量、高蛋白、高维生素、易消化饮食

【B 型题】

(89~90 题共用备选答案)

A. 肌震颤

B. 恶心、呕吐

C. 骨髓抑制

D. 肝损害

E. 肾损害

89. 沙丁胺醇的主要不良反应是

90. 氨茶碱的主要不良反应是

（91~92 题共用备选答案）

A. 粪-口传播

B. 血液传播

C. 性传播

D. 飞沫传播

E. 虫媒传播

91. 丁型病毒性肝炎的主要传播途径是

92. 流行性出血热的主要传播途径是

（93~94 题共用备选答案）

A. 2~6 周，平均为 4 周

B. 2~9 周，平均为 6 周

C. 4~20 周

D. 2 周至 6 个月，平均为 40 天

E. 1~6 个月，平均为 3 个月

93. 甲型病毒性肝炎的潜伏期是

94. 乙型病毒性肝炎的潜伏期是

（95~96 题共用备选答案）

A. 肺门血管影增强

B. 右下肺动脉增宽

C. 肺野外侧清晰可见的水平线状影

D. 肺门呈蝴蝶状影

E. 肺野模糊

95. 慢性心力衰竭早期肺静脉压增高时表现为

96. 急性肺泡性肺水肿时表现为

（97~98 题共用备选答案）

A. 变态反应

B. 出血倾向

C. 脑疝形成

D. 消化道反应

E. 精神症状

97. 为脑血栓形成的患者进行溶栓治疗的过程中，护士应该重点观察

98. 护士观察重症脑出血患者的病情变化时，最应该警惕发生的并发症是

（99~100 题共用备选答案）

A. 心功能 A 级

B. 心功能 B 级

C. 心功能 C 级

D. 心功能 D 级

E. 心功能正常

99. 客观检查示有轻度心脏、血管疾病的为

100. 客观检查示有严重心脏、血管疾病的为

参考答案

专业知识［内科护理学亚专业］ 优选卷二

【A1 型题】

1. E 2. E 3. D 4. A 5. C 6. D
7. A 8. A 9. A 10. A 11. E 12. D
13. D 14. A 15. B 16. B 17. B
18. B 19. C 20. D 21. C 22. D
23. E 24. E 25. C 26. B 27. C
28. C 29. D 30. B 31. C 32. A
33. A 34. A 35. C 36. B 37. D
38. B 39. D 40. D 41. B 42. A
43. B 44. B 45. B 46. C

【A2 型题】

47. E 48. E 49. E 50. C 51. C
52. D 53. D 54. B 55. E 56. E
57. B 58. C 59. E 60. C

【A3/A4 型题】

61. C 62. B 63. D 64. A 65. D
66. C 67. B 68. B 69. A 70. B
71. B 72. D 73. E 74. A 75. C
76. D 77. C 78. B 79. D 80. E
81. C 82. E 83. C 84. A 85. C
86. E 87. B 88. D

【B 型题】

89. A 90. B 91. B 92. E 93. A
94. E 95. A 96. D 97. B 98. C
99. B 100. D

解　析

扫码查看
相关内容

协和护考

全国护理学中级（主管护师）资格考试优选卷

专业知识
[外科护理学亚专业]
优选卷（一）

中国协和医科大学出版社
北　京

专业知识［外科护理学亚专业］
优选卷（一）

【A1 型题】

1. 骨牵引的特点是
   A. 对肢体损伤小
   B. 操作相对简单
   C. 患者痛苦少
   D. 牵引时间可以较长
   E. 可承受牵引重量较小
2. 内分泌因素所致阳痿的治疗应选用
   A. 阴茎海绵体血管活性药物注射
   B. 激素治疗
   C. 阴茎海绵体功能性电刺激
   D. 负压缩窄装置
   E. 经尿道给药
3. 可能出现骨折的专有体征的是
   A. 螺旋骨折
   B. 裂缝骨折
   C. 嵌插骨折
   D. 青枝骨折
   E. 椎体压缩骨折
4. 急性化脓性骨髓炎的好发部位是
   A. 脊柱
   B. 胸骨
   C. 短骨骨干
   D. 长骨干骺端
   E. 指骨和掌骨
5. 下列有关脑卒中的描述，不正确的是
   A. 缺血性脑卒中多于出血性脑卒中
   B. 情绪激动是缺血性脑卒中的诱因
   C. 完全性脑卒中患者多遗留神经功能障碍
   D. 出血性脑卒中是高血压患者的主要死亡原因
   E. 急性脑出血首选 CT 检查
6. 脑干损伤时，瞳孔变化的特征是
   A. 双侧瞳孔散大，固定
   B. 一侧瞳孔散大，对光反射消失
   C. 一侧瞳孔缩小，对光反射存在
   D. 两侧瞳孔等大，对光反射存在
   E. 两侧瞳孔大小多变，不等圆
7. 休克指数为
   A. 脉率/收缩压
   B. 脉率/舒张压
   C. 脉率/体重
   D. 脉率/体表面积
   E. 舒张压/收缩压
8. 肋骨骨折的特殊性体征是
   A. 局部血肿
   B. 局部疼痛
   C. 局部瘀斑
   D. 按压肋骨有骨擦感
   E. 咳嗽、呼吸时疼痛加剧
9. 不属于多根多处肋骨骨折的病理生理改变的是

A. 纵隔扑动
B. 反常呼吸运动
C. 胸膜腔负压消失
D. 回心血量下降
E. 缺氧、二氧化碳潴留

10. 支气管胸膜瘘患者最适宜的体位是
A. 半卧位
B. 仰卧位
C. 患侧卧位
D. 健侧卧位
E. 头低足高位

11. 防止尿道狭窄最好的方法是
A. 多饮水
B. 理疗
C. 多用肾上腺皮质激素
D. 定期尿道扩张
E. 长期应用抗生素

12. 关于急性胰腺炎时淀粉酶的改变的叙述错误的是
A. 尿淀粉酶下降较血清淀粉酶晚
B. 尿淀粉酶增高迟于血清淀粉酶
C. 尿淀粉酶测定值大于 500 索氏单位有诊断意义
D. 淀粉酶越高诊断的正确率越大
E. 淀粉酶的高低与病变轻重不一定成正比

13. 骨折患者功能锻炼的原则正确的是
A. 伤后 1~2 周以患肢肌肉的舒缩运动为主
B. 伤后 1~2 周以骨折处远近侧关节运动为主
C. 伤后 2 周后以患肢肌肉的舒缩运动为主
D. 伤后 2 周后以重点关节为主的全身活动
E. 伤后 6 周后以骨折处远近侧关节运动为主

14. 以下有关肿瘤化学治疗的叙述不正确的是
A. 可大剂量冲击治疗
B. 多疗程治疗
C. 可小剂量维持治疗
D. 不可同时使用多种化学治疗药物
E. 可根据患者身高和体重选择药物的剂量

15. 脊柱骨折患者急救运送方法正确的是
A. 一人背负搬运
B. 一人抱持搬运
C. 二人抱持于硬板上搬运
D. 二人平托于软担架上搬运
E. 三人平托于硬板上搬运

16. 科利斯（Colles）骨折发生在桡骨下端
A. 2cm 范围内
B. 1cm 范围内
C. 3cm 范围内
D. 4cm 范围内
E. 5cm 范围内

17. 史密斯（Smith）骨折患者的典型表现是
A. 方肩畸形
B. 垂腕畸形
C. 杜加斯征阳性
D. 爪形手畸形
E. “银叉”畸形

18. 关于股骨颈骨折叙述正确的是
A. 患者可有内收内旋缩短畸形
B. 常发生于中年男性
C. 骨折一般能够较快愈合
D. 内收型骨折多不稳定
E. 青壮年患者多在扭转力作用下骨折

19. 下列关于胫腓骨骨折的叙述中正确的是
A. 多由间接暴力造成
B. 单纯胫骨干骨折最多见
C. 在长骨骨折中最少见
D. 可能伴发骨筋膜隔室综合征
E. 螺旋形骨折者应行手法复位加外同定治疗

20. 要达到输精管结扎术后无须进行避孕，必须
A. 术后卧床休息 1~2 周
B. 术中用 0.01% 醋酸苯汞或1∶3000苯扎溴铵行精囊灌注
C. 术后伤口进行冷敷
D. 术后定期注射雌激素
E. 术中进行输精管冲洗

21. 适用于骨牵引的是
A. 小儿股骨干骨折者
B. 急性化脓性关节炎者
C. 手术前临时固定患肢时
D. 预防骨肿瘤者发生骨折时
E. 肱骨髁上骨折局部肿胀明显者

22. 杜加斯征阳性可见于
A. 肩关节脱位
B. 肘关节脱位
C. 肱骨髁上骨折
D. Colles 骨折
E. 锁骨骨折

23. 关于髋关节脱位的叙述正确的是
A. 受伤后局部出血较少
B. 前脱位多见
C. 复位后患肢内收中立位皮牵引
D. 髋关节屈曲、内收、内旋、缩短畸形
E. 牵引期间可以做患肢屈曲、内收、内旋动作

24. 关于骨折早期康复的叙述中，正确的是
A. 外固定已拆除
B. 重点是肌肉收缩运动
C. 主要任务是防止关节粘连
D. 已达骨折的临床愈合
E. 骨折断端已有纤维性连接

25. 成人每天蛋白质的需要量是
A. 0.5~1.0g/kg
B. 1.0~1.5g/kg
C. 2.0~2.5g/kg
D. 1.5~2.0g/kg
E. 2.5~3.0g/kg

26. 休克患者在补充足够液体后，血压偏低，中心静脉压正常，应给予
A. 利尿药
B. 正性肌力药
C. 血管扩张药
D. 血管收缩药
E. 大量皮质激素

27. 呼吸监测最直接的指标是
A. 有无发绀
B. 呼吸频率
C. 血氧饱和度

D. 血气分析

E. 肺功能测定

28. 乳腺癌根治术后内分泌治疗的常用药物是

A. 绒毛膜促性腺激素

B. 促肾上腺皮质激素

C. 他莫昔芬

D. 己烯雌酚

E. 黄体酮

29. 能杀灭芽孢的化学消毒剂是

A. 75%乙醇

B. 2%戊二醛

C. 0.1%氯己定

D. 0.1%消毒净

E. 0.1%苯扎溴铵

30. 手术人员手臂刷洗消毒后，手臂应保持的姿势是

A. 手臂自然下垂

B. 手臂向上高举

C. 胸前拱手姿势

D. 手臂向前伸

E. 双手放置背后

31. 用于浸泡消毒时下列哪项措施不妥

A. 物品必须洗净擦干

B. 物品与药液应充分接触

C. 对金属有腐蚀性作用的药液不用做器械消毒

D. 药液应按期更换

E. 经浸泡过的器械能直接使用

32. 浅表痛为锐痛，其传入神经纤维是

A. A 纤维

B. B 纤维

C. C 纤维

D. Aγ 纤维

E. Aδ 纤维

33. 硬膜外注射吗啡用于术后镇痛时，常用的一次剂量是

A. 1mg

B. 2mg

C. 6mg

D. 4mg

E. 10mg

34. 颅内动脉瘤最重要的检查是

A. X 线检查

B. CT

C. MRI

D. 脑脊液检查

E. 数字减影血管造影

35. 创伤及感染时机体代谢特点不包括

A. 蛋白质丢失增加

B. 能量代谢率增高

C. 机体对糖的利用率增加

D. 能量代谢增高程度随创伤严重程度增加

E. 脂肪利用增加

36. 鉴别腹膜内型和腹膜外型的膀胱破裂，最好的方法是

A. 导尿测漏试验

B. 导尿

C. 膀胱造影

D. 膀胱镜检查

E. B 超

37. 急性胆囊炎、胆囊结石患者急诊手术的指征不包括

A. 并发弥漫性腹膜炎

B. 并发胆囊穿孔

C. 经补液抗感染治疗后症状无缓解

D. 发病在72小时以上

E. 并发急性化脓性胆管炎

38. 前列腺有炎症时，前列腺液镜检每个高倍视野白细胞通常应在

A. 5个以上

B. 3个以上

C. 10个以上

D. 20个以上

E. 30个以上

39. 经产妇咳嗽时出现的尿失禁属于

A. 假性尿失禁

B. 真性尿失禁

C. 压力性尿失禁

D. 充溢性尿失禁

E. 急迫性尿失禁

40. 可以确诊前列腺癌的检查是

A. 血清前列腺特异性抗原（PSA）

B. B超

C. 静脉肾盂造影（IVP）

D. MRI

E. 前列腺穿刺活体组织检查（活检）

41. 禁忌采用腹腔镜胆囊切除术的是

A. 慢性胆囊炎

B. 胆囊结石

C. 胆囊息肉

D. 有出血倾向

E. 胆囊结石继发胆管结石

42. 可能诱发急性胰腺炎的检查是

A. B超

B. 腹部X线检查

C. 静脉胆道造影术

D. 经皮肝穿刺胆管造影术

E. 经内镜逆行胆胰管造影术

43. 胆管癌最主要的表现是

A. 腹痛

B. 梗阻性黄疸

C. 贫血

D. 消瘦

E. 肝大

44. 肾移植最佳的供者是

A. 父母子女

B. 单卵双胎

C. 同胞兄弟姐妹

D. 二卵双胎

E. 有血缘关系的亲属

45. 下列关于良性肿块特征的描述不正确的是

A. 生长缓慢

B. 边界清楚

C. 活动度好

D. 疼痛明显

E. 形状规则

46. 以下不适宜行痛点注射的疾病是

A. 肩周炎

B. 肱骨外上髁炎

C. 腱鞘炎

D. 腰肌劳损

E. 脉管炎

【A2型题】

47. 患者，女性，56岁。间歇性出现肉眼血尿1个月，抗生素治疗无效。近日出现

尿频、尿急和尿痛。首选的检查手段是
A. 膀胱镜检查
B. X线检查
C. B超检查
D. CT检查
E. MRI检查

48. 患者，男性，68岁。双上肢持物不稳，双下肢行走有踩棉花感，诊断为脊髓型颈椎病，行前路手术。患者术后出现颈部明显肿胀，增粗，并出现呼吸困难。应高度怀疑患者出现了
A. 喉水肿
B. 血肿形成
C. 喉上神经损伤
D. 喉返神经损伤
E. 痰液阻滞

49. 肾移植患者术后36小时，出现少尿，血肌酐持续升高，并伴高热、寒战，提示患者出现
A. 感染
B. 超急排异
C. 急性排异
D. 加速性排异
E. 慢性排异

50. 患者，女性，34岁。胸外伤后呼吸困难，发绀，脉快。查体：见胸壁有一约3cm长开放性伤口，呼吸时伤口处出发嘶嘶声音，伤侧呼吸音消失，叩诊呈鼓音。首先考虑为
A. 闭合性气胸
B. 开放性气胸
C. 损伤性血胸
D. 张力性气胸
E. 机化性血胸

51. 患者，女性，36岁。从高处坠落时臀部着地造成腰椎骨折。其致伤原因是
A. 直接损伤
B. 间接损伤
C. 积累损伤
D. 肌肉牵拉
E. 骨骼疾病

52. 患者，男性，60岁。行肺段切除术后2小时，患者自觉胸闷，呼吸急促，测血压、脉搏均正常，见水封瓶内有少量淡红色液体，水封瓶长玻璃管内的水柱波动不明显。考虑为
A. 胸腔内出血
B. 肺已复张
C. 引流管阻塞
D. 肺炎、肺不张
E. 呼吸中枢抑制

53. 患者，男性，20岁。近半年来出现食欲缺乏，消瘦，盗汗，髋关节疼痛、发僵，并逐渐发生跛行，“4”字试验和托马斯试验均为阳性，浮髌试验和拾物试验均为阴性，结核菌素试验阳性。该患者可能患有
A. 胸椎结核
B. 颈椎结核
C. 腰椎结核
D. 髋关节结核
E. 膝关节结核

54. 患者，男性，28岁，建筑工人。半小时前上半身被水泥预制板压伤，呼吸困

难。体格检查：神志清，血压 135/105mmHg，脉搏 100 次/分，呼吸 30 次/分，两眼结膜充血，颈静脉怒张，前胸皮肤瘀斑，腹软，无压痛。尿常规正常。最可能的诊断是

A. 皮肤损伤

B. 早期创伤性休克

C. 创伤性窒息

D. 眼外伤

E. 挤压综合征

55. 患者，男性，40 岁。上腹、胸部手术后，如切口无感染，其拆线时间为

A. 5~7 日

B. 3~5 日

C. 7~10 日

D. 10~12 日

E. 14 日以上

56. 某患者在断肢再植术后 48 小时出现了动脉危象，护士可以观察到患者患肢的表现是

A. 皮肤温暖

B. 皮色暗紫

C. 指腹肿胀

D. 动脉搏动存在

E. 毛细血管充盈时间延长

57. 患者，男性，60 岁。由于结肠癌于 1 日前手术切除肿瘤。专门用于评估术后疼痛的疼痛测量工具是

A. BRS 评分法

B. VRSs 评分法

C. NRS 评分法

D. Prince-Henry 评分法

E. VAS 评分法

58. 患者，男性，50 岁。坐骨神经痛 1 年，被诊断为腰椎间盘突出症。腰椎间盘突出症最常压迫的神经根是

A. L_3 和 L_4 神经根

B. L_2 和 L_3 神经根

C. L_4 和 L_5 神经根

D. L_5 和 S_1 神经根

E. S_1 和 S_2 神经根

59. 某男性患者，诊断为骨巨细胞瘤。骨巨细胞瘤的好发年龄是

A. 10~20 岁

B. 10 岁以下

C. 20~40 岁

D. 40~60 岁

E. 60 岁以上

60. 患者，男性，60 岁。诊断为急性化脓性骨髓炎。急性化脓性骨髓炎 X 线片变化多出现在起病

A. 1 周后

B. 2 周后

C. 4 周后

D. 3 周后

E. 5 周后

【A3/A4 型题】

（61~64 题共用题干）

患者，男性，65 岁。有慢性便秘多年。近半年来发现，站立时阴囊部位出现肿块，呈梨形；平卧时可还纳。体检发现外环扩大，压迫内环嘱患者咳嗽指尖有冲击感，平卧回纳肿块后，手指压迫内环处，站立咳

嗽，肿块不再出现。

61. 此患者诊断应为

A. 腹股沟斜疝

B. 腹股沟直疝

C. 股疝

D. 脐疝

E. 切口疝

62. 医生决定为该患者行疝修补术，为避免术后疾病复发术前准备中最重要的是

A. 灌肠

B. 备皮

C. 排尿

D. 治疗便秘

E. 麻醉前用药

63. 术后当天患者宜采用的体位是

A. 半卧位

B. 端坐位

C. 斜坡卧位

D. 头低足高位

E. 仰卧位

64. 术后预防阴囊血肿的主要护理措施是

A. 保持仰卧位

B. 应用止血药

C. 不过早下床活动

D. 保持敷料清洁、干燥

E. 托起阴囊、沙袋压迫伤口

（65~68 题共用题干）

患者，男性，40 岁。因车祸发生脾破裂，就诊时血压 BP 60/30mmHg，脉率 120 次/分，患者烦躁不安，皮肤苍白，四肢湿冷。

65. 在等待配血期间，静脉输液宜首选

A. 生理盐水

B. 5%葡萄糖液

C. 平衡盐溶液

D. 5%碳酸氢钠

E. 5%葡萄糖盐水

66. 以下护理措施不正确的是

A. 仰卧位

B. 定时测血压

C. 置热水袋保暖

D. 测每小时尿量

E. 保持 18~20℃ 室温

67. 提示患者进入微循环衰竭期的表现是

A. 表情淡漠

B. 皮肤苍白

C. 尿量减少

D. 血压下降

E. 全身广泛出血

68. 医嘱为患者补充以下液体，能够降低血液黏滞度且疏通微循环的液体是

A. 全血

B. 平衡盐溶液

C. 5%葡萄糖溶液

D. 10%葡萄糖溶液

E. 低分子右旋糖酐

（69~72 题共用题干）

患儿，男性，5 岁，体重 25kg。在家玩耍时不慎打翻开水瓶，双下肢被开水烫伤后皮肤出现大水疱、皮薄，疼痛明显，水疱破裂后创面为红色。

69. 该患儿的烧伤面积为

A. 10%

B. 39%

C. 41%

D. 46%

E. 70%

70. 烧伤深度为

A. Ⅰ度

B. 浅Ⅱ度

C. 深Ⅱ度

D. Ⅲ度

E. Ⅳ度

71. 对于该患儿，不正确的急救措施是

A. 迅速脱离热源

B. 创面涂抹甲紫

C. 用自来水大量冲洗双下肢

D. 大量补液

E. 迅速送往医院

72. 该患儿烧伤后第 1 个 24 小时应补的晶体和胶体液总量为

A. 1080ml

B. 1775ml

C. 3312ml

D. 3680ml

E. 3860ml

(73~76 题共用题干)

患者，男性，55 岁。头痛 3 个月，多见于清晨，常出现癫痫发作，经检查诊断为颅内占位性病变、颅内压增高，拟行开颅手术。

73. 颅内压正常值为

A. 1. 50~4. 50mmHg

B. 5. 25~15. 00mmHg

C. 15. 75~22. 50mmHg

D. 23. 25~27. 00mmHg

E. 27. 75~34. 50mmHg

74. 颅内压增高的主要表现为

A. 头痛、抽搐、偏瘫

B. 头痛、呕吐、感觉障碍

C. 头痛、恶心、食欲缺乏

D. 头痛、抽搐、血压增高

E. 头痛、呕吐、视神经盘水肿

75. 术前患者出现便秘时，不正确的处理方法是

A. 使用开塞露

B. 腹部按摩

C. 使用缓泻药

D. 用肥皂水灌肠

E. 鼓励患者多食蔬菜水果

76. 术后患者出现脑脊液鼻漏，正确的护理方法是

A. 头低位

B. 用无菌棉球阻塞鼻孔

C. 用无菌生理盐水冲洗

D. 用氯霉素眼药水滴鼻

E. 避免用力咳嗽、打喷嚏

(77~80 题共用题干)

患者，男性，70 岁。有长期便秘史。突然腹痛、腹胀 2 天，未吐，少量黏液便 1 次，未排气，2 年前曾有类似发作。查体可见全腹高度膨胀，左下腹可见巨大肠型，有轻度压痛、反跳痛，肠鸣音亢进。

77. 该患者的医疗诊断可能为

A. 直肠癌

B. 乙状结肠癌

C. 麻痹性肠梗阻

D. 乙状结肠扭转

E. 小肠扭转

78. 为明确诊断，该患者还应做的检查是

A. B 超

B. 腹部立位 X 线检查

C. 结肠镜

D. 直肠指诊

E. CT

79. 下列针对患者的处理措施不正确的是

A. 禁食

B. 胃肠减压

C. 应用抗生素

D. 补液

E. 立即手术治疗

80. 在护理该患者时，最重要的观察内容是

A. 腹痛

B. 腹胀

C. 肠绞窄征象

D. 呕吐

E. 排便

（81~84 题共用题干）

患者，女性，45 岁。偶然发现左乳房肿块，直径约 3cm，质较硬、无压痛，与皮肤有少许粘连。左侧腋下可触及 1cm 大小肿大的淋巴结。

81. 该患者最可能的诊断是

A. 乳腺囊性增生病

B. 乳腺导管内乳头状瘤

C. 乳房脓肿

D. 乳腺癌

E. 乳房结核

82. 要进一步进行的检查是

A. 乳房钼靶 X 线检查

B. 乳房热像图

C. 乳房肿块穿刺活检

D. 乳房肿块切除活检

E. 乳房红外线扫描

83. 该患者的治疗方法可能为

A. 乳房部分切除术

B. 乳房单纯切除术

C. 乳腺癌根治术

D. 乳腺癌改良根治术

E. 乳腺癌扩大根治术

84. 患者的术后护理措施中不正确的是

A. 抬高患侧上肢

B. 患侧胸壁加压包扎

C. 保持引流管通畅

D. 早期活动患肢

E. 不在患肢测血压

（85~88 题共用题干）

患者，男性，40 岁。于饱餐、饮酒后突然发生中上腹持久剧烈疼痛，伴反复恶心，呕吐出胆汁。查体：上腹部压痛，腹壁轻度紧张。测血清淀粉酶明显升高。

85. 对该患者的首选处理措施是

A. 禁食、胃肠减压

B. 适当补钾、补钙

C. 外科手术准备

D. 屈膝侧卧位

E. 应用抗生素

86. 若考虑为水肿性胰腺炎不应有的表现是

A. 腹痛

B. 腹胀

C. 休克

D. 呕吐

E. 发热

87. 经治疗后，腹痛、呕吐基本缓解，该患者的饮食宜

A. 高脂、高糖

B. 高脂、低糖

C. 低脂、高糖

D. 低脂、低蛋白

E. 低脂、高纤维素

88. 急性胰腺炎患者禁食、胃肠减压的主要目的是

A. 防止感染扩散

B. 减少胃酸分泌

C. 减少胰液分泌

D. 避免胃扩张

E. 减轻腹痛

【B 型题】

（89~90 题共用备选答案）

A. 裂缝骨折

B. 横形骨折

C. 骨骺分离

D. 粉碎性骨折

E. 嵌插骨折

89. 属于不稳定骨折的是

90. 属于不完全骨折的是

（91~92 题共用备选答案）

A. 戒烟

B. 合理营养

C. 早期发现、早期治疗

D. 控制环境污染

E. 预防复发和转移

91. 肿瘤的二级预防是

92. 肿瘤的三级预防是

（93~94 题共用备选答案）

A. X 线片可见蒂状、鹿角状或血丘状骨性凸起

B. X 线片可见“日光射线”现象

C. X 线片可见 Codman 三角

D. X 线片可见“葱皮状”骨膜反应

E. X 线片可见“肥皂泡样”骨质破坏阴影

93. 骨软骨瘤患者可能出现

94. 骨巨细胞瘤患者可能出现

（95~96 题共用备选答案）

A. 波动较大

B. 进行性加深

C. 开始可以有波动，以后加深

D. 发生快而后逐渐消退

E. 持续性轻度

95. 胰头癌所致的黄疸表现为

96. 壶腹癌所致的黄疸表现为

（97~98 题共用备选答案）

A. 下肢静息痛

B. 下肢象皮肿

C. 下肢静脉迂曲隆起，久站后下肢酸胀沉重感

D. 将足背屈牵拉，使腓肠肌和比目鱼肌迅速伸长，可导致小腿剧痛

E. 遇冷或情绪刺激后出现肢端皮肤由苍白转青紫，再转潮红，最后恢复正常

97. 下肢深静脉血栓形成的患者可能出现的典型表现是

98. 血栓闭塞性脉管炎患者可能出现的典型表现是

(99~100 题共用备选答案)

A. 胸骨中段

B. 胸骨上 1/3 段

C. 胸骨下 1/3 段

D. 胸骨上 1/2 段

E. 胸骨下 1/2 段

99. 胸外心脏按压的部位是

100. 胸前区叩击的部位是

参考答案

专业知识［外科护理学亚专业］　优选卷一

【A1 型题】

1. D　2. B　3. A　4. D　5. B　6. E
7. A　8. D　9. C　10. C　11. A　12. C
13. A　14. D　15. E　16. C　17. B
18. D　19. D　20. B　21. E　22. A
23. D　24. B　25. B　26. D　27. C
28. C　29. B　30. C　31. E　32. E
33. B　34. E　35. C　36. C　37. D
38. C　39. C　40. E　41. D　42. E
43. B　44. B　45. D　46. E

【A2 型题】

47. A　48. B　49. B　50. B　51. B
52. C　53. D　54. C　55. C　56. E
57. D　58. D　59. C　60. B

【A3/A4 型题】

61. A　62. D　63. E　64. E　65. C
66. C　67. E　68. E　69. B　70. B
71. B　72. B　73. B　74. E　75. D
76. E　77. D　78. B　79. E　80. C
81. D　82. A　83. D　84. D　85. A
86. C　87. D　88. C

【B 型题】

89. D　90. A　91. C　92. E　93. A
94. E　95. B　96. C　97. D　98. A
99. E　100. E

解　析

扫码查看
相关内容

协和护考

全国护理学中级（主管护师）资格考试优选卷

专业知识
[外科护理学亚专业]
优选卷（二）

中国协和医科大学出版社
北　京

专业知识［外科护理学亚专业］
优选卷（二）

【A1 型题】

1. 骨肉瘤患者的 X 线检查可见
   A. 鹿角状或血丘状骨性突起
   B. 日光射线现象
   C. 肥皂泡样骨质破坏
   D. 葱皮状骨膜反应
   E. 蒂状骨性凸起
2. 科利斯（Colles）骨折患者的典型表现是
   A. 方肩畸形
   B. 垂腕畸形
   C. 爪形手畸形
   D. 杜加试验阳性
   E. “枪刺刀”畸形
3. 通常情况下，胸腔闭式引流水平内长管内水柱波动的范围是
   A. 2～3cm
   B. 1～2cm
   C. 3～4cm
   D. 4～6cm
   E. 6～8cm
4. 慢性脓胸患者突出的临床表现是
   A. 高热
   B. 消瘦、贫血
   C. 全身乏力
   D. 脉速
   E. 呼吸急促
5. 原发性醛固酮增多症的临床特征为
   A. 高血压、高钾血症和高肾素血症
   B. 高血压、低钾血症和低肾素血症
   C. 低血压、低钾血症
   D. 高血压、高肾素症
   E. 低血压、高钾血症
6. 甲状腺患者术后最严重的并发症是
   A. 呼吸困难
   B. 手足抽搐
   C. 甲状腺危象
   D. 出血
   E. 误咽
7. 高渗性脱水补液是
   A. 5%葡萄糖
   B. 等渗盐水
   C. 高渗盐水
   D. 等渗盐水和5%葡萄糖液各半
   E. 10%葡萄糖
8. 骨折患者现场急救方法正确的是
   A. 不确定是否有骨折者可暂不固定
   B. 对外露骨端应现场复位
   C. 止血带持续扎紧不能放松
   D. 先处理四肢骨折，再处理进行性血胸
   E. 疑有颈椎骨折者颈两侧应放沙袋等物固定
9. 关于伸直型肱骨髁上骨折的叙述正确

的是

A. 较屈曲型损伤少见

B. 跌倒时肘后着地致伤

C. 较易合并正中神经损伤

D. 骨折近端向后下方移位

E. 属于直接暴力损伤

10. 股骨干骨折行垂直悬吊皮牵引治疗的患儿应在

A. 2 岁以内

B. 1 岁以内

C. 3 岁以内

D. 4 岁以内

E. 5 岁以内

11. 肱骨髁上骨折患者中适合进行尺骨鹰嘴牵引的是

A. 怀疑有正中神经损伤者

B. 手法复位失败者

C. 怀疑有肱动脉严重受压者

D. 肘部肿胀严重且有水疱形成者

E. 肘肿胀轻且桡动脉搏动正常者

12. 下列股骨颈骨折中容易发生股骨头缺血坏死的类型是

A. 股骨头下骨折

B. 股骨颈基底骨折

C. 外展型骨折

D. 内收型骨折

E. 不完全骨折

13. 在石膏固定期间，为了预防患者发生失用性骨质疏松，正确的做法是

A. 对未固定的肢体做热敷

B. 石膏固定不能过紧

C. 固定肢体做肌肉舒缩活动

D. 石膏固定患肢于功能位

E. 肢体远端注意保暖

14. 肘关节后脱位时应使用的石膏类型是

A. 肩人字石膏

B. 石膏背心

C. 长臂石膏托

D. 髋人字石膏

E. 短腿石膏托

15. 嗜铬细胞瘤代谢特点为

A. 高血压、低血糖、低代谢

B. 低血压、低血糖、低代谢

C. 高血压、低血糖、高代谢

D. 高血压、高血糖、高代谢

E. 低血压、高血糖、高代谢

16. 皮牵引的重量一般不超过

A. 2kg

B. 5kg

C. 9kg

D. 7kg

E. 11kg

17. 骨筋膜隔室综合征好发于小腿和

A. 上臂

B. 前臂

C. 膝关节

D. 大腿

E. 足部

18. 不属于同基因移植的是

A. 异体皮肤移植

B. 单卵双胎异体移植

C. 自体输血

D. 自体皮肤移植

E. 自体骨移植

19. 预防甲状腺大部切除术后出现甲状腺危象最重要的措施是

A. 及时补钙

B. 做好术前准备

C. 保留足够的残留甲状腺

D. 术中充分止血

E. 术中避免损伤甲状旁腺

20. 最常见的乳癌症状是

A. 橘皮样改变

B. 乳头凹陷

C. 无痛性肿块

D. 乳房弥漫性增生

E. 两侧乳头位置不对称

21. 刷手护士在手术前正确的操作是

A. 用口罩遮住口唇，鼻外露

B. 刷手后冲洗时手指朝下

C. 从手指向上刷到平肘关节处

D. 刷手后无菌巾要来回擦拭手臂

E. 感染手术后必须重新刷手才能进行下一台手术

22. 特殊感染手术后，手术间空气消毒的主要方法是

A. 乳酸熏蒸

B. 紫外线照射

C. 电子灭菌灯照射

D. 甲醛熏蒸

E. 消毒液喷雾

23. 下列关于饥饿时机体代谢变化的叙述正确的是

A. 糖原在 12 小时内被耗尽

B. 机体的代谢率升高

C. 蛋白质是机体最主要的能源

D. 初期以蛋白质分解功能为主

E. 长期饥饿情况下脂肪是机体最主要的能源

24. 在完全肠外营养中最佳的能源是

A. 必需氨基酸

B. 复合氨基酸

C. 脂肪

D. 必需脂肪酸

E. 葡萄糖

25. 与胆结石形成关系不大的生活史或健康史是

A. 曾患胆道蛔虫病

B. 喜欢肉类食物

C. 身高 158cm，体重 75kg

D. 母亲患胆结石

E. 胃大部切除术后

26. 关于 T 管护理叙述正确的是

A. T 管阻塞时应加压冲洗

B. 下床活动时引流袋应高于腰部

C. 胆总管下段阻塞时引流量增多

D. 正常胆汁色泽为深绿，较稀薄

E. T 管造影显示通畅即可拔管

27. 高度怀疑前列腺癌时，血清前列腺特异性抗原（PSA）的值应大于

A. 1ng/ml

B. 3ng/ml

C. 5ng/ml

D. 7ng/ml

E. 10ng/ml

28. 以下可采取非手术治疗的肾损伤是

A. 肾挫伤

B. 肾全层裂伤

C. 严重肾部分裂伤

D. 肾蒂血管断裂

E. 肾损伤合并输尿管损伤

29. 最易骨折的肋骨是

A. 第2、3肋

B. 第1、2肋

C. 第4~7肋

D. 第8~10肋

E. 第11、12肋

30. 最适宜于胆总管下端病变安全、无损、准确的检查是

A. B超

B. CT

C. 经皮肝穿刺胆管造影术

D. 腹部X线检查

E. 经内镜逆行胆胰管造影术

31. 石膏综合征常发生于

A. 糖尿病患者

B. 石膏背心固定者

C. 缺乏患肢功能锻炼者

D. 长腿石膏托固定者

E. 石膏内有伤口感染者

32. 不会发生排斥反应的移植是

A. 心脏移植

B. 断指再植

C. 异体肝移植

D. 同种异体肾移植

E. 库存骨移植

33. 各类脏器移植中疗效最稳定、最显著的是

A. 肝移植

B. 肾移植

C. 胰腺移植

D. 肺移植

E. 心脏移植

34. 慢性排斥反应的特点是

A. 术后1~2周发生

B. 突发寒战高热

C. 术后24小时内发生

D. 移植器官功能逐渐减退

E. 移植器官肿大，局部疼痛

35. 肾移植术后患者服用免疫抑制药的时间为

A. 1年

B. 3年

C. 5年

D. 10年

E. 终生

36. 肾损伤出现明显血尿时见于

A. 输尿管被血凝块堵塞

B. 输尿管断裂

C. 肾盂广泛撕裂

D. 肾实质深度裂伤，破入肾盏、肾盂

E. 肾血管严重损伤

37. 良性及恶性肿瘤之间最根本的区别在于

A. 肿块生长的速度

B. 肿块的大小

C. 细胞的分化程度

D. 肿块表面的光滑程度

E. 疼痛的程度

38. 胰腺癌好发的部位是

A. 全胰腺

B. 胰尾部

C. 胰体、尾部

D. 胰头、颈部

E. 胰颈、体部

39. 壶腹部癌的临床特点是较早出现

A. 上腹痛及脊背痛

B. 转移症状

C. 黄疸、寒战、发热

D. 消化道症状

E. 贫血、消瘦

40. 胰岛素瘤最常用的手术方法是

A. 胰岛细胞瘤摘除术

B. 胰尾切除术

C. 胰体部切除术

D. 胰、十二指肠切除术

E. 全胰切除术

41. 肿瘤的三级镇痛法中，二级镇痛常用的药物是

A. 对乙酰氨基酚

B. 阿司匹林

C. 布桂嗪

D. 吗啡

E. 哌替啶

42. 确诊颅内动脉畸形的检查是

A. CT

B. X 线检查

C. MRI

D. 脑血管造影

E. 脑脊液检查

43. 查科（Charcot）三联征发生的顺序是

A. 黄疸、寒战、高热、腹痛

B. 腹痛、寒战、高热、黄疸

C. 黄疸、腹痛、寒战、高热

D. 寒战、高热、黄疸、腹痛

E. 腹痛、黄疸、寒战、高热

44. 关于肘关节脱位的叙述正确的是

A. 儿童多见

B. 后脱位多见

C. 多由直接暴力引起

D. 肘后三角关系正常

E. 伤肢弹性固定于屈曲位

45. 保存断肢的适宜温度为

A. −4℃

B. −8℃

C. 0℃

D. 4℃

E. 8℃

46. 急性化脓性骨髓炎最主要的感染途径是

A. 经淋巴道播散

B. 骨科手术后感染

C. 经血液播散

D. 开放性骨折继发感染

E. 邻近软组织感染直接蔓延

47. 提示骨肿瘤来自晚期前列腺癌的是

A. 血清钙升高

B. 血清酸性磷酸酶升高

C. X 线显示有骨膜反应

D. 血清碱性磷酸酶升高

E. 肿瘤处皮肤发热，表浅静脉怒张

【A2 型题】

48. 患者，男性，45 岁。反复排便时无痛性出血、痔块脱出，行痔切除术。术后护理正确的是

A. 术后当天即应尽早下床活动

B. 术后进普食，增加食物纤维，预防便秘

C. 术后 24 小时内，每 4～6 小时排尿一次

D. 术后便秘者应及时灌肠

E. 术后 24 小时予扩肛，防止肛门狭窄

49. 患者，男性，65 岁。因阵发性腹部绞痛 5 小时入院，腹痛发作时自觉有腹内气块窜动感，伴呕吐胃内容物多次，肛门有少量排气。腹部 X 线显示肠黏膜皱襞呈“鱼肋骨刺”状改变。该患者可能发生

A. 肠扭转

B. 肠套叠

C. 空肠梗阻

D. 回肠梗阻

E. 结肠梗阻

50. 患者，男性，55 岁。饱餐酗酒 2 小时后，上腹部持续性剧痛并向左肩、腰背部放射，伴恶心、呕吐，12 小时后来院急诊。目前最有助于诊断的检查是

A. 腹腔穿刺

B. 血常规

C. 血、尿淀粉酶

D. 胸、腹部 X 线检查

E. 腹部 B 超检查

51. 患者，女性，50 岁。胃癌根治术后 4 小时，从腹腔引流管引出大量血性液体，随时间进展无减少趋势。应采取的措施是

A. 止血药

B. 输血

C. 大量输液体

D. 夹闭腹腔引流管

E. 手术止血

52. 患者，男性，45 岁。无痛性全程血尿 2 个月。查体无异常。静脉肾盂造影（IVP）：左肾上盏拉长、变窄边缘不规则。最可能的诊断是

A. 肾癌

B. 肾盂癌

C. 输尿管癌

D. 肾胚胎癌

E. 多囊肾

53. 患者，男性，32 岁。顽固性膀胱刺激症状半年，低热、乏力，用抗生素后，症状略减轻。尿中有红、白细胞，3 次尿培养均为阴性。该患者的诊断可能为

A. 肾盂肾炎

B. 膀胱炎

C. 尿路结石

D. 泌尿系统结核

E. 膀胱异物

54. 患者，男性，25 岁。外伤后出现肘部关节肿胀，可以帮助鉴别肱骨髁上骨折和肘关节后脱位的表现是

A. 肘部是否剧烈疼痛
B. 有无手臂功能障碍
C. 是否可摸到尺骨鹰嘴
D. 肘后三角是否失去正常关系
E. 跌倒后是否因手掌撑地受伤

55. 患者，男性，50 岁。由于车祸发生大腿骨折。关于骨折复位的叙述正确的是
A. 切开复位是最常用的复位方法
B. 所有复位都必须达到解剖复位
C. 切开复位内固定有利于患者早期离床活动
D. 手法复位对骨折断端周围组织和血管的损伤大
E. 对怀疑有神经血管软组织损伤的骨折应采用手法复位

56. 男性，55 岁。由于车祸发生前臂骨折。肱骨髁上骨折常见于
A. 小儿
B. 中年人
C. 骨质疏松者
D. 青壮年人
E. 老年女性

57. 患者，男性，50 岁。由于车祸发生小腿骨折。几乎所有骨折都会有的临床表现是
A. 畸形
B. 疼痛
C. 骨擦音
D. 骨擦感
E. 反常活动

58. 患者，男性，50 岁。由于车祸发生颅内血肿，需要进行手术。颅脑手术后留置脑室引流，通常情况下每日引流量不宜超过
A. 300ml
B. 200ml
C. 400ml
D. 500ml
E. 600ml

59. 患者，男性，60 岁。由于车祸发生脊柱骨折。下列对脊柱骨折患者急救措施中最重要的是
A. 迅速清创
B. 及早转运
C. 尽早注射破伤风抗毒素（TAT）
D. 保持脊柱中立位
E. 搬运时动作轻柔

60. 患者，男性，50 岁。由于车祸发生尿血。尿道创伤最易造成的并发症是
A. 尿道狭窄
B. 尿瘘
C. 尿失禁
D. 慢性尿道周围脓肿
E. 勃起功能障碍或阴茎萎缩

【A3/A4 型题】

（61~64 题共用题干）

患者，女性，65 岁。因急性化脓性阑尾炎阑尾穿孔急诊行手术治疗，出院后 2 个月饱餐后出现腹胀、腹痛、呕吐，呕吐物为胃内容物。查体：全腹膨隆，有轻压痛，无反跳痛及肌紧张。

61. 该患者可能出现了

A. 腹腔脓肿

B. 腹腔内出血

C. 粘连性肠梗阻

D. 胆瘘

E. 切口感染

62. 出现该并发症的可能原因是

A. 腹部手术史

B. 进食过多

C. 肠系膜血管栓塞

D. 胃肠蠕动能力减弱

E. 活动少

63. 目前该患者主要的护理措施应为

A. 禁食

B. 补液

C. 应用抗生素

D. 进流食

E. 灌肠

64. 非手术治疗后，肠梗阻解除的标志是

A. 腹痛减轻

B. 呕吐减少

C. 腹胀消失

D. 肛门有排气、排便

E. 肠鸣音正常

（65~68 题共用题干）

患者，男性，68 岁。高血压病史 20 余年。因与他人争吵，突然出现头痛、呕吐、言语不清，跌倒在地，之后神志不清，大小便失禁。查体：昏迷，左侧瞳孔 8mm，右侧 3mm，血压 180/100mmHg，呼吸 16 次/分，脉搏 54 次/分。头颅 CT 示左侧基底节内囊区高密度影。

65. 考虑患者出现上述病症的原因是

A. 脑出血

B. 脑梗死

C. 短暂性脑缺血发作

D. 蛛网膜下腔出血

E. 脑肿瘤破裂

66. 目前首先应采取的措施是

A. 使用药物降血压

B. 使用止血药

C. 脱水降颅压

D. 立即手术

E. 使用促脑醒药物

67. 患者目前已出现

A. 左侧颞叶疝

B. 大脑镰下疝

C. 枕骨大孔疝

D. 高血压危象

E. 右侧颞叶疝

68. 患者若存在肢体瘫痪，最可能是

A. 左侧偏瘫

B. 右侧偏瘫

C. 完全性瘫痪

D. 左下肢瘫痪

E. 右下肢瘫痪

（69~72 题共用题干）

患者，女性，38 岁，教师。喜食辛辣食物，每日饮一杯咖啡，平日体健，患痔疮 4 年。近期无痛性便血加重，排便时间歇滴血，痔核脱出肛门外，排便后需要用手才能还纳，还纳后不再脱出。

69. 该患者的病情属于

A. 内痔第一期

B. 内痔第二期

C. 内痔第三期

D. 内痔第四期

E. 血栓性外痔

70. 该患者手术前应采取的正确护理措施的是

A. 术前 3 天禁食补液

B. 排便时可看报以放松心情

C. 坐浴时水温以 30℃为宜

D. 禁喝咖啡和饮酒

E. 内痔突出时先局部涂抹润滑油将其复位，然后温水洗净肛周皮肤

71. 在接受痔切除术后，对患者的护理正确的是

A. 仰卧硬板床

B. 术后 7 天内每天做一次灌肠

C. 一旦出现尿潴留应立即导尿

D. 排便后先伤口换药，然后坐浴

E. 第一次排便前适当给予镇痛药

72. 经过治疗后患者痊愈，护士对其出院指导中不正确的是

A. 定时排便

B. 避免辛辣食物

C. 多休息少运动

D. 加强肛门括约肌舒缩功能练习

E. 每次排便后清洁肛周皮肤

（73~76 题共用题干）

患者，女性，68 岁。因右腿外展型股骨颈骨折入院，拟行保守治疗。

73. 通常此类患者采用的保守治疗方法是

A. 皮牵引

B. 骨牵引

C. 骨盆悬吊牵引

D. 骨盆带牵引

E. 手法复位石膏固定

74. 对该患者的护理措施中正确的是

A. 患肢应抵住床尾

B. 牵引绳不能脱离滑轮的滑槽

C. 患肢和牵引绳上可盖厚被子

D. 嘱患者若皮肤出现水疱，可自行拆除牵引装置

E. 牵引物定时着地一段时间，以免过度牵引

75. 在牵引过程中，患者右足被放置于功能位，其目的是避免出现

A. 足下垂

B. 腓肠肌萎缩

C. 踝关节僵硬

D. 骨折移位

E. 腓总神经损伤

76. 牵引期间，护士可以指导患者进行右侧患肢

A. 膝关节伸屈活动

B. 髋关节伸屈活动

C. 股四头肌等长运动

D. 助力运动

E. 手法治疗

（77~80 题共用题干）

患者，男性，32 岁。因轻度膀胱刺激症状 1 个月就诊。尿常规检查白细胞 4~5 个/HP，红细胞 2~3 个/HP，尿结核分

枝杆菌培养阳性。

77. 此时可以诊断为

A. 慢性肾盂肾炎

B. 肾结核

C. 慢性膀胱炎

D. 尿道炎

E. 前列腺炎

78. 该患者的下一步处理宜行

A. 静脉滴注强力抗生素

B. 口服抗生素

C. 肾、输尿管及膀胱 X 线检查（KUB）+IVP+抗结核治疗

D. 膀胱镜检查

E. B 超

79. 假如该患者 X 线检查示右肾散在斑点状钙化，右输尿管上段见钙化影，膀胱及左肾无异常发现。此时处理上应

A. 抗结核治疗+右肾切除

B. 抗生素治疗+右肾盂、输尿管切开取石

C. 抗生素治疗+体外震波碎石

D. 抗生素治疗+输尿管镜碎石、取石

E. 抗结核治疗

80. 在该患者接受手术治疗前，应用抗结核药物治疗

A. 1 周

B. 1~2 周

C. 2~4 周

D. 4~6 周

E. 4~8 周

（81~84 题共用题干）

患者，男性，32 岁。运动后突然出现右上腹部剧痛，疼痛放射至右侧中下腹部，伴恶心、呕吐，尿液呈浓茶色。查体：腹软，右下腹部深压痛，右肾区叩击痛。

81. 该患者最可能的诊断是

A. 十二指肠溃疡

B. 右输尿管结石

C. 急性胆囊炎

D. 急性阑尾炎

E. 右肾结石

82. 患者来就诊时，应首先做的检查是

A. 尿常规

B. 血常规

C. 肝功能

D. 肾功能

E. 腹部 B 超

83. 为了确诊，应做的检查是

A. 尿常规

B. 血常规

C. B 超

D. CT

E. KUB

84. 急诊治疗的重点是

A. 胃肠减压

B. 体外碎石

C. 立即手术

D. 药物镇痛

E. 应用抗生素

（85~88 题共用题干）

患者，女性，30 岁。因急性肠梗阻频繁呕吐，出现口渴、尿少、口唇黏膜干燥、眼窝凹陷、血压偏低。

85. 初步判断该患者出现了

A. 高渗性脱水

B. 原发性脱水

C. 低渗性脱水

D. 继发性脱水

E. 等渗性脱水

86. 为该患者进行液体疗法，应首先选用的液体是

A. 5%葡萄糖液

B. 生理盐水

C. 10%葡萄糖溶液

D. 复方氯化钠

E. 5%葡萄糖盐水

87. 在纠正患者脱水的过程中，尤其应注意出现

A. 高钙血症

B. 低钾血症

C. 高钠血症

D. 高氯血症

E. 低镁血症

88. 医嘱为患者每日补充10%氯化钾溶液30ml，在配制好的溶液中，氯化钾浓度不可大于

A. 0.2%

B. 0.3%

C. 0.5%

D. 1%

E. 3%

【B型题】

（89~90题共用备选答案）

A. pH

B. $PaCO_2$

C. PaO_2

D. 碱剩余（BE）

E. 标准碳酸氢盐（SB）

89. 反映呼吸性酸碱失衡的指标是

90. 反映代谢性酸碱失衡的指标是

（91~92题共用备选答案）

A. 肛门反射消失

B. 足跖屈力减弱

C. 拇背伸肌力减弱

D. 踝反射减弱或消退

E. 外踝附近及足外侧痛、触觉减退

91. L_5 神经根受压时可能出现

92. 马尾神经受压时可能出现

（93~94题共用备选答案）

A. 中心静脉压低，血压低

B. 中心静脉压高，血压低

C. 中心静脉压高，血压正常

D. 中心静脉压低，血压正常

E. 中心静脉压正常，血压低

93. 提示血容量相对不足的是

94. 提示有心功能不全存在的是

（95~96题共用备选答案）

A. 关节僵硬

B. 骨化性肌炎

C. 创伤性关节炎

D. 缺血性骨坏死

E. 缺血性肌挛缩

95. 骨筋膜隔室综合征的严重后果是

96. 肘关节扭伤，骨膜下的血肿机化和骨化后可引起

（97~98 题共用备选答案）

A. 黄色、混浊、无臭味，可有食物残渣

B. 不凝血液

C. 稀脓性，略带臭味

D. 血性脓液，臭味明显

E. 血性，胰淀粉酶含量高

97. 胃、十二指肠穿孔的腹腔穿刺液为

98. 实质性脏器破裂的腹腔穿刺液为

（99~100 题共用备选答案）

A. 临床表现复杂多样

B. 有头部发作性胀痛

C. 猝倒时意识始终清醒

D. 颈肩痛明显并向上肢放射

E. 精细活动失调，肌张力增高

99. 神经根型颈椎病的表现为

100. 交感神经型颈椎病的表现为

参考答案

专业知识［外科护理学亚专业］ 优选卷二

【A1 型题】

1. B 2. E 3. D 4. B 5. B 6. A
7. A 8. E 9. C 10. C 11. D 12. A
13. C 14. C 15. D 16. B 17. B
18. A 19. B 20. C 21. E 22. D
23. E 24. E 25. E 26. C 27. E
28. A 29. C 30. B 31. B 32. B
33. B 34. D 35. E 36. D 37. C
38. D 39. C 40. A 41. C 42. D
43. B 44. B 45. D 46. C 47. B

【A2 型题】

48. C 49. C 50. C 51. E 52. B
53. D 54. D 55. C 56. A 57. B
58. D 59. D 60. A

【A3/A4 型题】

61. C 62. A 63. A 64. D 65. A
66. C 67. A 68. B 69. C 70. A
71. E 72. C 73. A 74. B 75. A
76. C 77. B 78. C 79. A 80. C
81. B 82. A 83. E 84. D 85. E
86. E 87. B 88. B

【B 型题】

89. E 90. D 91. C 92. A 93. D
94. B 95. E 96. B 97. A 98. B
99. D 100. A

解　析

扫码查看
相关内容

协和护考

全国护理学中级（主管护师）资格考试优选卷

专业知识
[妇产科护理学亚专业]
优选卷（一）

中国协和医科大学出版社
北　京

专业知识［妇产科护理学亚专业］
优选卷（一）

【A1 型题】

1. 雌三醇测定的目的是了解
   A. 胎儿胎盘功能
   B. 胎儿宫内发育情况
   C. 胎儿皮肤成熟情况
   D. 胎儿肝脏成熟情况
   E. 胎儿肾脏成熟情况
2. 下列关于产程分期的叙述，正确的是
   A. 第一产程初产妇需要 14~16 小时
   B. 从规律宫缩至胎儿娩出称总产程
   C. 第一产程经产妇需要 10~12 小时
   D. 第二产程初产妇需要 1~2 小时
   E. 第三产程约需要 30 分钟
3. 下列有关长效口服避孕药的说法，正确的是
   A. 与复方短效避孕药的服用方法一样
   B. 服药 1 次可以避孕 1 个月
   C. 也可以在晚饭后 2 小时服药
   D. 宜在午饭后 2 小时服药
   E. 服药后 24 小时可出现类早孕反应
4. 孕妇接受骨盆内测量的时间宜在
   A. 妊娠 20~24 周
   B. 妊娠 12~20 周
   C. 妊娠 24~36 周
   D. 妊娠 36~38 周
   E. 妊娠 39~40 周
5. 下列不属于孕激素的生理作用的是
   A. 促进水、钠排泄
   B. 促进蛋白质合成
   C. 使阴道上皮角化现象消失
   D. 升温作用
   E. 抑制子宫收缩
6. 为口服复方短效避孕药的妇女提供的健康指导内容，不正确的是
   A. 宜在睡觉前服用，可以减轻不良反应
   B. 若发生漏服情况，应在 24 小时内补服
   C. 需要生育者，应提前半年停药并改用其他避孕措施
   D. 哺乳期妇女不宜口服避孕药
   E. 连续 3 个月停经者，应停止用药
7. 卵子自卵巢排出后如未受精，黄体开始萎缩，萎缩发生的时间是在排卵后
   A. 7~8 天
   B. 4~5 天
   C. 9~10 天
   D. 11~12 天
   E. 13~14 天
8. 可以确诊妊娠的依据是
   A. 尿人绒毛膜促性腺激素检测结果为阳性
   B. 停经后子宫增大变软
   C. 黑加征阳性
   D. B 超见胎囊和胎心搏动
   E. 早孕反应

9. 最常见的子宫收缩力异常是

A. 协调性子宫收缩乏力

B. 不协调性子宫收缩乏力

C. 不协调性子宫收缩过强

D. 协调性子宫收缩过强

E. 不规则子宫收缩

10. 对妊娠合并心脏病孕妇分娩期的护理，正确的是

A. 第二产程一般不予手术助产

B. 第一产程可一般护理

C. 胎儿娩出后立即给产妇注射吗啡

D. 胎儿娩出后立即给产妇注射麦角新碱

E. 胎儿娩出后应立即娩出胎盘

11. 关于流产的叙述，正确的是

A. 凡妊娠不足 28 周、胎儿体重不足 500g 而终止者

B. 凡妊娠不足 12 周、胎儿体重不足 500g 而终止者

C. 凡妊娠不足 28 周、胎儿体重不足 1000g 而终止者

D. 凡妊娠不足 37 周、胎儿体重不足 1000g 而终止者

E. 凡妊娠不足 40 周、胎儿体重不足 1000g 而终止者

12. 妇女一生中最长的阶段是

A. 新生儿期

B. 幼儿期

C. 青春期

D. 围绝经期

E. 性成熟期

13. 有关安全期避孕法的描述，不正确的是

A. 在排卵前后 4~5 天是易孕期，其他时间为安全期

B. 避开排卵前后 2~3 天，其他时间有性生活是安全的

C. 安全期避孕法并不十分可靠

D. 使用安全期避孕法者应首先确定排卵日期

E. 月经不规则的妇女不宜选用安全期避孕法

14. 新生儿重度窒息的临床表现是

A. 心搏规律，心率 110 次/分

B. 对外界刺激无反应

C. 呼吸表浅或不规律

D. 喉反射存在

E. 肌张力好，四肢稍屈

15. 以下不属于产力的是

A. 腹肌收缩力

B. 子宫收缩力

C. 膈肌收缩力

D. 坐骨海绵体肌收缩力

E. 肛提肌收缩力

16. 有关受精过程，正确的是

A. 精子获能的主要部位是阴道

B. 卵子停留在输卵管峡部等待受精

C. 精子与卵子相遇时发生顶体反应

D. 精子与卵子相遇，标志受精开始

E. 精原核与卵原核融合，标志受精过程即将完成

17. 正常胎心基线变异范围是

A. 5~10 次/分

B. <5 次/分

C. 5~25 次/分

D. 10~15 次/分

E. 15~25 次/分

18. 下列与尿瘘无关的是
A. 自某次产后出现尿液失控
B. 外阴出现尿性皮炎
C. 向一侧睡卧时，能短时自控排尿，起立时则尿失禁
D. 尿失禁伴有闭经
E. 当咳嗽时出现尿失禁，平时能自控排尿

19. 下列不是子宫脱垂患者的临床特点的是
A. 尿潴留，常伴有张力性尿失禁
B. 自觉外阴有块状物脱出
C. 腰骶部酸痛和下坠感
D. 常伴有月经失调
E. 不影响受孕，可经阴道分娩

20. 发生输卵管妊娠破裂常见的妊娠部位是
A. 间质部
B. 宫角部
C. 峡部
D. 壶腹部
E. 伞部

21. 关于边缘性前置胎盘的临床特点，下列叙述正确的是
A. 阴道出血量较多
B. 初次阴道出血发生较早，多于妊娠28周左右
C. 患者贫血程度与出血量不成正比
D. 无诱因的反复阴道流血
E. 伴有腹痛

22. 产后腹部检查时，如果触不到子宫底，此产妇在产后的
A. 第1天
B. 第2~3天
C. 第4~6天
D. 第8~9天
E. 第10天以后

23. 排卵多发生在
A. 上次月经后14天
B. 上次月经后7~8天
C. 下次月经前7~8天
D. 下次月经前14天
E. 无规律时间

24. 可以接种卡介苗的新生儿是
A. 出生体重为3000g的足月儿
B. 出生后12小时的新生儿
C. 体温为38.2℃的新生儿
D. 出生体重为2000g的早产儿
E. 有腹泻、呕吐的新生儿

25. 胎盘早剥的主要病理变化是出血发生在
A. 包蜕膜
B. 壁蜕膜
C. 底蜕膜
D. 真蜕膜
E. 羊膜下

26. 下列情况中，不宜放置宫内节育器的是
A. 经产妇
B. 月经紊乱者
C. 习惯性流产者
D. 糖尿病使用胰岛素治疗者
E. 心脏病患者

27. 下列症状中不是妊娠期间下腔静脉压增高引起的是
A. 外阴静脉曲张
B. 痔疮
C. 右侧肾盂肾炎
D. 仰卧位低血压综合征
E. 下肢静脉曲张

28. 以下关于过期妊娠的时间界定，正确的是

A. 妊娠>42 周

B. 妊娠≥42 周

C. 妊娠≥40 周

D. 妊娠>40 周

E. 37 周≤妊娠≤40 周

29. 第三产程对胎盘、胎膜的检查，下列错误的是

A. 提起胎盘，看胎膜是否完整

B. 平铺胎盘，看胎盘母体面小叶有无缺损

C. 胎儿面边缘有无断裂的血管

D. 疑有少许小块胎膜残留，应手入宫腔取出

E. 疑有副胎盘或部分胎盘残留可手入宫腔取出

30. 无应激试验的目的是

A. 观察子宫对缩宫素的敏感性

B. 观察胎动对子宫收缩的影响

C. 观察子宫收缩对胎心率的影响

D. 观察胎心基线的变异

E. 观察子宫收缩对胎动的反应

31. 关于子宫的描述，下列错误的是

A. 成人子宫重约 50g

B. 成年妇女子宫体与宫颈之比为 2：1

C. 子宫体壁由内膜层、肌层、浆膜层组成

D. 子宫峡部指的是宫体与宫颈管之间最狭窄的部位

E. 宫颈内口为宫颈癌的好发部位

32. 受精卵着床是在卵子受精后第

A. 3~4 天

B. 6~7 天

C. 10~12 天

D. 8~9 天

E. 13~14 天

33. 卵子自卵巢排出后，正常情况下受精是在输卵管的

A. 峡部

B. 伞部

C. 壶腹部

D. 间质部

E. 内侧 1/3 处

34. 外阴局部受伤易形成血肿的部位是

A. 小阴唇

B. 阴阜

C. 大阴唇

D. 阴蒂

E. 阴道前庭

35. 从外生殖器能确定胎儿性别的时间为

A. 12 周末

B. 8 周末

C. 16 周末

D. 20 周末

E. 24 周末

36. 会阴侧切缝合完毕，最重要的是

A. 清点器械、纱布

B. 行肛门检查

C. 消毒皮肤黏膜

D. 对合伤口的皮肤

E. 给予抗生素预防感染

37. 关于阴道的描述，下列正确的说法是

A. 上端包绕宫颈，下端开口于阴道前庭前部

B. 阴道壁仅由黏膜与弹性纤维构成

C. 黏膜由复层鳞状上皮细胞所覆盖，有腺体
D. 后壁短于前壁
E. 后穹隆顶端与直肠子宫陷凹贴近，后者是腹腔的最低部分

38. 正常妊娠时，妊娠 20 周时胎儿身长及体重为
A. 身长约 16cm，体重 100g
B. 身长约 25cm，体重 300g
C. 身长约 35cm，体重 1000g
D. 身长约 30cm，体重 700g
E. 身长约 40cm，体重 1200g

39. 正常妊娠时，妊娠 28 周时胎儿身长及体重为
A. 身长约 25cm，体重 300g
B. 身长约 16cm，体重 100g
C. 身长约 30cm，体重 700g
D. 身长约 35cm，体重 1000g
E. 身长约 40cm，体重 1200g

40. 对妊娠合并心脏病妇女产褥期的健康指导，正确的是
A. 心功能Ⅱ~Ⅲ级可母乳喂养
B. 产后 24 小时内应绝对卧床休息
C. 需绝育者，一般在产后 42 天左右施行输卵管结扎术
D. 产后 48 小时内应下地活动
E. 母乳喂养的产妇，常规不用抗生素

41. 妊娠合并心脏病孕妇妊娠期最易发生心力衰竭的时期是
A. 孕早期
B. 孕 16~18 周
C. 孕 20~23 周
D. 孕 28~31 周
E. 孕 32~34 周

42. 下列关于骨盆底组织的说法，错误的是
A. 骨盆底封闭了骨盆的出口
B. 骨盆底由多层肌肉和筋膜组成
C. 骨盆底有承载和支持盆腔脏器的作用
D. 会阴不属于骨盆底的一部分
E. 骨盆底间有尿道、阴道和直肠通过

43. 可以选择负压吸引术终止妊娠的情况是
A. 急性阴道炎
B. 妊娠 14 周
C. 术前 2 次体温超过 37.5℃
D. 妊娠 8 周并呕吐
E. 妊娠剧吐

44. 关于胎心音，下列正确的说法是
A. 初孕妇在妊娠 18~20 周经腹壁可用一般听筒听及
B. 为单音
C. 常伴有杂音
D. 妊娠 24 周后，在胎儿肢体侧听得最清楚
E. 胎心率与孕妇心率近似

45. 有关口服复方短效避孕药的不良反应不包括
A. 可致卵巢癌
B. 类早孕反应
C. 体重增加
D. 面部色素沉着
E. 月经量减少

46. 下列不是取出宫内节育器指征的是
A. 男方或女方已做绝育术
B. 节育器异位
C. 绝经 1 年

D. 宫颈炎症

E. 计划再生育

【A2 型题】

47. 患者，女性，30 岁，孕 12 周。阵发性腹痛 1 小时，阴道出血较月经量多。入院后妇科检查提示宫口可容一指，胎囊堵塞宫口。该患者 2 年前曾有“稽留流产”史。该患者最可能出现了

A. 先兆流产

B. 难免流产

C. 不全流产

D. 稽留流产

E. 习惯性流产

48. 患者，女性，28 岁，已婚。月经经量增多、经期延长 1 年。查体：子宫增大。B 超提示子宫前壁见一 3.0cm×4.0cm 稍低回声。最可能的诊断是

A. 恶性卵巢肿瘤

B. 良性卵巢肿瘤

C. 子宫肌瘤

D. 黄素化囊肿

E. 早期妊娠

49. 患者，女性，30 岁。初产妇，产后会阴切口处疼痛剧烈并有肛门坠胀感，最可能的情况是

A. 会阴部伤口血肿

B. 会阴部伤口水肿

C. 胎盘残留

D. 产后出血

E. 会阴部伤口感染

50. 某女性 29 岁，结婚 3 年不孕，月经周期（3~5）/（24~25）天，盆腔检查正常，连测 3 个周期基础体温（BBT）双相，高温相持续 9~10 天。诊断为

A. 无排卵性月经

B. 正常月经

C. 黄体发育不全

D. 黄体萎缩不全

E. 子宫内膜炎

51. 某孕妇 23 岁，月经规律，现停经 59 天，阴道出血 2 天，伴下腹隐痛。尿人绒毛膜促性腺激素检测（+）。妇科检查子宫软，略大。如果行负压吸引术吸出物见到下列哪一项可初步排除异位妊娠

A. 绒毛组织

B. 子宫内膜组织

C. 胎儿肢体

D. 血块

E. 蜕膜组织

52. 患者，女性，42 岁。诊断为子宫肌瘤。住院评估发现患者及其丈夫对子宫切除顾虑重重，担心会影响夫妻生活。针对此患者，护士除进行常规住院教育外，还应重点做好的教育指导是

A. 子宫肌瘤发病原因

B. 子宫切除术前准备配合要点

C. 并发症的预防

D. 女性生殖器官解剖特点

E. 术后性生活注意事项

53. 末次月经 2017 年 8 月 12 日，其预产期是

A. 2018 年 1 月 21 日

B. 2018 年 1 月 15 日

C. 2018 年 5 月 19 日

D. 2018 年 5 月 5 日

E. 2018年9月5日

54. 某先天性心脏病患者，妊娠8周出现急性心力衰竭，其处理方法正确的是

A. 立即行人工流产术终止妊娠

B. 控制心力衰竭后行人工流产术终止妊娠

C. 控制心力衰竭后继续妊娠

D. 控制心力衰竭后剖宫取胎终止妊娠

E. 控制心力衰竭的同时终止妊娠

55. 患者，女性，24岁。孕期进行产前检查，既往月经规则，周期为28天，末次月经为6月1日。下列错误的是

A. 排卵期约为6月15日

B. 若受孕，受精卵着床时间约在6月18日开始

C. B超开始能观察到原始胎心搏动的时间约在7月20日后

D. B超下可能发现妊娠环的最早日期约在7月15日后

E. 预产期应在次年3月8日

56. 某30岁女士，孕11周，出现阵发性下腹痛，阴道排出一大块肉样组织，继而阴道大量出血。目前贫血貌，体温37.2℃。妇科检查：宫口已开，有组织堵塞宫口，子宫较孕周略小。其最可能的诊断是

A. 先兆流产

B. 稽留流产

C. 感染性流产

D. 难免流产

E. 不全流产

57. 某健康妇女，孕1产0，其骨盆形态正常，则下列说法正确的是

A. 入口平面呈横椭圆形

B. 中骨盆平面呈横椭圆形

C. 入口平面是骨盆最小平面

D. 出口平面呈横椭圆形

E. 出口平面呈纵椭圆形

58. 某已婚女性，40岁。采取口服避孕药避孕。有关复方短效口服避孕药的作用机制，不正确的是

A. 改变宫颈黏液性状

B. 抑制排卵

C. 产生宫腔内无菌性炎症反应

D. 改变子宫内膜形态

E. 改变子宫内膜功能

59. 患者，女性，33岁。妊娠8个月。关于妊娠合并心脏病孕产妇的护理，下列正确的是

A. 妊娠36周开始限制食盐的摄入

B. 休息时宜右侧卧位

C. 定期评估心功能

D. 第二产程鼓励产妇屏气用力

E. 心功能Ⅲ级的产妇可母乳喂养

60. 患者，女性，33岁。妊娠8个月。正常妊娠时，人绒毛膜促性腺激素高峰出现的时间是在妊娠的第

A. 6~8周

B. 8~10周

C. 12~14周

D. 10~12周

E. 14~16周

【A3/A4型题】

（61~62题共用题干）

某孕妇，孕36周，在乘坐的公共汽车急刹车后突感剧烈腹痛难忍。血压140/100mmHg。

检查：阴道无流血，子宫似足月妊娠大小，硬如板状，压痛明显，胎位不清，胎心约90次/分。

61. 该孕妇最可能的诊断是
   A. 早产临产
   B. 前置胎盘
   C. 妊娠高血压
   D. 胎盘早期剥离
   E. 不完全性子宫破裂

62. 对该孕妇的正确处理是
   A. 及时终止妊娠
   B. 期待疗法
   C. 积极降压治疗
   D. 及时抑制子宫收缩
   E. 积极补充血容量

（63~64题共用题干）

某52岁妇女，阴道口脱出肿物1年，休息时能还纳，近半月来，经休息亦不能回纳，大笑、咳嗽时有尿液流出，伴尿频，每次排尿量不多，腰酸下坠感3年，以往有3次足月产史。妇科检查：会阴Ⅱ度陈旧性裂伤，阴道前壁有球形膨出，宫颈脱出于阴道外，子宫略小，水平位，两侧附件未触及。

63. 该患者最可能的诊断是
   A. 子宫脱垂Ⅲ度、Ⅲ度膀胱膨出伴尿道膨出
   B. 子宫脱垂Ⅱ度轻型伴阴道前壁膨出
   C. 宫颈延长伴阴道前壁膨出
   D. 阴道前壁膨出伴张力性尿失禁
   E. 子宫脱垂Ⅲ度伴阴道前后壁膨出

64. 结合病史，预防该病的最主要措施是
   A. 积极治疗慢性咳嗽
   B. 对老年人适当补充激素
   C. 推行科学接生和做好产褥期保健
   D. 保持排便通畅
   E. 注意休息，加强营养

（65~66题共用题干）

患者，女性，64岁。近2年来发现外阴左侧有一肿块，疼痛，2个月前破溃，且有血性分泌物。查体：左侧大阴唇中段有一硬结，大小约3cm×2cm×2cm，基底宽，不活动，腹股沟淋巴结未触及。

65. 该患者的初步诊断是
   A. 鳞状上皮原位癌
   B. 外阴癌Ⅰ期
   C. 外阴癌Ⅱ期
   D. 外阴癌Ⅲ期
   E. 外阴癌Ⅳ期

66. 该患者应选择的治疗方案为
   A. 单纯外阴切除
   B. 外阴广泛切除及双侧腹股沟、盆腔淋巴结清扫术
   C. 放射治疗
   D. 单纯病灶切除辅以化学治疗
   E. 化学治疗

（67~68题共用题干）

某妇女，30岁，未孕时就被诊断为糖尿病，长期口服格列本脲，控制血糖在“正常范围”。检查见其一般状态良好。现准备怀孕，前来咨询。

67. 下述可以考虑允许怀孕，但必须加强监护的情况是
   A. 合并心功能Ⅳ级
   B. 出现增生性视网膜炎
   C. 出现肾功能不全

D. 合并轻度贫血

E. 合并房室传导阻滞

68. 该妇女经过积极监护，孕期进展顺利。目前孕37周临产，错误的护理措施是

A. 鼓励产妇进食保证热量供应

B. 严密监测胎儿情况

C. 积极推行纯母乳喂养不得加用糖水

D. 积极推行母婴同室

E. 产褥期仍需注意防治真菌感染

（69~70题共用题干）

患者，女性，53岁。近2~3年来月经不调，表现为周期延长，经量增多且淋漓不净，此次停经3个月，阴道出血10余天，量多，给予诊断性刮宫止血，刮出物组织学检查为子宫内膜腺瘤样增生过长。

69. 其可能的诊断为

A. 无排卵性功能失调性子宫出血

B. 黄体功能不足

C. 子宫内膜不规则脱落

D. 子宫内膜炎

E. 排卵性功能失调性子宫出血

70. 该患者的最佳治疗方案是

A. 诊断性刮宫后应用强效孕激素

B. 全子宫切除术

C. 诊断性刮宫后抗感染治疗

D. 子宫内膜电切术

E. 诊断性刮宫后观察随访

（71~72题共用题干）

某初产妇，妊娠36周，发现阴道持续流液10小时，消毒阴道后检查触不到前羊水囊，液体不断从宫口流出，阴道内液体的pH试纸测为7.16。临床诊断为胎膜早破。

71. 此孕妇不可能出现的并发症是

A. 胎儿窘迫

B. 早产

C. 流产

D. 宫腔感染

E. 脐带脱垂

72. 如果加强下列措施后可以预防该妇女胎膜早破的发生，但除外

A. 孕期活动适度

B. 妊娠最后2个月禁止性交

C. 加强产前检查

D. 不治疗宫颈内口松弛

E. 孕期积极预防下生殖道感染

（73~74题共用题干）

某初产妇，产钳助产分娩一女婴，体重4100g，胎儿娩出后阴道持续出血，色鲜红，量约150ml。检查产道发现出血口并缝合，鲜血停止，更换会阴垫。胎盘娩出后1小时又发现会阴垫约有出血100ml，色鲜红，可以凝结成血块，压迫宫底后出血无明显变化。患者面色苍白，出冷汗，子宫轮廓尚清楚，给患者测血压100/50mmHg。

73. 此时出血原因最可能是

A. 胎盘剥离不全

B. 胎盘残留

C. 子宫收缩乏力

D. 凝血功能障碍

E. 软产道裂伤

74. 为预防该产妇的继续出血，不宜采取的措施是

A. 对具有产后出血高危因素产妇，做好准备工作

B. 第一产程注意避免过度疲劳

C. 重视第二产程处理，指导产妇适时正确使用腹压

D. 第三产程准确收集出血量，并检查胎盘、胎膜是否完整

E. 胎盘娩出后，产妇继续留在产房观察半小时后转入病房休息

（75~76 题共用题干）

患者，女性，43 岁。因患宫颈癌行根治术。

75. 护士术前 1 日为她做的术前准备内容，不包括

A. 阴道冲洗

B. 皮肤准备

C. 灌肠

D. 安置导尿管

E. 术前指导

76. 该患者术后拔除导尿管的时间是

A. 24 小时

B. 48 小时

C. 1~2 天

D. 3~5 天

E. 10~14 天

（77~78 题共用题干）

某产妇，29 岁。孕 1 产 0，足月妊娠，自然分娩后第 3 天，体温 38℃，下腹部胀痛，排尿困难，有尿急、尿痛、尿烧灼感，中段尿培养细菌数≥10^5/ml。

77. 此患者最可能的诊断是

A. 肾盂肾炎

B. 膀胱炎

C. 急性阴道炎

D. 急性子宫内膜炎

E. 急性外阴炎

78. 对此患者实施的护理措施，错误的是

A. 卧床休息

B. 选用有效抗生素

C. 鼓励产妇摄取营养丰富的饮食

D. 每天需饮水 1000~2000ml

E. 保持尿液通畅，每天尿量≥2000ml

（79~80 题共用题干）

某产妇，30 岁。产前检查被诊断为慢性乙型病毒性肝炎。4 小时前自然临产，护士对她进行了分娩期护理和健康指导。

79. 下列分娩时的护理措施，正确的是

A. 鼓励产妇屏气用力缩短第二产程

B. 宫口开全后立即注射缩宫素

C. 建议患者积极母乳喂养

D. 及时遵医嘱静脉输液

E. 每 5 分钟测量一次胎心率

80. 为了防止新生儿感染乙型病毒性肝炎，指导和护理措施中，错误的是

A. 尽早进行母婴同室管理

B. 新生儿应隔离 4 周

C. 产后不要采用避孕药避孕

D. 积极给新生儿免疫接种乙肝疫苗

E. 注意不得使用雌激素回奶

（81~82 题共用题干）

某妇女，60 岁。绝经 11 年，近 3 个月阴道不规则流血 2 次。妇科检查：外阴阴道无萎缩，阴毛较多，宫颈光滑，子宫前倾，大小质地正常，右侧附件区触及如新生儿头大小肿块，质中，活动良好。

81. 为排除子宫内膜癌，需行哪项检查

A. 宫颈刮片细胞学检查

B. 阴道镜

C. 宫颈活体组织检查

D. 宫颈分泌物涂片找癌细胞

E. 分段诊断性刮宫

82. 此患者最可能的诊断是

A. 卵巢颗粒细胞瘤

B. 卵巢浆液性囊腺癌

C. 卵巢 Krukenberg 瘤

D. 卵巢无性细胞瘤

E. 卵巢畸胎瘤

（83~84 题共用题干）

某孕妇，孕 8 周出现阴道流血就诊。自诉流血量在逐渐增多，且有阵发性的右侧腹痛。妇科检查发现子宫大小与停经周数相符，宫口已扩张，但宫口未见组织物。

83. 该孕妇可被诊断为

A. 先兆流产

B. 难免流产

C. 不全流产

D. 完全流产

E. 稽留流产

84. 对该孕妇的首要处理措施是

A. 协助组织物完全排出

B. 积极保胎治疗

C. 静脉滴注抗生素

D. 进行染色体检查

E. 嘱孕妇禁止性生活

【B 型题】

（85~87 题共用备选答案）

A. 一般在产后 3~7 天出现症状

B. 俗称为股白肿

C. 最为常见的产后感染

D. 产后 1~2 周出现弛张热、下腹疼痛和压痛

E. 在产后 7~14 天出现症状

85. 急性子宫内膜炎、子宫肌炎的表现是

86. 血栓性静脉炎的表现是

87. 盆腔血栓性静脉炎的表现是

（88~90 题共用备选答案）

A. 水肿仅限于踝部

B. 水肿限于踝部和小腿

C. 水肿延及大腿

D. 水肿延及外阴和腹部

E. 全身水肿或伴腹水

88. 水肿（+）是指

89. 水肿（++）是指

90. 水肿（+++）是指

（91~93 题共用备选答案）

A. 血红蛋白 45g/L，面色苍白伴水肿

B. 血红蛋白 75g/L，黏膜苍白，乏力

C. 血红蛋白 95g/L，乏力，易脱发

D. 血红蛋白 105g/L，易疲倦，乏力

E. 血红蛋白 115g/L，易疲倦

91. 妊娠合并轻度贫血表现为

92. 妊娠合并中度贫血表现为

93. 妊娠合并重度贫血表现为

（94~96 题共用备选答案）

A. 潜伏期延长

B. 活跃期延长

C. 活跃期停滞

D. 第二产程延长

E. 第二产程停滞

94. 宫口开大 4cm 后，又经过 10 小时宫口尚未开全者称

95. 经产妇宫口开全 1 小时，胎儿尚未娩出者称

96. 宫口开大 4cm 后，宫口不再继续扩张达 2 小时或 2 小时以上者称

（97~100 题共用备选答案）

A. 1 周

B. 10 日

C. 2 周

D. 4 周

E. 6 周

97. 产后子宫缩小至妊娠 12 周大小，需要时间为

98. 产后子宫降至骨盆腔内，腹部检查触不到子宫底，需要时间为

99. 产后胎盘附着部子宫内膜完全恢复约需

100. 产后宫颈恢复至非孕时形态，需要时间为

参考答案

专业知识［妇产科护理学亚专业］ 优选卷一

【A1 型题】

1. A　2. D　3. B　4. C　5. B　6. B
7. C　8. D　9. A　10. C　11. C　12. E
13. B　14. B　15. D　16. C　17. C
18. E　19. D　20. C　21. D　22. E
23. D　24. A　25. C　26. B　27. C
28. B　29. D　30. D　31. E　32. B
33. C　34. C　35. C　36. B　37. E
38. B　39. D　40. B　41. E　42. D
43. D　44. A　45. A　46. D

【A2 型题】

47. C　48. C　49. A　50. C　51. A
52. E　53. C　54. B　55. B　56. E
57. A　58. C　59. C　60. B

【A3/A4 型题】

61. D　62. A　63. B　64. C　65. C
66. B　67. D　68. C　69. A　70. B
71. C　72. D　73. E　74. E　75. D
76. E　77. B　78. D　79. D　80. A
81. E　82. A　83. B　84. A

【B 型题】

85. C　86. E　87. D　88. B　89. C
90. D　91. C　92. B　93. A　94. B
95. D　96. C　97. A　98. B　99. E
100. D

解　析

扫码查看
相关内容

协和护考

全国护理学中级（主管护师）资格考试优选卷

专业知识
［妇产科护理学亚专业］
优选卷（二）

中国协和医科大学出版社
北　京

专业知识［妇产科护理学亚专业］
优选卷（二）

【A1 型题】

1. 妊娠晚期羊水主要来自
   A. 母体血清经羊膜的透析液
   B. 胎儿尿液
   C. 胎儿皮肤的透析液
   D. 胎儿呼吸道黏膜的透析液
   E. 脐带表面的透析液
2. 下列有关妇科腹部手术患者出院后的注意事项，应除外
   A. 子宫全切除术后 7～14 天，患者阴道可有少量粉红色分泌物，是正常现象
   B. 保持良好心态，适当参加体育锻炼，避免受凉感冒
   C. 子宫全切除术后 3 个月内，患者禁止性生活和盆浴
   D. 异位妊娠手术后 2 个月内，患者禁止性生活和盆浴
   E. 妇科腹部手术患者出院后，应在 1 个月至 1 个半月去医院复查
3. 下列关于胎位的描述，属于横产式的是
   A. 持续性枕后位
   B. 持续性枕横位
   C. 左肩前位
   D. 左骶前位
   E. 左枕前位
4. 下列关于子宫内膜异位症的概念，叙述正确的是
   A. 异位的内膜不发生周期性变化
   B. 异位的内膜不受卵巢激素的影响
   C. 异位的内膜侵入子宫体的肌壁层时，称为子宫肌腺
   D. 异位内膜对周围组织具有侵入和破坏，在组织学上是恶性行为
   E. 子宫内膜异位症多见于未生育的妇女
5. 下列关于紧急避孕的说法，正确的是
   A. 可以代替未使用任何避孕方法者，房事后的避孕措施
   B. 指妇女在避孕失败后采取的避孕方法
   C. 带铜宫内节育器可以用来紧急避孕
   D. 未采用避孕措施者，在性生活后 5 天内，可口服紧急避孕药
   E. 在无保护性生活后 7 天内放入带铜宫内节育器
6. 有关子宫内膜异位症患者的临床表现错误的是
   A. 原发性痛经是该病的典型症状
   B. 患者可以表现为月经过多、周期延长
   C. 痛经症状通常在月经来潮前 2 天开始
   D. 有 40%的患者表现为不孕
   E. 可以引起性交疼痛
7. 关于尿瘘的描述下列错误的是
   A. 妇科手术损伤多导致输尿管阴道瘘
   B. 主要是难产时胎头压迫过久所致
   C. 疑有损伤者产后保留尿管 10 天左右
   D. 本病对育龄妇女的月经没有影响

E. 瘘孔小者2个月后可能自愈

8. 下列有关婚前期保健的内容，不包括

A. 做好母婴的系统保健，是此期的主要任务

B. 应该宣传并号召晚婚、晚育

C. 了解男女双方是否存在不宜结婚的疾病

D. 积极推行婚前检查

E. 进行正常性生活指导

9. 异位妊娠最常发生的部位是

A. 宫颈

B. 输卵管

C. 腹腔

D. 卵巢

E. 直肠子宫陷凹

10. 有关负压吸引术的描述，正确的是

A. 适合于早期妊娠要求终止者

B. 适合妊娠10周内要求终止者

C. 用于妊娠剧吐伴酸中毒未纠正者

D. 多用于妊娠11~14周要求终止妊娠者

E. 用于疾病急性期不能继续妊娠者

11. 漏服短效口服避孕药者，补服药物的时间是

A. 12小时内

B. 24小时内

C. 48小时内

D. 36小时内

E. 72小时内

12. 下列不是臀位临床表现的是

A. 宫底可触及胎头

B. 胎心在脐下左侧或右侧最清楚

C. 产程延长

D. 脐带脱垂

E. 子宫收缩乏力

13. 控制子痫的首选药物是

A. 硫酸镁

B. 冬眠合剂

C. 氢氯噻嗪

D. 肼屈嗪

E. 20%甘露醇

14. 腹腔穿刺放羊水时，一次放羊水量不超过

A. 1000ml

B. 800ml

C. 1200ml

D. 1500ml

E. 1800ml

15. 有关会阴擦洗的错误做法是

A. 注意观察会阴部及伤口周围组织有无红肿、分泌物

B. 留置导尿管者应注意保持导尿管通畅

C. 先擦洗有伤口感染者

D. 每次擦洗后，护理人员应洗净双手

E. 取屈膝仰卧位暴露外阴

16. 为预防负压吸引术后患者发生术后感染情况，嘱受术者术后禁止性生活及盆浴的期限为术后

A. 2周

B. 1周

C. 3周

D. 1个月

E. 2个月

17. 使用胎头吸引术助产不应超过

A. 1次

B. 2 次

C. 4 次

D. 3 次

E. 5 次

18. 关于重型胎盘早剥的临床特点，下列叙述正确的是

A. 可无腹部疼痛

B. 发生于妊娠早期

C. 一定伴有阴道出血

D. 严重时出现休克征象

E. 贫血程度与外出血量成正比

19. 单纯扁平骨盆，骨盆外测量小于正常值的径线是

A. 对角径

B. 骶耻外径

C. 坐骨棘间径

D. 坐骨结节间径

E. 髂嵴间径

20. 关于接受外阴、阴道手术的术后患者，出院指导中错误的是

A. 避免增加腹压

B. 逐渐增加活动量

C. 保持外阴清洁

D. 若有切口异常应及时就诊

E. 出院 1 个月后可恢复性生活

21. 女性骨盆入口前后径的正常平均值是

A. 9cm

B. 11cm

C. 15cm

D. 13cm

E. 17cm

22. 枕左前位胎头进入骨盆时，衔接的径线是

A. 双颞径

B. 双顶径

C. 枕下前囟径

D. 枕额径

E. 枕颏径

23. 关于软产道的组成，正确的是

A. 由宫体、宫底、宫颈及阴道组成的通道

B. 由宫体、宫颈及阴道组成的通道

C. 由宫体、子宫下段、宫颈、阴道组成的通道

D. 由子宫下段、宫颈、阴道及骨盆底软组织组成的通道

E. 由宫颈、阴道及骨盆底软组织组成的通道

24. 关于雌激素的说法，正确的是

A. 使子宫肌松弛，活动力下降

B. 抑制输卵管肌节律性收缩的振幅

C. 促进蛋白分解

D. 使乳腺细胞和乳腺小叶增生发育

E. 促进水钠潴留

25. 枕右前位时，胎儿枕骨在母体骨盆的

A. 左前方

B. 右前方

C. 右侧

D. 左侧

E. 左后方

26. 关于雌激素的作用，下列说法正确的是

A. 有升高体温的作用

B. 能抑制输卵管蠕动

C. 使阴道上皮角化现象消失

D. 使宫颈黏液分泌减少变稠

E. 促进乳腺发育，使乳腺腺管增生

27. 妊娠最早、最重要的症状是

A. 停经

B. 早孕反应

C. 乳房胀痛

D. 尿频

E. 基础体温

28. 关于妇女一生各阶段的生理变化下列正确的说法是

A. 卵巢功能逐渐衰退，生殖器官开始萎缩向衰退过渡的时期，称围绝经期

B. 第二性征的出现，标志青春期开始

C. 围绝经期一般历时 3 年

D. 月经初潮标志卵巢功能成熟，为性成熟的开始

E. 幼年期儿童体格及内外生殖器同时发育

29. 女性骨盆的出口横径平均值约为

A. 9cm

B. 10cm

C. 13cm

D. 12cm

E. 15cm

30. 关于新生儿脐带的护理，正确的叙述是

A. 用聚维酮碘棉签从脐带外周向脐带根部涂抹

B. 用乙醇棉签从脐带外周向脐带根部涂抹

C. 脐带处理后用无菌纱布包扎

D. 一般脐带在出生后 7 天自然脱落，脱落后无须护理

E. 护理时观察脐带有无出血、发红和异常味道

31. 足月妊娠时，正常胎心音频率范围是每分钟

A. 110~150 次

B. 100~140 次

C. 110~160 次

D. 130~170 次

E. 140~180 次

32. 以下情况标志女性青春期开始的是

A. 乳房丰满

B. 骨盆变宽

C. 月经初潮

D. 阴毛出现

E. 音调变高

33. 一般初孕妇开始自觉胎动的时间是在妊娠的第

A. 12~16 周

B. 18~20 周

C. 25~26 周

D. 22~24 周

E. 27 周以后

34. 保持正常子宫在盆腔正中位置的主要韧带是

A. 子宫阔韧带

B. 子宫圆韧带

C. 子宫骶韧带

D. 子宫主韧带

E. 骶结节韧带

35. 一般情况下，经产妇的宫口形状应该是

A. 横椭圆形

B. 圆形

C. 横裂状

D. 纵椭圆形

E. 梯形

36. 贯穿骨盆腔各平面中心点的假想曲线称为

A. 坐骨结节连线
B. 耻骨弓
C. 骨盆轴
D. 骨盆中线
E. 髂耻线

37. 子宫的功能不包括

A. 形成月经
B. 产生女性激素
C. 将胎儿娩出
D. 可孕育胎儿
E. 精子进入输卵管的通道

38. 妊娠期母体体重增加的规律，下列错误的是

A. 妊娠晚期每周增加不超过 0.5kg
B. 妊娠早期增加不明显
C. 妊娠全过程体重平均增加约 12.5kg
D. 妊娠 28 周后增加明显
E. 体重增加过多应考虑水肿或隐性水肿

39. 关于骨产道的描述正确的是

A. 真骨盆两侧为髂骨翼，后面为第 5 腰椎
B. 骨盆由骶骨、耻骨、尾骨组成
C. 骨盆出口平面是指由骶尾关节，两侧坐骨棘，耻骨联合下缘围绕的骨盆腔最低平面
D. 骨盆入口平面为骶岬上缘、髂耻线与耻骨联合上缘
E. 中骨盆平面横径为坐骨结节间径

40. 正常情况下，脐带中的静脉条数是

A. 5 条
B. 4 条
C. 3 条
D. 2 条
E. 1 条

41. 中骨盆横径也称坐骨棘间径，平均值约为

A. 9cm
B. 10cm
C. 13cm
D. 12cm
E. 15cm

42. 妊娠合并糖尿病妇女采用胰岛素治疗时，错误的叙述是

A. 临产前可一次大量皮下注射胰岛素
B. 测量尿糖协助确定胰岛素量
C. 分娩过程中严密监测血糖动态变化
D. 计算用量前准确测量体重
E. 产褥期随着胎盘的娩出需减少胰岛素用量

43. 下列属于临产的标志的是

A. 见红，规律子宫收缩，胎头下降
B. 规律子宫收缩，破膜，胎头下降
C. 见红，破膜，宫口扩张
D. 见红，破膜，规律子宫收缩
E. 规律子宫收缩，胎头下降，宫口扩张

44. 以下各项不属于高危妊娠范畴的是

A. 双胎妊娠
B. 有剖宫产史
C. 有阑尾炎手术史
D. 过期妊娠
E. 胎盘功能不全

45. 下列关于经期保健不正确的是

A. 劳逸结合，避免精神紧张

B. 经期应盆浴，以防止感染

C. 要用干净的月经带或卫生巾

D. 可照常参加工作学习

E. 保持外阴清洁，勤换消毒卫生垫及内裤

46. 关于新生儿抚触，正确的叙述是

A. 可在新生儿沐浴过程中进行

B. 可在出生后 12 小时开始

C. 每次抚触的时间一般为 20~30 分钟

D. 抚触室温度应在 28℃以上

E. 抚触部位是新生儿胸部和腹部，不包括头面

47. 关于妊娠高血压孕妇产时和产后的护理，错误的措施是

A. 尽量缩短第二产程

B. 在第一产程应严密监测患者的生命体征、尿量、胎心及自觉症状等

C. 胎儿娩出前肩后立即静脉推注麦角新碱

D. 胎儿娩出后测血压，病情稳定后方可送回病房

E. 重症患者产后应继续硫酸镁治疗

【A2 型题】

48. 患者，女性，46 岁。近 2 年月经不规律，经量增多。本次停经 2 个月余，又阴道出血已 13 天，量多伴头晕。妇科检查：宫颈光滑，宫体前位，正常大小，附件未触及，阴道内大量鲜血和血块。贫血貌。对该患者首选的诊疗措施是

A. 止血药加静脉抗生素

B. 止血药加补充铁剂

C. 大量雌激素止血并支持疗法

D. 诊断性刮宫，支持疗法

E. 大量孕激素并支持疗法

49. 某初产妇，36 岁，孕 40 周。规律子宫收缩 18 小时。查宫口开大 3cm，胎头颅骨最低点在坐骨棘平面上 1cm，前囟位于耻骨联合下方，胎心率 100 次/分。下列诊断错误的是

A. 高龄初产

B. 枕后位

C. 胎儿宫内窘迫

D. 潜伏期延长

E. 胎头下降停滞

50. 某患者葡萄胎刮宫术后 4 个月，仍有少量阴道流血，血人绒毛膜促性腺激素（hCG）明显高于正常，胸部 X 线片显示片状阴影。病理报告：未见绒毛结构。最可能的诊断是

A. 再发葡萄胎

B. 结核

C. 侵蚀性葡萄胎

D. 异位妊娠

E. 绒毛膜癌

51. 某初孕妇，35 岁。目前停经 40 多天，轻度腰酸，下腹疼痛，点滴阴道出血 4 小时。检查外阴阴道正常，宫口未开。子宫软，与孕周基本相符，双侧附件正常，人绒毛膜促性腺激素检测（+）。最可能的诊断是

A. 完全流产

B. 难免流产

C. 不全流产

D. 先兆流产

E. 异位妊娠

52. 某37岁女士，妊娠36周检查发现妊娠高血压，2小时前突然发生持续性腹痛伴阴道少量流血，面色苍白。首先考虑为

A. 先兆早产

B. 先兆临产

C. 先兆子宫破裂

D. 胎盘早剥

E. 前置胎盘

53. 某产妇入院经处理后24小时，腹部阵痛加密，子宫收缩35秒/（3～5）分。胎心率140次/分，胎头颅骨最低点在坐骨棘平面上1cm，宫口开1cm。此时不应采取的措施为

A. 入产房待产

B. 肥皂水灌肠

C. 静脉滴注缩宫素加速产程

D. 每隔1～2小时听一次胎心音

E. 每4小时做一次肛查

54. 患者，女性，35岁。已婚，结婚4年未孕。妇科检查：子宫后位，正常大小，子宫骶韧带处扪及数个小硬结节，双侧附件无明显异常。临床初步诊断为子宫内膜异位症。下列不是子宫内膜异位症的临床表现是

A. 继发性痛经

B. 不孕症

C. 月经失调

D. 原发性痛经

E. 盆腔触及结节

55. 某28岁初产妇，已临产13小时，肛查宫口开全1小时，先露头达坐骨棘下2cm，骨产道测量正常，枕后位，胎心率122次/分。此时最恰当的分娩方式是

A. 即刻剖宫产术

B. 行会阴侧切，产钳助产

C. 等待胎头自然旋转后阴道助产

D. 静脉滴注缩宫素

E. 静脉高营养等待阴道自然分娩

56. 有利于预防妊娠合并风湿性心脏病妇女发生产时心力衰竭的护理措施是

A. 如有中重度贫血应给予输血治疗

B. 子宫收缩时鼓励孕妇活动以减轻疼痛

C. 鼓励产妇多进食，以增加体力

D. 第二产程结束后用沙袋置于腹部

E. 第三产程鼓励产妇早期下床活动

57. 患者，女性，33岁。妊娠8个月。诊断为妊娠高血压。妊娠高血压最基本的病理生理变化是

A. 全身小动脉痉挛

B. 胎盘绒毛膜退行性变化

C. 底蜕膜出血

D. 水钠潴留

E. 低蛋白血症

58. 某1岁男婴，纯母乳喂养。有关纯母乳喂养的说法，下列错误的是

A. 哺乳不必定时

B. 除母乳外不添加任何食物

C. 哺乳后不必排空乳房内乳汁

D. 产妇哺乳时采取侧卧位或坐位

E. 哺乳后将婴儿竖抱，轻拍背部

59. 患者，女性，33岁。足月分娩一男婴。

正常产褥期妇女身体逐渐恢复，正确的说法是

A. 宫颈外形于产后3日恢复到未孕状态

B. 宫体恢复到未孕大小需要4周

C. 于产后2周宫颈完全恢复至正常状态

D. 于产后10日，腹部检查触不到宫底

E. 于产后4周，除胎盘附着处外，宫腔表面均由新生的内膜修复

60. 患者，女性，35岁。怀孕3个月后查出患有乙型病毒性肝炎。乙型病毒性肝炎的母婴传播途径，错误的是

A. 粪-口途径

B. 分娩时接触羊水

C. 子宫内经胎盘

D. 母乳喂养

E. 母婴接吻

【A3/A4型题】

（61~62题共用题干）

某初产妇，35岁。对其进行B超测量骨盆结果示入口平面前后径11cm，横径13cm；中骨盆横径9.5cm，前后径11.5cm；出口横径8.3cm，后矢状径8.5cm。

61. 根据检查结果，该产妇的骨盆形态是

A. 均小骨盆

B. 扁平骨盆

C. 漏斗骨盆

D. 畸形骨盆

E. 正常骨盆

62. 该产妇

A. 不可试产

B. 可试产1小时

C. 可试产1.5小时

D. 可试产2小时

E. 可试产4小时

（63~64题共用题干）

某孕妇，现孕30周，长时间仰卧后，出现血压降低、心率加快、面色苍白等症状。

63. 出现这种情况的主要原因是

A. 脉率增快

B. 脉压增大

C. 脉压减小

D. 回心血量增加

E. 回心血量减少

64. 出现这种情况后，护士应该立即

A. 通知医生

B. 给予面罩吸氧

C. 开放静脉，准备抢救

D. 嘱孕妇取左侧卧位

E. 让孕妇继续平躺观察

（65~66题共用题干）

患者，女性，44岁。孕3产1，因侵蚀性葡萄胎收入院治疗。检查：BP 100/60mmHg，R 18次/分，P 92次/分，双合诊检查提示子宫丰满、质软，血hCG明显高于正常值。

65. 应用化学治疗第3天，患者出现恶心、呕吐反应，正确的处理措施是

A. 嘱患者禁食

B. 停用化学治疗药物

C. 提供患者喜欢的可口饮食

D. 可选择流食

E. 减少化学治疗药用量

66. 患者用药第 5 天后出现口腔溃疡，以下做法不正确的是

A. 进食清凉、质软饮食

B. 进餐前用丁卡因溶液局部镇痛

C. 进餐前局部涂冰硼散

D. 选择软毛牙刷刷牙

E. 生理盐水漱口

（67~69 题共用题干）

患者，女性，25 岁。患先天性心脏病，心功能Ⅱ级，现妊娠足月入院待产。

67. 以下护理措施，错误的是

A. 胎儿娩出后立即腹部压沙袋

B. 积极防止便秘

C. 缩短第二产程

D. 胎儿娩出半小时后送休养室

E. 产褥期注意休息

68. 该患者整个妊娠和分娩过程中心脏负担最重的时期是

A. 孕 12 周内

B. 孕 13~28 周

C. 孕 36~40 周

D. 第二产程子宫收缩时

E. 产后 72 小时后的每次哺乳时

69. 产后 24 小时内的护理措施，正确的是

A. 协助产妇室内活动

B. 鼓励产妇自我护理

C. 给新生儿按需哺乳

D. 教产妇学习护理新生儿

E. 嘱产妇绝对卧床休息

（70~72 题共用题干）

某孕妇，26 岁，经产妇，孕 42 周。临产 25 小时仍不能娩出胎儿前来就医。检查：阴道口脱出一上肢，恰好与接生者的右手相握，子宫呈葫芦状，子宫下段压痛，胎心不清，胎头在母体右侧，宫口开全，血尿。

70. 与本产妇目前疾病诊断无关的是

A. 滞产

B. 过期妊娠

C. 忽略性臀先露

D. 子宫收缩过强

E. 死产

71. 此时应采取的措施为

A. 内倒转术

B. 断头术

C. 外倒转术

D. 肢体还纳术

E. 剖宫产术

72. 采取上述护理措施的理由是

A. 宫口开全，可行内倒转术

B. 出现先兆子宫破裂的征象

C. 因手已脱出阴道，而且胎儿已死亡

D. 死胎者应争取阴道分娩

E. 经产妇横位不应行剖宫产术

（73~75 题共用题干）

某患者 55 岁，绝经 6 年，阴道不规则流血 1 个月收入院。体形肥胖，尿糖（+）。妇科检查：外阴、阴道萎缩不明显，宫体稍大，软，活动良，附件（-）。

73. 此患者最可能的诊断是

A. 子宫内膜增生

B. 宫颈癌

C. 子宫肌瘤

D. 输卵管癌

E. 子宫内膜癌

74. 为进一步确诊，需做的检查项目是

A. 细致的双合诊

B. 三合诊

C. 分段诊断性刮宫

D. 宫颈刮片

E. 宫颈细胞学检查

75. 最主要的治疗手段为

A. 化学治疗

B. 手术治疗

C. 放射治疗

D. 中药治疗

E. 激素治疗

(76~78 题共用题干)

某孕妇，32 岁，初次怀孕，足月妊娠，胎膜早破住院，因第二产程延长产钳助产，产后第 1 天出血约 300ml。产后第 3 天，体温 38.5℃，下腹痛，恶露血性，有臭味。腹部检查宫底平脐，宫旁压痛，白细胞 $21 \times 10^9/L$。

76. 该产妇最可能的诊断是急性

A. 子宫颈炎

B. 子宫内膜炎及子宫肌炎

C. 输卵管炎

D. 卵巢炎

E. 盆腔腹膜炎

77. 以下护理措施，不正确的是

A. 预防产后出血

B. 助产后仔细检查软产道

C. 入院后臀下放置无菌垫，保持外阴清洁

D. 多次行阴道检查，了解子宫复旧

E. 产后使用广谱抗生素

78. 该产妇应采取的体位最好是

A. 去枕仰卧位

B. 半卧位

C. 左侧卧位

D. 右侧卧位

E. 低枕仰卧位

(79~81 题共用题干)

某孕妇，24 岁，孕 2 产 1，孕 40 周。破水 14 小时，有规律子宫收缩 10 小时，胎儿手脱出阴道口来院。检查：产妇神志清，痛苦面容。腹痛拒按，烦躁不安。脉搏、呼吸快，胎心不清，胎心率约 160 次/分。

79. 此时应首先考虑的诊断是

A. 胎盘早剥

B. 前置胎盘

C. 先兆子宫破裂

D. 不完全子宫破裂

E. 完全子宫破裂

80. 最有早期诊断意义的是

A. 产妇疼痛难忍，呼叫

B. 出现病理缩复环

C. 子宫轮廓不清

D. 导尿见肉眼血尿

E. 清楚触及胎体

81. 对该孕妇的最佳处理措施是

A. 抑制宫缩同时剖宫产术前准备

B. 乙醚麻醉下行内倒转术

C. 抗休克治疗

D. 剖宫产术

E. 消毒胎儿手后送回阴道内

(82~84 题共用题干)

患者，女性，35 岁。白带增多半年，近来出现性交后出血。妇科检查可见宫颈充血、水肿、黏膜外翻，有黏液脓性分泌物附着。附件未见异常。

82. 最适宜的诊断为

A. 子宫颈炎
B. 急性盆腔炎
C. 滴虫阴道炎
D. 萎缩性阴道炎
E. 宫颈癌

83. 为排除宫颈癌，首选的检查项目是
A. 阴道分泌物悬滴检查
B. 宫颈活体组织检查（活检）
C. 宫颈碘试验
D. 宫腔镜检查
E. 宫颈刮片细胞学检查

84. 确诊为宫颈炎后，最适宜的处理是
A. 口服抗生素
B. 宫颈锥切术
C. 阴道用药
D. 电熨法
E. 阴道灌洗

【B 型题】

（85~86 题共用备选答案）
A. 单纯雌激素
B. 雌激素+孕激素
C. 孕激素+雄激素
D. 单纯孕激素
E. 单纯雄激素

85. 围绝经期症状明显者需要激素补充治疗时用
86. 有子宫的绝经后妇女采用方案为

（87~88 题共用备选答案）
A. 直接蔓延
B. 淋巴转移
C. 血行转移
D. 直接蔓延和种植
E. 直接蔓延和淋巴转移

87. 宫颈癌最常见的转移途径是
88. 卵巢上皮性恶性肿瘤的主要转移途径是

（89~91 题共用备选答案）
A. 规律子宫收缩至宫口扩张 3cm
B. 宫口扩张 3cm 至宫口扩张 8cm
C. 宫口扩张 3cm 至宫口开全
D. 规律子宫收缩至宫口开全
E. 规律子宫收缩至宫口扩张 8cm

89. 潜伏期为
90. 活跃期为
91. 第一产程为

（92~94 题共用备选答案）
A. 妊娠 12 周以前终止
B. 妊娠满 12 周至不满 28 足周终止
C. 妊娠满 28 周至不满 37 足周终止
D. 妊娠满 37 周至不满 42 足周终止
E. 妊娠满 42 足周及以后终止

92. 过期产是指
93. 足月产是指
94. 早产是指

（95~97 题共用备选答案）
A. 下丘脑-垂体调节功能尚未成熟，卵巢卵泡发育到一定程度自行退变为闭锁卵泡
B. 卵巢卵泡将近耗尽，对垂体促性腺素反应低下
C. 黄体孕激素分泌不足或过早衰退
D. 排卵期滤泡破裂使雌激素轻度下降
E. 黄体发育良好，但萎缩过程延长

95. 青春期功能失调性子宫出血（功血）发病的原因是
96. 子宫内膜不规则脱落表现为

97. 黄体功能不全表现为

（98~100题共用备选答案）

A. 羊膜、叶状绒毛膜、底蜕膜

B. 初级绒毛、二级绒毛、三级绒毛

C. 绒毛膜、羊膜

D. 胎盘、胎膜、脐带、羊水

E. 真蜕膜、包蜕膜、底蜕膜

98. 胎膜的组成包括

99. 胎盘的组成包括

100. 胎儿附属物包括

参考答案

专业知识［妇产科护理学亚专业］ 优选卷二

【A1 型题】

1. B 2. D 3. C 4. C 5. C 6. A
7. D 8. A 9. B 10. B 11. A 12. B
13. A 14. D 15. C 16. D 17. B
18. D 19. B 20. E 21. B 22. D
23. D 24. E 25. B 26. E 27. A
28. A 29. A 30. E 31. C 32. C
33. B 34. A 35. C 36. C 37. B
38. D 39. D 40. E 41. B 42. A
43. E 44. C 45. B 46. D 47. C

【A2 型题】

48. D 49. E 50. E 51. D 52. D
53. A 54. D 55. B 56. D 57. A
58. C 59. D 60. A

【A3/A4 型题】

61. C 62. A 63. E 64. D 65. C
66. C 67. D 68. D 69. E 70. C
71. E 72. B 73. E 74. C 75. B
76. B 77. D 78. B 79. C 80. B
81. A 82. A 83. E 84. A

【B 型题】

85. B 86. A 87. A 88. D 89. A
90. C 91. D 92. E 93. D 94. C
95. A 96. E 97. C 98. C 99. A
100. D

解　析

扫码查看
相关内容

协和护考

全国护理学中级（主管护师）资格考试优选卷

专业知识
[儿科护理学亚专业]
优选卷（一）

中国协和医科大学出版社
北京

专业知识［儿科护理学亚专业］
优选卷（一）

【A1 型题】

1. 新生儿颅内出血最重要的护理措施是
   A. 绝对保持安静，尽量减少刺激
   B. 降温处理
   C. 改善呼吸功能
   D. 合理喂养
   E. 健康教育
2. 儿童类风湿病全身型的特点是
   A. 关节症状较重
   B. 年长儿多见
   C. 常侵犯单个关节
   D. 以发热为主要症状
   E. 热度持续数天
3. 全脂奶粉按重量调配，奶粉与水的比例是
   A. 1∶8
   B. 1∶6
   C. 4∶1
   D. 1∶4
   E. 2∶1
4. 母乳中的乙型乳糖可促进肠道中
   A. 双歧杆菌的生长
   B. 变形杆菌的生长
   C. 白念珠菌的生长
   D. 大肠埃希菌的生长
   E. 葡萄球菌的生长
5. 腹泻脱水患儿输液后排尿，此时输液瓶中尚有不含钾液体 300ml，此液体中最多可加入 10%氯化钾的量是
   A. 6ml
   B. 9ml
   C. 12ml
   D. 10ml
   E. 16ml
6. 新生儿败血症早期表现为
   A. 呼吸异常
   B. 哭声减弱
   C. 惊厥
   D. 嗜睡昏迷
   E. 循环衰竭
7. 风湿热患儿恢复至正常活动一般所需的时间是
   A. 重度关节障碍者 2 个月
   B. 轻度关节障碍者 3 个月
   C. 无心脏受累者 4 个月
   D. 轻度心脏受累者 5 个月
   E. 重度心脏炎伴心力衰竭者 6 个月
8. 6 个月以内小儿的最佳食品是
   A. 母乳
   B. 牛乳
   C. 全脂奶粉
   D. 羊乳

E. 乳儿糕

9. 小儿应能在父母指导下自己刷牙的年龄是

A. 3 岁

B. 4 岁

C. 6 岁

D. 5 岁

E. 7 岁

10. 如无特殊情况，正常小儿适宜断母乳的年龄是

A. 10~12 个月

B. 18 个月

C. 1.5~2.0 岁

D. 20 个月

E. 2.0~2.5 岁

11. 儿童类风湿病的特点是

A. 年幼儿全身症状轻

B. 心脏受累常见

C. 环形红斑是特异表现

D. 年长儿以关节受累为主

E. 其发病与链球菌感染密切相关

12. ABO 血型不合引起的新生儿溶血症最常见于

A. 母亲为 O 型，新生儿为 A 型

B. 母亲为 A 型，新生儿为 B 型

C. 母亲为 A 型，新生儿为 O 型

D. 母亲为 B 型，新生儿为 A 型

E. 母亲为 AB 型，新生儿为 O 型

13. 下列属于做经外周静脉穿刺的中心静脉导管（PICC）禁忌证的是

A. 早产儿

B. 肘部静脉血管差

C. 肠外营养

D. 长期输液患儿

E. 缺乏外周静脉通路

14. 关于新生儿生理性黄疸不正确的为

A. 一般状况好

B. 早产儿血清胆红素<256.5μmol/L

C. 生后 2~3 天出现

D. 足月儿黄疸持续时间不超过 2 周

E. 以结合胆红素增高为主

15. 小儿咳嗽时一般不用

A. 雾化吸入

B. 祛痰药

C. 镇咳药

D. 体位引流

E. 翻身拍背

16. 过敏性紫癜常见的首发症状是

A. 发热

B. 皮肤紫癜

C. 肾脏损害

D. 关节肿痛

E. 心脏损害

17. 下列可以进行脐静脉插管的小儿为

A. 腹膜炎患儿

B. 下肢有局部血供障碍的患儿

C. 脐炎患儿

D. 1500g 以下的早产儿

E. 坏死性小肠结肠炎患儿

18. 严重腹型紫癜患儿应当给予

A. 禁食

B. 流食

C. 低盐饮食

D. 半流食

E. 少渣饮食

19. 正常足月新生儿穿衣、包被，要达到中性温度的要求，室内温度应维持在

A. 20℃

B. 18℃

C. 24℃

D. 28℃

E. 30℃

20. 新生儿光照治疗时，灯管与婴儿皮肤的最合适的距离为

A. 25~33cm

B. 30~50cm

C. 60~70cm

D. 50~60cm

E. 70~75cm

21. 不宜进行母乳喂养的情况是

A. 乳儿患病

B. 天气炎热

C. 多胎妊娠的母亲

D. 母亲患结核

E. 母亲患糖尿病

22. 婴幼儿少尿的标准是24小时尿量少于

A. 100ml

B. 50ml

C. 150ml

D. 200ml

E. 250ml

23. 蛔虫病最常见的并发症是

A. 贫血

B. 营养不良

C. 腹膜炎

D. 阑尾炎

E. 胆道蛔虫病

24. 新生儿肺透明膜病患儿进行氧疗时常选用的供氧模式为

A. 间歇给氧

B. 持续气道正压给氧（CPAP）

C. 呼气末正压通气（PEEP）

D. 间歇正压通气（IPPV）

E. 间歇指令通气（IMV）

25. 新生儿胃-食管反流的护理措施不正确的是

A. 少食多餐

B. 采用体位治疗

C. 防止窒息

D. 早产儿可采用胃管喂养

E. 要保证药物和液体的进入

26. 肠道隔离使用的标志是

A. 黄色标志

B. 蓝色标志

C. 橙色标志

D. 红色标志

E. 棕色标志

27. 属于传染源的是

A. 空气

B. 土壤

C. 食物

D. 患者

E. 血液

28. 新生儿期筛查苯丙酮尿症进行格里恩

(Guthrie) 测定是在给小儿喂奶后

A. 1 日

B. 2~3 日

C. 6~7 日

D. 4~5 日

E. 7 日以后

29. 遗传的物质基础是

A. 基因

B. 线粒体

C. 生殖细胞

D. 染色体

E. 脱氧核糖核酸

30. 过敏性紫癜患儿实验室检查正确的是

A. 出血和凝血时间延长

B. 血小板计数减少

C. 毛细血管脆性试验阳性

D. 血块退缩试验异常

E. 骨髓检查异常

31. 风湿热最严重的临床表现是

A. 关节炎

B. 舞蹈病

C. 皮下结节

D. 环形红斑

E. 心脏炎

32. 麻疹患儿具有传染性的时间是

A. 发病前 1 天至出疹后 1 天

B. 出疹前 5 天至出疹后 5 天

C. 发热至出疹后 5 天

D. 出疹至出疹后 3 天

E. 发热至出疹后 7 天

33. 风湿热关节炎的特点是

A. 受损部位固定

B. 单个关节受累

C. 预后不留畸形

D. 局部皮肤破溃

E. 常见指关节受损

34. 新生儿的房间湿度应保持在

A. 20%~30%

B. 30%~40%

C. 35%~45%

D. 45%~55%

E. 55%~65%

35. 血友病的发病机制是

A. 血小板功能异常

B. 血小板数量异常

C. 凝血因子缺乏

D. 抗凝物质增多

E. 血管壁异常

36. 葡萄糖-6-磷酸脱氢酶缺乏症患儿应避免吃的食物是

A. 黄豆

B. 蚕豆

C. 木耳

D. 蛋黄

E. 动物肝脏

37. 小儿禁用的镇静、抗惊厥药是

A. 苯巴比妥

B. 水合氯醛

C. 异丙嗪

D. 地西泮

E. 吗啡

38. 小儿出生时血红蛋白量正常为

A. 110~130g/L

B. 90~110g/L

C. 130~150g/L

D. 150~220g/L

E. 230~260g/L

39. 胚胎期造血最早出现在

A. 肝

B. 脾

C. 骨髓

D. 淋巴结

E. 卵黄囊

40. 80%的小儿动脉导管解剖闭合的月龄是

A. 4个月内

B. 6个月内

C. 12个月内

D. 8个月内

E. 18个月内

41. 正常胎儿循环中血氧含量最高的部位是

A. 脐动脉

B. 脐静脉

C. 右心房

D. 主动脉

E. 左心室

42. 原始心脏开始形成的时间是

A. 胚胎第2周

B. 胚胎第3周

C. 胚胎第5周

D. 胚胎第4周

E. 胚胎第6周

43. 哮喘的基本特征是

A. 气道的低反应

B. 气道的高反应

C. 过敏体质

D. 气道慢性炎症

E. 免疫因素

44. 有关咽眼结合膜热的特点的描述，不正确的是

A. 由柯萨奇病毒A组引起

B. 春夏季多发

C. 颈部或耳后淋巴结肿大

D. 可在儿童集体中流行

E. 病程1~2周

45. 婴儿能用拇指和示指取物的月龄为

A. 2~3个月

B. 3~5个月

C. 5~6个月

D. 6~7个月

E. 9~10个月

46. 黏膜皮肤淋巴结综合征最严重的临床表现是

A. 急性发热

B. 皮肤红疹

C. 心律不齐

D. 淋巴结肿大

E. 冠状动脉病变

【A2型题】

47. 患儿，男性，3个月。体重3.8kg，腹部皮下脂肪0.3cm，肌肉松弛，烦躁不安。其营养状况为

A. 正常

B. 轻度营养不良

C. 中度营养不良

D. 重度营养不良

E. 肥胖

48. 患儿，女性，2 岁。因智力发育逐渐退步入院。查体：虚胖，表情呆滞，反应迟钝，头部和肢体震颤；面色苍黄，口唇、甲床为甚，毛发稀疏干枯，胃纳呆滞，嗜睡。血常规：红细胞（RBC）$1.69\times10^{12}/L$，以圆形红细胞为主，血红蛋白（Hb）59g/L。首先考虑的诊断是

A. 缺铁性贫血

B. 巨幼细胞贫血

C. 溶血性贫血

D. 失血性贫血

E. 慢性感染性贫血

49. 某新生儿败血症患儿，护士发现其体温 38.4℃，应采取的有效措施是

A. 给解热药

B. 乙醇擦浴

C. 冷盐水灌肠

D. 加被发汗

E. 打开包被

50. 一家长怀疑自己 7 岁的孩子得了贫血，遂来医院咨询。6~14 岁小儿贫血是指血红蛋白低于

A. 100g/L

B. 90g/L

C. 110g/L

D. 120g/L

E. 130g/L

51. 1 岁患儿，母乳喂养，未加辅食，约 2 个月前发现患儿活动少，不哭、不笑，面色蜡黄，表情呆滞，手及下肢颤抖。检查发现肝脾大，血液检查见红细胞$1\times10^{12}/L$，血红蛋白 50g/L。该患儿可能为

A. 轻度贫血

B. 中度贫血

C. 重度贫血

D. 极重度贫血

E. 溶血性贫血

52. 患儿，男性，9 岁。以急性肾小球肾炎收住入院。经治疗患儿目前水肿消退，血压正常，肉眼血尿消失。现可允许患儿

A. 卧床休息

B. 下床轻微活动

C. 可上学但免体育活动

D. 下床正常活动

E. 恢复正常生活

53. 患儿，男性，6 个月。阵发性痉咳 3 周，伴有鸡鸣样回声，日轻夜重，痰液黏稠，咳剧时伴有呕吐，血白细胞计数增多。护理该患儿不正确的措施是

A. 为减少痉咳禁止拍背

B. 可雾化吸入

C. 密切观察病情

D. 夜间剧咳时可用镇咳药

E. 给予易消化的饮食

54. 患儿，男性，14 岁。在患流行性腮腺炎后出现睾丸肿大、触痛，诊断为腮腺炎并发睾丸炎。针对该并发症，护士应当

告诉家长的是

A. 该并发症常发生在学龄期儿童

B. 女性患儿不发生生殖器官受损情况

C. 睾丸炎多为双侧受累

D. 睾丸炎多不影响生育功能

E. 睾丸炎多可引起睾丸萎缩

55. 某婴儿，出生后2~3个月时红细胞计数降至 3.0×10^{12}/L，血红蛋白水平降至110 g/L是

A. 生理性贫血

B. 溶血性贫血

C. 营养性巨幼细胞贫血

D. 营养性缺铁性贫血

E. 再生障碍性贫血

56. 患儿，男性，5岁。因高度水肿诊断为肾病综合征以泼尼松治疗4个月。此时该患儿会出现

A. 肝功能损害

B. 骨质疏松

C. 性腺损害

D. 骨髓抑制

E. 脱发

57. 患儿，男性，5岁。因溺水发生心搏呼吸骤停。儿童人工呼吸的频率是

A. 16~20次/分

B. 10~15次/分

C. 20~24次/分

D. 25~30次/分

E. 30~40次/分

58. 患儿，男性，6岁。诊断为急性上呼吸道感染。有关急性上呼吸道感染的部位不正确的是

A. 鼻

B. 鼻窦

C. 咽

D. 喉

E. 气管

59. 患儿，男性，4岁。诊断为肾病综合征。单纯性肾病患儿最显著的症状是

A. 血尿

B. 少尿

C. 高度水肿

D. 高血压

E. 心力衰竭

60. 患儿，男性，5岁。因发生紫癜被诊断为原发免疫性血小板减少症。该患儿不正确的实验室检查结果是

A. 出血时间延长

B. 凝血时间延长

C. 血清凝血酶原消耗不良

D. 血块收缩不良

E. 血小板减少

【A3/A4型题】

(61~62题共用题干)

患儿，女性，4岁。突然出现持续性腹痛，伴腹泻，初为黄色水样便，次数不定，后转为红色果酱样血便，伴有特殊的腥臭味，同时患儿腹胀、呕吐。查体：T 38.8℃，精神萎靡，腹胀，固定压痛。临床诊断为坏死性小肠结肠炎。

61. 该患儿首先应采取的措施是

A. 禁食，胃肠减压

B. 喂糖水

C. 喂稀释的牛奶

D. 少渣饮食

E. 低脂饮食

62. 该患儿宜采取的体位是

A. 仰卧位

B. 俯卧位

C. 侧卧位或半卧位

D. 坐位

E. 膝胸位

（63~64 题共用题干）

某小儿体重为 15kg，A 药物的成人剂量为每日 2g，B 药物的小儿剂量为每日每千克体重 40mg。

63. 该小儿 A 药物的剂量为

A. 每日 300mg

B. 每日 400mg

C. 每日 500mg

D. 每日 600mg

E. 每日 700mg

64. 该小儿 B 药物的剂量为

A. 每日 500mg

B. 每日 600mg

C. 每日 700mg

D. 每日 800mg

E. 每日 900mg

（65~66 题共用题干）

患儿，男性，8 个月。因突然发生四肢抽动，持续 2 分钟前来就诊。询问病史，患儿为人工喂养，尚未添加辅食。查体：体温 37.5℃，颈软，前囟 2cm×2cm，枕部按压有乒乓感，神经系统检查未见异常。

65. 该患儿的初步诊断为

A. 化脓性脑膜炎

B. 癫痫

C. 热性惊厥

D. 维生素 D 缺乏引起的手足搐搦

E. 低血糖

66. 对于此类患儿惊厥发作时首选的处理方法应为

A. 静脉输注 10%葡萄糖溶液

B. 立即用 10%葡萄糖酸钙 5~10ml 加 10%葡萄糖稀释后缓慢静脉注射

C. 立即静注地西泮，再用 10%葡萄糖酸钙 5~10ml 加 10%葡萄糖稀释后缓慢静脉注射

D. 立即肌内注射维生素 $D_3$20 万单位

E. 给予 20%甘露醇降低颅内压

（67~68 题共用题干）

患儿，男性，15 个月。双眼结膜充血、口唇干燥潮红、咽部黏膜弥漫性发红及颈部淋巴结肿大。

67. 对于该患儿双眼症状，适宜的护理措施是

A. 戴防护目镜

B. 减少用眼时间

C. 每日做眼保健操

D. 使用抗生素眼药水

E. 每日生理盐水擦洗双眼

68. 护士除监测皮肤黏膜受损情况外还应当密切监测

A. 心血管系统症状

B. 呼吸系统症状

C. 消化系统症状

D. 泌尿系统症状

E. 骨骼关节症状

（69～70 题共用题干）

某 11 岁男孩，体重 40kg。因酮症酸中毒急诊入院，经抢救病情稳定，诊断为 1 型糖尿病。

69. 该患儿每日所需能量为

A. 1000～1200kcal

B. 1400～1600kcal

C. 1800～2000kcal

D. 2200～2400kcal

E. 2600～2800kcal

70. 为防止胰岛素注射过量引起的危险，护士应当指导患儿做到

A. 合理控制饮食

B. 积极锻炼身体

C. 固定注射部位

D. 随身携带糖块

E. 保持皮肤清洁

（71～72 题共用题干）

新生儿，出生体重 2800g，身长 50cm，面色红润，哭声响亮，一般情况好，现母乳喂养。

71. 该新生儿开乳时间是

A. 生后即可喂母乳

B. 生后 6 小时喂母乳

C. 生后 12 小时喂母乳

D. 生后 18 小时喂母乳

E. 生后 24 小时喂母乳

72. 母亲授乳时最好的体位是

A. 仰卧位

B. 坐位

C. 右侧卧位

D. 左侧卧位

E. 立位

（73～74 题共用题干）

患儿，男性，10 个月。体重 6.5 kg，皮下脂肪 0.5cm，牛乳喂养，未加辅食。近 1 个月来食欲缺乏，面色苍白，皮肤弹性差，精神不振。

73. 该患儿首优的护理诊断是

A. 自我形象紊乱

B. 有感染的危险

C. 知识缺乏

D. 营养失调：低于机体需要量

E. 成长发展的改变

74. 该患儿的护理措施哪项不妥

A. 口服胃蛋白酶助消化

B. 补充维生素和微量元素

C. 做好皮肤与口腔的清洁护理

D. 预防低血糖

E. 尽快给予正常饮食

（75～76 题共用题干）

某 3 岁小儿，因生长发育迟缓来院就诊，表现为身材矮小、智力落后。经检查诊断为先天性甲状腺功能减退症。

75. 在入院评估中发现该患儿精神差、食欲缺乏，嗜睡、少哭少动，根据该患儿所患疾病，护士还可能发现的问题是

A. 体温过高

B. 心动过速

C. 腹胀便秘

D. 喂养过度

E. 神经兴奋性增加

76. 对于此类疾病，为预防神经系统功能损害应当及时开始治疗，正确的时间是

A. 出生后 1~2 个月

B. 出生后 3~4 个月

C. 出生后 5~6 个月

D. 出生后 7~8 个月

E. 出生后 9~10 个月

（77~78 题共用题干）

患儿，10 个月。发热 2 天伴声音嘶哑，犬吠样咳嗽，吸气性喉鸣及吸气性呼吸困难，烦躁不安、口周发绀。

77. 患儿最可能是患有

A. 上呼吸道感染

B. 急性感染性喉炎

C. 喘憋性支气管炎

D. 支气管炎

E. 支气管哮喘

78. 该患儿不适宜的护理措施是

A. 减少活动，避免哭闹

B. 保持呼吸道通畅

C. 抬高床头

D. 持续高流量吸氧

E. 超声雾化吸入

（79~80 题共用题干）

3 个月患儿，消瘦、多汗、气短，因“肺炎”住院治疗，体检中心发现有心脏杂音，经 X 线、超声心动图等检查诊断为“室间隔缺损”。

79. 该患儿属下列哪型

A. 右向左分流型

B. 左向右分流型

C. 无分流型

D. 青紫型

E. 以上都不是

80. 此类心脏病易并发下列哪种疾病

A. 支气管肺炎

B. 心力衰竭

C. 亚急性感染性心内膜炎

D. 呼吸道感染

E. 以上都是

【B 型题】

（81~82 题共用备选答案）

A. 吗啡

B. 泻药

C. 止泻药

D. 祛痰药

E. 肾上腺皮质激素

81. 婴幼儿禁用

82. 水痘患儿禁用

（83~84 题共用备选答案）

A. 3~4 个月

B. 4~6 个月

C. 8~9 个月

D. 1 岁左右

E. 3 岁以后

83. 患儿出现佝偻病的初期症状多出现在

84. 鸡胸和漏斗胸多见于

（85～86 题共用备选答案）

A. 30～80mmH_2O

B. 70～200mmH_2O

C. 2.8～4.4mmol/L

D. 117～127mmol/L

E. 110～115mmol/L

85. 儿童脑脊液压力为

86. 儿童脑脊液中氯化物含量为

（87～88 题共用备选答案）

A. 男孩

B. 女孩

C. 婴幼儿

D. 学龄儿童

E. 青春期儿童

87. 儿童类风湿病多关节型的多发人群是

88. 小儿黏膜皮肤淋巴结综合征的多发人群是

（89～90 题共用备选答案）

A. 血清胆红素≥85μmol/L

B. 血清胆红素≤171μmol/L

C. 血清胆红素≤205μmol/L

D. 血清胆红素>257μmol/L

E. 血清胆红素>342μmol/L

89. 早产儿病理性黄疸

90. 发生胆红素脑病

（91～92 题共用备选答案）

A. 婴儿期

B. 幼儿期

C. 学龄前期

D. 学龄期

E. 青春期

91. 建立亲子关系时，特别注意避免过分的干预，而是采取肯定和表扬的方法，是在

92. 为小儿开辟单独的空间，是较有效地建立亲子关系的方法，是在

（93～94 题共用备选答案）

A. 血尿

B. 蛋白尿

C. 脓尿

D. 乳糜尿

E. 脂尿

93. 急性肾小球肾炎最具特征性的尿异常为

94. 肾病综合征最具特征性的尿异常为

（95～96 题共用备选答案）

A. 幼儿急疹

B. 麻疹

C. 风疹

D. 水痘

E. 猩红热

95. 发热、皮疹伴杨梅舌及扁桃体炎见于

96. 发热 3～4 天出疹，疹间皮肤正常，出疹期热更高见于

（97～98 题共用备选答案）

A. 卡介苗

B. 麻疹疫苗

C. 乙肝疫苗

D. 流行性乙型脑炎疫苗

E. 百日咳疫苗

97. 患神经系统疾病或有家族史的儿童严禁使用

98. 初种年龄为 1 岁以上的疫苗是

（99~100 题共用备选答案）

A. 肾脏毒性反应

B. 对血液系统的毒性

C. 对肝脏的毒性

D. 二重感染

E. 变态反应

99. 使用磺胺类药物时，患儿出现紫癜是

100. 使用利福平时，患儿出现黄疸是

参考答案

专业知识［儿科护理学亚专业］　优选卷一

【A1 型题】

1. A　2. D　3. A　4. A　5. B　6. B
7. E　8. A　9. A　10. A　11. D　12. A
13. B　14. E　15. C　16. B　17. D
18. A　19. C　20. B　21. D　22. D
23. E　24. B　25. D　26. E　27. D
28. B　29. A　30. C　31. E　32. B
33. C　34. E　35. C　36. B　37. E
38. D　39. E　40. A　41. B　42. A
43. B　44. A　45. E　46. E

【A2 型题】

47. C　48. B　49. E　50. D　51. C
52. B　53. A　54. D　55. A　56. B
57. C　58. E　59. C　60. B

【A3/A4 型题】

61. A　62. C　63. D　64. B　65. D
66. C　67. E　68. A　69. C　70. D
71. A　72. B　73. D　74. E　75. C
76. A　77. B　78. D　79. B　80. E

【B 型题】

81. A　82. E　83. A　84. D　85. B
86. D　87. D　88. C　89. D　90. E
91. B　92. C　93. A　94. E　95. E
96. B　97. E　98. D　99. B　100. C

解　析

扫码查看
相关内容

协和护考

全国护理学中级（主管护师）资格考试优选卷

专业知识

[护理学亚专业]

优选卷（二）

中国协和医科大学出版社
北　京

专业知识［护理学亚专业］
优选卷（二）

【A1 型题】

1. 最常见的子宫肌瘤是
   A. 子宫颈肌瘤
   B. 子宫颈息肉
   C. 肌壁间肌瘤
   D. 浆膜下肌瘤
   E. 黏膜下肌瘤
2. 溃疡性结肠炎患者最常见的护理问题是
   A. 知识缺乏
   B. 体液不足
   C. 焦虑
   D. 腹泻
   E. 有皮肤完整性受损的危险
3. 目前治疗支气管哮喘最有效的药物是
   A. 肾上腺素
   B. 肾上腺素皮质激素
   C. 氨茶碱
   D. 抗生素
   E. 抗胆碱药物
4. 新生儿通过胎盘从母体获得的免疫球蛋白的是
   A. IgG
   B. IgE
   C. sIgA
   D. IgM
   E. IgA
5. 妇科盆腔检查常采用的体位是
   A. 仰卧位
   B. 膀胱截石位
   C. 膝胸卧位
   D. 臀高头低
   E. 自由体位
6. 新生儿肺炎通过羊水感染常见的致病菌是
   A. 肠道病毒
   B. 链球菌
   C. 大肠埃希菌
   D. 铜绿假单胞菌
   E. 肺炎链球菌
7. 下列哪种药物可诱导早幼粒白血病细胞分化成熟
   A. 长春新碱
   B. 羟基脲
   C. 维 A 酸
   D. 泼尼松
   E. 甲氨蝶呤
8. 通常成人每日不显性失水约
   A. 350ml
   B. 500ml
   C. 850ml
   D. 1000ml
   E. 1200ml
9. 下列疾病属于产褥感染的是
   A. 急性腹泻

B. 急性膀胱炎

C. 急性乳腺炎

D. 上呼吸道感染

E. 急性子宫内膜炎

10. 心脏瓣膜病变中，最多见的是

A. 二尖瓣病变

B. 三尖瓣病变

C. 主动脉瓣病变

D. 肺动脉瓣病变

E. 联合瓣膜病变

11. 类风湿关节炎活动期的标志是

A. 自发痛

B. 杵状指

C. 晨僵

D. 压痛

E. 畸形

12. 下列各项中，不符合急性细菌性痢疾临床表现的是

A. 急性起病

B. 腹痛、腹泻

C. 里急后重

D. 右下腹压痛

E. 肠鸣音亢进

13. 使用链霉素需要监测

A. 视力

B. 听力

C. 肝功能

D. 血尿酸

E. 辨色力

14. 术后患者深静脉血栓形成最常见的部位是

A. 头静脉

B. 贵要静脉

C. 下腔静脉

D. 髂股静脉

E. 小腿深静脉

15. 甲状腺大部切除术后最危急的并发症是

A. 饮水呛咳

B. 声音嘶哑

C. 手足抽搐

D. 甲状腺危象

E. 呼吸困难和窒息

16. 优势半球内囊出血的患者，典型临床表现不包括

A. “凝视瘫肢”状

B. 同向性偏盲

C. 失语

D. 偏瘫

E. 偏身感觉障碍

17. 绞窄性疝与嵌顿性疝的主要区别是

A. 疝块的大小

B. 疝块有无压痛

C. 是否出现肠梗阻

D. 疝内容物能否回纳

E. 疝内容物有无血运障碍

18. 最常见的闭经是

A. 子宫性闭经

B. 卵巢性闭经

C. 下丘脑性闭经

D. 垂体性闭经

E. 肾上腺功能异常性闭经

19. 关于获得性免疫缺陷综合征，下列说法错误的是

A. 主要传播途径为性接触

B. 由人类免疫缺陷病毒感染导致

C. 可通过宫内感染传给胎儿

D. 病程短，患病后很快死亡

E. 可经母乳喂养传染给婴儿

20. 颈椎前路手术后最危急的并发症是

A. 呼吸困难

B. 喉返神经损伤

C. 声音嘶哑

D. 喉上神经损伤

E. 手足抽搐

21. 甲型病毒性肝炎患者的传染性最强的时期是

A. 发病后 3 周内

B. 发病后 2 周内

C. 发病前 1 周至发病后 1 周

D. 发病前 2 周至发病后 1 周

E. 发病前 1 周至发病后 3 周

22. 骨与关节结核最常见的发病部位是

A. 脊柱

B. 髋部

C. 膝部

D. 肩部

E. 肘部

23. 慢性支气管炎最常见的并发症是

A. 支气管扩张症

B. 阻塞性肺气肿

C. 慢性呼吸衰竭

D. 肺脓肿

E. 支气管肺炎

24. 小儿轻度脱水，丢失水分占体重的百分比为

A. <5%

B. 5%~6%

C. 7%~8%

D. 9%~10%

E. 10%~12%

25. 卵巢肿瘤最常见的并发症是

A. 肿瘤破裂

B. 盆腔感染

C. 蒂扭转

D. 恶变

E. 腹水

26. 原发免疫性血小板减少症常危及生命的是

A. 失血性休克

B. 消化道出血

C. 颅内出血

D. 血尿

E. 贫血

27. 手术过程中清点核对器械、敷料的时间是

A. 手术开始前和准备关体腔前

B. 手术进行中

C. 手术开始前

D. 开始缝合皮肤前

E. 手术完毕后

28. 肾结石患者的主要症状是

A. 活动后镜下血尿

B. 排尿困难

C. 尿频、尿急

D. 尿失禁

E. 无痛性血尿

29. 治疗上呼吸道感染的措施，下列哪项不妥

A. 适当休息

B. 体温超过39℃时物理降温

C. 呼吸道隔离，防止交叉感染

D. 多饮水

E. 常规应用抗生素治疗

30. 慢性肺淤血的X线检查的特征性表现是

A. 肺门血管影增强

B. 右下肺动脉增宽

C. 克利（Kerley）B线

D. 肺门呈蝴蝶状

E. 肺野大片融合阴影

31. 自身免疫性胃炎患者出现恶性贫血是由于血中有抗内因子抗体存在而影响

A. 维生素C的吸收

B. 维生素C的降解

C. 维生素B_{12}的吸收

D. 维生素B_1的降解

E. 维生素K的吸收

32. 肾盂肾炎最常见的感染途径是

A. 淋巴道感染

B. 血行感染

C. 直接感染

D. 上行感染

E. 下行感染

33. 绒毛膜癌患者的处理原则为

A. 进行放射治疗

B. 同位素治疗

C. 子宫切除

D. 以化学治疗为主

E. 子宫及附件切除

34. 不协调性子宫收缩乏力的子宫收缩特点是

A. 收缩强度低，具有协调性

B. 收缩力强，具有协调性

C. 收缩过强且持续，无节律性放松

D. 收缩极性倒置，间歇期子宫肌肉不能完全放松

E. 子宫上下段交界处子宫环形肌不协调性过强收缩

35. 临床上最常见的肠梗阻类型是

A. 肠套叠

B. 蛔虫性肠梗阻

C. 粘连性肠梗阻

D. 肠扭转

E. 肠系膜血管栓塞引起的肠梗阻

36. 结肠癌最常见的组织学类型是

A. 黏液癌

B. 腺癌

C. 黏液腺癌

D. 未分化癌

E. 类癌

37. 下列关于氨茶碱的应用描述不正确的是

A. 是中效支气管扩张药

B. 常用给药途径为肌内注射

C. 静脉注射应使用葡萄糖液稀释后慢推

D. 速度过快可引起心律失常、头晕、血压下降

E. 浓度过高可引起心搏骤停

38. 高血压脑出血最常见的诱因是

A. 情绪激动、剧烈活动

B. 睡眠状态

C. 使用抗凝药

D. 头部创伤

E. 寒冷

39. 下列关于慢性淋巴细胞白血病的描述，不妥的是

A. 淋巴结肿大常为就诊的首发症状

B. 50%~70%患者有肝脾大

C. 欧美各国较常见

D. 白血病细胞绝大多数起源于 B 细胞

E. 好发于年轻人

40. 慢性肾炎病情迁延，病变缓慢进展，最终将发展为

A. 肾病综合征

B. 小动脉性肾硬化症

C. 尿路严重感染

D. 慢性肾功能不全

E. 梗阻性肾病

41. 外阴阴道假丝酵母菌病常见的易感人群为

A. 幼女

B. 老年妇女

C. 围绝经期妇女

D. 妊娠期妇女

E. 哺乳期妇女

42. 滴虫阴道炎患者的治愈标准是

A. 白带悬滴法检查滴虫为阴性

B. 连续 3 次月经期检查滴虫为阴性

C. 连续 3 次月经干净后检查滴虫为阴性

D. 临床症状消失

E. 全身用药 3 个疗程后可治愈

43. 进入第二产程的标志是

A. 宫口开大 10cm

B. 胎头拨露

C. 胎头着冠

D. 肛门括约肌松弛

E. 外阴膨隆

44. 慢性脓胸胸廓成形术患者术后胸廓下垫硬枕或压沙袋的目的是

A. 减少出血

B. 避免胸壁漏气

C. 控制反常呼吸

D. 减轻局部疼痛

E. 利于肺复张

45. 确诊白血病的实验室检查是

A. 血常规

B. 骨髓细胞形态学

C. 组织化学染色

D. 胸部 X 线

E. MRI

46. 小儿最常见的内分泌疾病是

A. 先天性甲状腺功能减退症

B. 生长激素缺乏症

C. 儿童糖尿病

D. 垂体性侏儒症

E. 尿崩症

47. 下列腰椎间盘突出症患者中，适于保守治疗的是

A. 出现足下垂

B. 合并椎管狭窄

C. 出现马尾神经损伤

D. 初次发作症状较轻

E. 症状明显，影响工作

【A2 型题】

48. 患者，女性，18 岁。因反复发热半个月余入院。体格检查：T 39.8℃，P 100

次/分，R 25 次/分；精神萎靡，呈中度贫血貌；未见皮下出血点，伴有全身淋巴结肿大，胸骨下段明显压痛；心肺（-）。肝脾均肋下 2cm，无压痛。血常规：白细胞（WBC）110×10^9/L，血红蛋白（Hb）65g/L，血小板 70×10^9/L，外周血中可见到原始及幼淋细胞。最可能的诊断是

A. 急性粒细胞白血病

B. 急性淋巴细胞白血病

C. 急性非淋巴细胞白血病

D. 慢性髓细胞性白血病

E. 慢性淋巴细胞白血病

49. 患者，男性，19 岁。外伤，中心静脉压（CVP）4cmH_2O，血压低。最可能是

A. 感染性休克

B. 弥散性血管内凝血（DIC）

C. 肾衰竭

D. 低血容量性休克

E. 心力衰竭

50. 患者，男性，36 岁。近 1 个月来腰痛不适。MRI 检查结果示纤维环部分裂开、表面完整、髓核后椎管局限性隆起，诊断为腰椎间盘突出症。目前该患者的病理分型是

A. 膨隆型

B. 突出型

C. 凹陷型

D. 脱垂游离型

E. 施莫尔（Schmorl）结节

51. 患者，男性，55 岁。因近几个月活动后腰部阵发性剧痛，且偶有血尿来院就诊。经 B 超检查诊断为输尿管结石，随即准备入院治疗，护士在给患者做入院评估时，患者突然发生绞痛。此时最重要的措施是

A. 大量饮水

B. 应用抗生素

C. 解痉、镇痛

D. 准备手术治疗

E. 为患者进行心理护理

52. 患者，男性，16 岁。上体育课时与同学踢足球不慎被踢到小腿，初步诊断为胫骨骨折，需住院治疗。错误的护理措施是

A. 热敷

B. 卧硬板床

C. 临时牢固固定下肢，减少搬动

D. 观察患肢血液循环

E. 及时为患者测量生命体征

53. 16 岁女学生，平素体健。学校体检时心率 96 次/分，律齐，心尖区闻及收缩期吹风样杂音，心界增大不明显。最恰当的保健指导是

A. 保持卧床休息

B. 及早用洋地黄治疗

C. 加强锻炼，提高心脏代偿能力

D. 避免剧烈运动，防止感染

E. 定期随访

54. 患者，男性，42 岁。反复上腹痛伴反酸 4 年。内镜诊断为十二指肠球部溃疡（活动期）。为明确病因指导治疗，尚需进一步做哪种检查

A. 上消化道钡餐造影
B. 胃液分析
C. 血清促胃液素检测
D. 粪便隐血
E. 幽门螺杆菌检测

55. 患者，女性，18 岁。自幼患有哮喘。下列关于哮喘的临床表现错误的是
A. 为呼气性呼吸困难
B. 呈发作性
C. 用支气管舒张药或自行缓解
D. 在夜间及凌晨发作或加重
E. 发作时均伴有哮鸣音

56. 患者，女性，33 岁。分娩已经到第二产程。第二产程的常规护理内容不包括
A. 保持合适的体位
B. 每隔 10 分钟左右听一次胎心
C. 根据需要灌肠
D. 指导产妇使用腹压
E. 准备会阴切开包

57. 患者，男性，55 岁。双膝关节患化脓性关节炎。膝关节化脓性关节炎患者体检时最可能发现的阳性体征是
A. 拾物试验阳性
B. 浮髌试验阳性
C. “4”字试验阳性
D. 托马斯试验阳性
E. 脊柱过伸试验阳性

58. 患儿，男性，2 岁。诊断为肠套叠。小儿肠套叠粪便的特点是
A. 脓血便
B. 黏液便
C. 果酱样血便
D. 柏油样便
E. 白陶土便

59. 患者，男性，50 岁。诊断为肾结核。肾结核的典型症状是
A. 脓尿
B. 膀胱刺激征
C. 终末血尿
D. 肾区疼痛和肿块
E. 全身中毒症状

60. 患者，男性，60 岁。患高血压 10 年，血脂升高 5 年。为了防止并发症，到医院咨询有关知识。下肢深静脉血栓形成最严重的并发症是
A. 下肢溃疡
B. 肺动脉栓塞
C. 下肢静脉曲张
D. 下肢严重水肿
E. 肢体坏疽

【A3/A4 型题】

（61~62 题共用题干）

患者，女性，30 岁。参加登山活动时，天气闷热，活动量较大，导致大量出汗，感觉口渴、头晕和胸闷，坐在原地休息后继续登山，登山过程中头晕、胸闷加重，出现面色苍白，全身皮肤湿冷，心率 102 次/分，体温 38.2℃。

61. 此时该患者可能出现的问题是
A. 先兆中暑
B. 轻度中暑
C. 重度中暑
D. 急性心肌梗死
E. 心绞痛

62. 此时应给予患者的治疗措施，不妥的是

A. 将患者转移至通风处

B. 让患者安静休息

C. 给予清凉含盐的饮料

D. 立即舌下含服 2 片硝酸甘油

E. 口服十滴水

（63~64 题共用题干）

患者，女性，65 岁。一氧化碳中毒已昏迷 1 小时，面色苍白，呼吸减慢，心率 102 次/分，急诊入院。

63. 对此患者的治疗应为

A. 立即洗胃

B. 利尿

C. 透析治疗

D. 立刻给予 3 个大气压纯氧

E. 血液灌流

64. 遵医嘱应用 20%甘露醇快速静脉滴注的目的是

A. 促进脑细胞功能恢复

B. 纠正缺氧

C. 防治脑水肿

D. 控制高热

E. 防治并发症及迟发性脑病

（65~67 题共用题干）

患者，男性，70 岁。有慢性阻塞性肺疾病病史。咳嗽、咳脓痰伴气急加重 2 周，今晨神志恍惚。查体：嗜睡，口唇发绀，两肺湿啰音，心率 116 次/分，血压 185/105mmHg。

65. 最可能的诊断是

A. 急性左心衰竭

B. 脑血管意外

C. 右心衰竭

D. 呼吸衰竭

E. 高血压危象

66. 为明确诊断还需做哪项检查

A. CT

B. 心电图

C. 动脉血气分析

D. 脑电图

E. 肾动脉造影

67. 此时最主要的治疗在于

A. 用抗高血压药

B. 使用抗生素

C. 去除诱因

D. 纠正缺氧和二氧化碳潴留

E. 用利尿药

（68~70 题共用题干）

患者，女性，45 岁。患腰椎管狭窄症 3 年，经卧硬板床和骨盆牵引等保守治疗无效。现患者症状逐渐加重，行走 100~200 米即出现下肢疼痛，需休息或下蹲数分钟后才能缓解，被收入院准备接受手术治疗。

68. 该患者行走中出现疼痛表现属于

A. 腰肌痉挛痛

B. 间歇性跛行

C. 直腿抬高试验阳性

D. 肌肉拉伤后疼痛

E. 坐骨神经痛

69. 该患者术后第 1 天可以进行的功能锻炼是

A. 三点式

B. 四点式

C. 五点式

D. 直腿抬高

E. 飞燕点水

70. 此锻炼方式最主要的目的是预防

A. 神经根粘连

B. 血肿形成

C. 骨质疏松

D. 伤口感染

E. 肌萎缩

（71～73 题共用题干）

患儿，女性，7 岁。不慎跌倒时以手掌撑地，倒地后自觉右肘上部剧烈疼痛，大哭，被立即送往医院。查体：上臂成角畸形，轻度肿胀，肘后三角关系正常，不敢用右手取物。

71. 该患者最可能出现

A. 肘关节脱位

B. 桡骨上端骨折

C. 尺骨上端骨折

D. 肱骨髁上骨折

E. 肘部软组织挫伤

72. 除了 X 线片，作出该诊断的主要依据是

A. 局部剧烈疼痛

B. 上臂成角畸形

C. 肘部轻度肿胀

D. 不敢用右手取物

E. 肘后三角关系正常

73. 对该患儿的观察重点为是否合并

A. 伤口感染

B. 皮肤划伤

C. 脊髓损伤

D. 肘部软组织损伤

E. 肱动脉损伤

（74～76 题共用题干）

患者，男性，30 岁。司机，既往体健。2 个月前无明显诱因出现腰背部疼痛，休息时症状减轻，劳累时加重。3 天前腰部扭伤后疼痛加剧并向左下肢放射。查体：腰部外观正常，弯腰活动受限，第 4、5 腰椎棘突上和棘突间有压痛。

74. 此患者最可能的诊断是

A. 腰椎结核

B. 腰椎间盘突出症

C. 腰椎管狭窄症

D. 腰肌筋膜炎

E. 急性腰扭伤

75. 该患者还可能出现的典型体征是

A. 托马斯试验阳性

B. 肢体抬高试验（Burger 试验）阳性

C. 浮髌试验阳性

D. 拾物试验阳性

E. 直腿抬高试验阳性

76. 对该患者首选的处理方法是

A. 手术

B. 物理治疗

C. 骨盆牵引

D. 卧硬板床

E. 使用镇痛药

（77～79 题共用题干）

患者，女性，53 岁。咳嗽、咳血丝痰 2 个月，胸闷、气急 3 周。胸部 X 线片示右侧大量胸腔积液，胸膜腔穿刺抽出血性胸腔积液 1000ml。

77. 最可能的病因为

A. 结核性胸膜炎

B. 癌性胸腔积液

C. 肺炎伴胸腔积液

D. 自发性液气胸

E. 漏出性胸腔积液

78. 为进一步证实病因，最佳的检查方法是

A. 胸部 CT

B. 胸部超声检查

C. 胸腔积液常规检查

D. 胸腔积液脱落细胞检查

E. 痰细胞学检查

79. 胸膜腔穿刺抽液时，患者出现头晕、出汗、面色苍白、四肢发凉，应立即

A. 减慢抽液速度

B. 停止抽液，平卧观察血压

C. 胸膜腔穿刺抽气

D. 高浓度吸氧

E. 皮下注射 1‰肾上腺素

（80～82 题共用题干）

某 4 岁患儿，3 天前突发高热，体温 39.5℃，伴寒战，述右侧膝上部疼痛，患肢屈曲，拒绝主动活动和任何检查，发病后每天只进少量饮食。现患儿膝上部皮肤发红发热，肿胀和疼痛逐渐明显，膝关节浮髌试验可疑阳性，血白细胞计数 20.5×10^9/L，X 线片无明显异常。

80. 该患儿目前最可能患有

A. 急性化脓性骨髓炎

B. 急性化脓性关节炎

C. 膝关节结核

D. 风湿性关节炎

E. 骨肉瘤

81. 下列检查中对确诊有重要意义的是

A. X 线检查

B. 血常规检查

C. 关节腔穿刺

D. 血癌胚抗原检查

E. 血清类风湿因子检查

82. 确诊后患者若准备进行局部灌洗，护理措施中正确的是

A. 输液瓶应高于床面 30cm

B. 引流液澄清后即可拔除引流管

C. 每日静脉滴注约 1000ml 溶液

D. 冲洗液为含抗生素的生理盐水

E. 正常情况下引流液的颜色逐渐加深

（83～85 题共用题干）

患者，女性，60 岁。剑突下持续性疼痛 6 小时，寒战、高热伴黄疸。既往有类似发作史。查体：神志淡漠，体温 39℃，血压 80/60mmHg，脉搏 120 次/分，剑突下压痛，肌紧张，肝区叩击痛。血液检查：白细胞 26×10^9/L，中性粒细胞占比 0.95。血清胰淀粉酶 240 索氏单位。

83. 此患者最可能的诊断为

A. 急性胰腺炎

B. 胆道蛔虫病

C. 溃疡病穿孔

D. 急性胆囊炎

E. 急性梗阻性化脓性胆管炎

84. 目前最关键的治疗原则是

A. 及时使用抗生素

B. 应用肾上腺皮质激素

C. 及时用血管活性药

D. 紧急胆道减压手术

E. 及时补充血容量

85. 若此患者采用手术治疗，预计患者术后引流管至少留置

A. 24 小时

B. 3 天

C. 7 天

D. 14 天

E. 1 个月

（86~88 题共用题干）

患者，女性，78 岁。慢性咳嗽、咳痰 20 余年，近 5 年来活动后气急，1 周前感冒后痰多，气急加剧，近 2 天嗜睡。血液检查：白细胞计数 $18.6\times10^9/L$，中性粒细胞占比 0.90，动脉血气分析示 pH 7.29，$PaCO_2$ 80mmHg，PaO_2 48mmHg。

86. 该患者目前的诊断为

A. Ⅰ型呼吸衰竭

B. Ⅱ型呼吸衰竭

C. 急性呼吸窘迫综合征

D. 支气管哮喘急性发作

E. 脑血管意外

87. 如患者出现头痛、头胀、神志恍惚、躁狂、谵语等，应考虑

A. 呼吸性酸中毒

B. 肺性脑病

C. 窒息先兆

D. 休克早期

E. 脑疝出现

88. 若经药物治疗无效，患者自主呼吸停止，应立即给予

A. 气管切开

B. 经口气管插管

C. 无创机械通气

D. 高浓度吸氧

E. 胸外心脏按压

【B 型题】

（89~91 题共用备选答案）

A. 0.5g/(kg·d)，并适量补充必需氨基酸

B. 0.5~0.8g/(kg·d)，其中 60%以上为优质蛋白

C. 0.8~1.0g/(kg·d)，其中 60%以上为优质蛋白

D. 1.1~1.2g/(kg·d)，其中 50%以上为优质蛋白

E. 1.2~1.5g/(kg·d)，其中 50%以上为优质蛋白

89. 慢性肾炎患者蛋白质摄入量应控制在

90. 急性肾衰竭未行透析患者蛋白质摄入量是

91. 肾病综合征患者蛋白质摄入量是

（92~94 题共用备选答案）

A. 丙硫氧嘧啶

B. 甲状腺素片

C. 利血平

D. 复方碘溶液

E. ^{131}I 治疗

92. 仅用于手术前准备与甲状腺危象的药物是

93. 甲状腺功能亢进症（甲亢）患者用甲巯咪唑治疗中，突眼加重时可加用

94. 常用的抗甲状腺药是

（95~97 题共用备选答案）

A. 小剂量亚甲蓝

B. 阿托品

C. 二巯丙醇

D. 依地酸二钠钙

E. 纳洛酮

95. 苯胺中毒所致的高铁血红蛋白症的解毒药是

96. 吗啡的解毒药是

97. 汞中毒时使用的解毒药是

（98~100 题共用备选答案）

A. 支气管哮喘

B. 肺结核

C. 支气管肺癌

D. 支气管扩张症

E. 阻塞性肺气肿

98. 胸部听到局限而固定的湿啰音常见于

99. 锁骨上、下部位在咳嗽后听到湿啰音常见于

100. 骨、关节病变或内分泌紊乱等常见于

参考答案

专业知识［护理学亚专业］ 优选卷二

【A1 型题】

1. C 2. D 3. B 4. A 5. B 6. C
7. C 8. C 9. E 10. A 11. C 12. D
13. B 14. E 15. E 16. A 17. E
18. C 19. D 20. A 21. D 22. A
23. B 24. A 25. C 26. C 27. A
28. A 29. E 30. C 31. C 32. D
33. D 34. D 35. C 36. B 37. B
38. A 39. E 40. D 41. D 42. C
43. A 44. C 45. B 46. A 47. D

【A2 型题】

48. B 49. D 50. A 51. C 52. A
53. E 54. E 55. E 56. C 57. B
58. C 59. B 60. B

【A3/A4 型题】

61. B 62. D 63. D 64. C 65. D
66. C 67. D 68. B 69. D 70. A
71. D 72. B 73. E 74. B 75. E
76. D 77. B 78. D 79. B 80. A
81. C 82. D 83. E 84. D 85. D
86. B 87. B 88. B

【B 型题】

89. B 90. A 91. C 92. D 93. B
94. A 95. A 96. E 97. C 98. D
99. B 100. C

解　析

扫码查看
相关内容

协和护考

全国护理学中级（主管护师）资格考试
优选卷

专业实践能力
[儿科护理学亚专业]
优选卷（二）

中国协和医科大学出版社
北　京

专业实践能力［儿科护理学亚专业］优选卷（二）

【A1 型题】

1. 预防小儿结核病的方法不包括
   A. 及时发现患者
   B. 隔离患者
   C. 接种卡介苗
   D. 隔离治疗患者及接种卡介苗
   E. 对小儿进行预防性化疗
2. 为预防佝偻病，小儿一般应服维生素 D 预防量至
   A. 1 岁
   B. 6 个月
   C. 2 岁
   D. 3 岁
   E. 学龄期
3. 维生素 D 缺乏引起的手足搐搦的直接原因是
   A. 血磷明显降低
   B. 维生素 D 缺乏
   C. 碱性磷酸酶增高
   D. 血清离子钙降低
   E. 钙磷乘积降低
4. 静脉留置针的保留时间为
   A. 24~48 小时
   B. 48~72 小时
   C. 72~96 小时
   D. 7 天
   E. 10 天
5. 血浆中钠氯之比为
   A. 2∶1
   B. 1∶1
   C. 1∶2
   D. 3∶2
   E. 2∶3
6. 小儿肥胖症的正确饮食结构是
   A. 以蛋白为主
   B. 以碳水化合物为主
   C. 以脂肪为主
   D. 以纤维素为主
   E. 以维生素和矿物质为主
7. 新生儿败血症产后感染，症状一般发生于
   A. 出生后 1 天以内
   B. 出生后 2 天以内
   C. 出生后 3 天以内
   D. 出生后 3 天以后
   E. 出生后 7 天以后
8. 新生儿出生后 24 小时之内出现黄疸，应首先考虑
   A. 新生儿肝炎
   B. 新生儿溶血病
   C. 先天性胆道闭锁
   D. 新生儿败血症
   E. 母乳性黄疸
9. 母乳中的乙型乳糖可抑制肠道中
   A. 乳杆菌的生长
   B. 变形杆菌的生长
   C. 大肠埃希菌的生长
   D. 白念珠菌的生长
   E. 葡萄球菌的生长
10. 小儿单纯性肥胖临床表现应为
   A. 脂肪积累以腰部及下腹部为显著
   B. 皮脂积聚呈向心性
   C. 皮下脂肪增多，分布均匀

D. 皮脂积聚以四肢为主
E. 皮脂积聚以面部为主

11. 小儿营养不良的血清学检查的特征性改变是
A. 血清酶活性降低
B. 血清胆固醇升高
C. 血清胆固醇降低
D. 血糖降低
E. 血清白蛋白浓度降低

12. 缺乏叶酸的乳品是
A. 母乳
B. 鲜牛奶
C. 8%糖牛奶
D. 全脂奶粉
E. 羊奶

13. 新生儿低血糖是指全血血糖低于
A. 1.1mmol/L
B. 0.6mmol/L
C. 1.7mmol/L
D. 2.2mmol/L
E. 2.8mmol/L

14. 与风湿热发病有关的细菌感染是
A. 大肠埃希菌
B. 金黄色葡萄球菌
C. A族乙型溶血性链球菌
D. 流感嗜血杆菌
E. 脑膜炎双球菌

15. 新生儿出生2周后应口服维生素D预防佝偻病，预防剂量通常为每日
A. 100U
B. 200U
C. 300U
D. 400U
E. 800U

16. 小儿禁用的镇静、抗惊厥药是
A. 水合氯醛
B. 苯巴比妥
C. 地西泮
D. 异丙嗪
E. 吗啡

17. 婴幼儿易患呼吸道感染的最主要原因是
A. 黏膜柔嫩，血管丰富
B. 纤毛运动较差
C. 细胞免疫功能低下
D. 分泌型IgA低下
E. IgG低下

18. 婴儿对食物味道非常敏感，适宜添加辅食的时期是
A. 1~2个月
B. 2~3个月
C. 3~4个月
D. 4~5个月
E. 5~6个月

19. 新生儿肺透明膜病的病因是
A. 肺泡发育不成熟
B. 缺少肺泡上皮细胞
C. 肺泡张力过高
D. 代谢性酸中毒
E. 缺少肺泡表面活性物质

20. 小儿先能抬头后能坐，之后能走，遵循的发育顺序是
A. 由上到下的顺序
B. 由近到远的顺序
C. 由粗到细的顺序
D. 由低级到高级的顺序
E. 由简单到复杂的顺序

21. 20kg重的小儿体表面积为
A. 0.50m^2
B. 0.60m^2
C. 0.80m^2
D. 1.08m^2
E. 1.15m^2

22. 对注意力缺陷多动障碍的唯一有效药物是
A. 神经兴奋药
B. 神经抑制药

C. 镇静药
D. 抗生素
E. 安眠药

23. 护士在观察肺炎患儿的病情时发现患儿发热持续不退，中毒症状加重，呼吸困难，频繁咳嗽，咳出大量脓痰，多提示可能并发了
A. 心力衰竭
B. 呼吸衰竭
C. 肺大疱
D. 肺脓肿
E. 气胸

24. 肺炎患儿因缺氧，予鼻导管给氧，氧流量和氧浓度的选择是
A. 氧流量 0.5～1.0L/min，氧浓度<40%
B. 氧流量 2～4L/min，氧浓度<50%
C. 氧流量 5～6L/min，氧浓度<60%
D. 氧流量 7～8L/min，氧浓度<70%
E. 氧流量 9～10L/min，氧浓度<80%

25. 在护理脱水补液的患儿时，如输液后患儿出现乏力、腹胀、肠鸣音减弱、腱反射消失、心音低钝，应考虑
A. 低钾血症
B. 低氯血症
C. 低钙血症
D. 低镁血症
E. 低磷血症

26. 轻度营养不良患儿体重低于正常均值的
A. 10%以下
B. 10%～15%
C. 15%～25%
D. 25%～40%
E. 40%以上

27. 新生儿颅内出血主要是由于
A. 高热
B. 缺氧和产伤
C. 过期产
D. 低钙血症
E. 新生儿黄疸

28. 下列选项符合早产儿外观特点的是
A. 皮肤红润，胎毛少
B. 足底光滑纹理少
C. 耳郭软骨发育好
D. 乳晕明显，有结节
E. 指甲长过指端

29. 光照治疗最常见的副作用是
A. 腹泻
B. 发热
C. 皮疹
D. 溶血
E. 青铜症

30. 下列辅食适于 7 个月小儿添加的是
A. 豆制品
B. 面糊和鸡蛋
C. 面条和青菜汤
D. 带馅的食品
E. 碎肉和饼干

31. 胎儿身体纵轴与母体纵轴的关系称
A. 胎先露
B. 胎产式
C. 胎方位
D. 胎位
E. 横产式

32. 根据艾瑞克森的心理社会发展理论，在小儿成长过程中一个决定性的阶段是
A. 婴儿期
B. 幼儿期
C. 学龄前期
D. 学龄期
E. 青春期

33. 代表体格生长、营养情况的重要指标是
A. 体重
B. 身长
C. 头围
D. 坐高
E. 胸围

34. 小儿重度脱水，丢失水分占体重的百分比为
A. 5%~7%
B. <5%
C. 8%~10%
D. 10%以上
E. 20%以上
35. 秋冬季腹泻的病原体是
A. 轮状病毒
B. 柯萨奇病毒
C. 白念珠菌
D. 致病性大肠埃希菌
E. 金黄色葡萄球菌
36. 小儿单纯性肥胖的病因不包括
A. 遗传因素
B. 活动过少
C. 疾病因素
D. 精神创伤
E. 能量摄入过多
37. 正常新生儿开始排胎便的时间是
A. 生后 12 小时内
B. 生后 24 小时内
C. 生后 48 小时内
D. 生后 36 小时内
E. 生后 60 小时内
38. 腹泻患儿在补充继续损失量时其滴速每小时约为
A. 3ml/kg
B. 5ml/kg
C. 8ml/kg
D. 10ml/kg
E. 12ml/kg
39. 正常婴儿吃母乳和牛乳胃排空时间分别为
A. 1.5~2.0 小时、2~3 小时
B. 1 小时、1.5 小时
C. 2~3 小时、3~4 小时
D. 3~4 小时、4~5 小时
E. 4.5 小时、5.5 小时
40. 轮状病毒引起的肠炎多发年龄是
A. 6 个月以下
B. 新生儿
C. 6~24 个月
D. 3~5 岁
E. 6 岁以上
41. 上呼吸道感染的小儿监测其体温，目的是要警惕发生
A. 支气管炎
B. 肺炎
C. 鼻窦炎
D. 中耳炎
E. 热性惊厥
42. 小儿出现生理性流涎的月龄是
A. 3~4 个月
B. 1~2 个月
C. 5~6 个月
D. 7~8 个月
E. 12 个月
43. 关于小儿生理性腹泻正确的描述是
A. 多见于 6~24 个月小儿
B. 可影响小儿的生长发育
C. 食欲缺乏
D. 可出现脱水症状
E. 外观虚胖，常见湿疹

【A2 型题】

44. 女婴，3 个月。生长发育正常，生后用母乳喂养，但其母亲现患有乳腺红肿，该女婴改为人工喂养。不可选择的食品是
A. 牛乳
B. 羊乳
C. 豆浆
D. 配方奶粉
E. 全脂奶粉
45. 患儿，男性，5 岁。因全身水肿 5 天入

院。查体：颜面部及双下肢凹陷性水肿，阴囊高度水肿，囊壁变薄透亮。该患儿首要的护理措施是

A. 卧床休息
B. 高蛋白饮食
C. 加强皮肤护理
D. 用吊带托起阴囊
E. 限制水分摄入

46. 患儿，男性，3 岁。既往有 3 次热性惊厥史。2 小时前出现发热，在家中突然惊厥发作。发作时，家长应采取的措施是

A. 保暖
B. 口服解热药
C. 冰袋物理降温
D. 口服苯巴比妥
E. 松解衣领，头偏向一侧

47. 某 8 个月婴儿，体重 6.0kg，腹部皮褶厚度 0.3cm，精神不振，爱哭闹。该患儿最可能是

A. 轻度营养不良
B. 中度营养不良
C. 佝偻病
D. 重度营养不良
E. 中度脱水

48. 因咳嗽 5 天伴发热 2 天的某支气管炎患儿，不应采取的措施是

A. 减少患儿活动
B. 经常变换体位
C. 室内湿度 60%
D. 给予雾化吸入
E. 给予镇咳药

49. 某患儿，34 周早产，生后 6 小时出现呼吸性呻吟，三凹症，鼻翼扇动，发绀，X 线检查可见两肺透亮度降低，支气管充气征。该患儿可能患有

A. 新生儿肺炎
B. 新生儿肺透明膜病
C. 呼吸衰竭
D. 新生儿化脓性脑膜炎
E. 缺血缺氧性脑病

50. 一发热患儿，判断他是否患麻疹最有价值的是

A. 颈部淋巴结肿大
B. 发热、呼吸道卡他症状及结膜充血
C. 口腔黏膜科氏斑
D. 1 周前有麻疹接触史
E. 身上有皮疹

51. 患儿，女性，4 岁。突然出现持续性腹痛，伴腹泻，初为黄色水样便，次数不定，后转为红色果酱样血便，伴有特殊的腥臭味，同时患儿腹胀、呕吐。查体：T 38.8℃，精神萎靡，腹胀，固定压痛。临床诊断为坏死性小肠结肠炎。该患儿首先应采取的措施是

A. 禁食，胃肠减压
B. 喂糖水
C. 稀释的牛奶
D. 少渣饮食
E. 低脂饮食

52. 某患儿生后 2 天，出现吃奶少，反应差，皮肤巩膜有黄染。查体：T 35℃，精神萎靡，心肺（-），脐部可见少量脓性分泌物，产前孕母有胎膜早破史。该患儿可能的诊断是

A. 新生儿破伤风
B. 新生儿化脓性脑膜炎
C. 新生儿黄疸
D. 新生儿败血症
E. 新生儿寒冷损伤综合征

53. 一咳嗽、痰多的支气管炎患儿，室内的湿度应保持在

A. 40%
B. 50%
C. 60%
D. 70%

E. 80%

54. 某正常小儿，身长 75cm，体重 9kg，头围 46cm，胸围与头围大致相等，其可能的年龄是

A. 5 岁

B. 4 岁

C. 3 岁

D. 2 岁

E. 1 岁

55. 某 5 个月小儿一直牛乳喂养，体检时发现血清铁蛋白下降，有贫血的倾向。另一名同龄小儿一直母乳喂养则无此改变，原因是

A. 母乳中含铁量高

B. 牛乳中含铁量高

C. 母乳中铁吸收率高

D. 牛乳中铁吸收率高

E. 母乳中含矿物质多

56. 某 8 个月患儿因感染性休克入院治疗，目前确诊为轻症休克，护士应当在患儿身上观察到

A. 脉搏微弱

B. 四肢湿冷

C. 呼吸深长

D. 全天尿量不少于 240ml

E. 脉压小于 20mmHg

57. 某 3 岁小儿，因水痘来院就诊。该患儿目前皮肤瘙痒严重，护士可以采用的措施是

A. 局部涂 5%冰片炉甘石洗剂

B. 局部涂 5%碳酸氢钠溶液

C. 局部涂 2%甲紫溶液

D. 约束患儿四肢

E. 热水洗浴

58. 一个 3 岁小儿平均血压正常的是

A. 60/40mmHg

B. 86/58mmHg

C. 96/60mmHg

D. 100/60mmHg

E. 110/80mmHg

59. 患儿，男性，2 岁。以心力衰竭收住入院，给予洋地黄治疗。护士应鼓励患儿进食

A. 含钾丰富的食物

B. 含钠丰富的食物

C. 含钙丰富的食物

D. 含镁丰富的食物

E. 含锌丰富的食物

60. 患儿，男性，6 个月。冬季出生，人工喂养。平时睡眠不安，多汗，今日晒太阳后突然出现全身抽搐 5~6 次，每次 1 分钟左右，抽搐后精神食欲正常，体温 37.8。应首先考虑的疾病是

A. 维生素 D 缺乏引起的手足搐搦

B. 败血症

C. 低钾血症

D. 低镁血症

E. 脑炎

【A3/A4 型题】

（61~63 题共用题干）

患儿，男性，4 岁。面部及双下肢水肿 2 周收入院。查体：精神可，眼睑颜面水肿，心肺腹无异常，阴囊中度水肿，下肢可凹性水肿。实验室检查：尿蛋白（++++），血浆总蛋白及白蛋白明显减少，血胆固醇明显升高，补体 C3 正常。

61. 该患儿正确的诊断是

A. 急性肾小球肾炎

B. 先天性肾病

C. 单纯性肾病

D. 肾炎性肾病

E. 尿路感染

62. 该患儿当前的饮食中蛋白质的供给量宜为

A. 每日 1g/kg

B. 每日 2g/kg
C. 每日 3g/kg
D. 每日 4g/kg
E. 每日 5g/kg

63. 治疗该患儿首选的药物是
A. 肾上腺皮质激素
B. 青霉素
C. 利尿药
D. 人血白蛋白
E. 钙剂

(64~66 题共用题干)

某患儿 1.5 岁，高热 5 天伴流涕、干咳、食欲缺乏；1 天来全身出皮疹，为红色粟粒大小斑丘疹，疹间皮肤正常。

64. 患儿最可能的诊断是
A. 风疹
B. 麻疹
C. 水痘
D. 幼儿急疹
E. 猩红热

65. 该患儿适宜的护理措施为
A. 多喂开水和热汤
B. 用乙醇擦浴降温
C. 喝姜汤或用姜汤水擦身
D. 应给予高脂肪高维生素的食物
E. 及时注射胎盘球蛋白

66. 该患儿应
A. 隔离到起病后 1 周
B. 隔离到出疹后 5 天
C. 隔离到出疹后 1 周
D. 隔离到疹退后 5 天
E. 隔离到疹退后 10 天

(67~69 题共用题干)

某患儿生后 7 天，出现发热，烦躁不安，吸吮困难，苦笑面容，阵发性痉挛、惊厥，脐部发红。

67. 该患儿的临床诊断为
A. 新生儿败血症
B. 新生儿破伤风
C. 新生儿脐炎
D. 新生儿颅内出血
E. 新生儿化脓性脑膜炎

68. 控制痉挛应注射
A. 地西泮
B. 氯丙嗪
C. 苯妥英钠
D. 苯巴比妥
E. 破伤风抗毒素

69. 该患儿护理措施不正确的是
A. 保持室内的绝对安静
B. 保持呼吸道通畅
C. 保证能量供应
D. 每半小时测体温、心率
E. 防止骨折发生

(70~72 题共用题干)

某早产儿，生后 16 小时，第二产程延长，吸引器助产，出生时窒息 2 分钟，复苏后嗜睡。查体：体温 36℃，口周略青，前囟饱满，心肺（-）。

70. 该患儿的临床诊断为
A. 新生儿化脓性脑膜炎
B. 新生儿破伤风
C. 新生儿脐炎
D. 新生儿颅内出血
E. 新生儿败血症

71. 该患儿首优的护理诊断为
A. 有窒息的危险
B. 有受伤的危险
C. 有感染的危险
D. 营养不良
E. 潜在并发症：脑疝

72. 该患儿不适宜的护理措施是
A. 保持安静，尽力避免惊扰
B. 烦躁不安、惊厥时可用镇静药
C. 选用头皮静脉穿刺，并选用留置针，减少反复穿刺

D. 可使用维生素 K_1 以控制出血

E. 如发热可头枕凉水袋

(73~75 题共用题干)

患儿，男性，10 个月。平时发育营养正常，人工喂养。3 天来腹泻，大便 20 余次/日，蛋花汤样粪便，伴低热，偶有呕吐，1 天来尿少，6 小时来无尿。查体：精神萎靡，口干，眼窝及前囟凹陷，皮肤弹性差，四肢凉，BP 64/40mmHg。血清钠 134 mmol/L。

73. 该患儿的临床诊断是

A. 婴幼儿腹泻

B. 婴幼儿腹泻轻型

C. 婴幼儿腹泻重型

D. 消化不良轻型

E. 消化不良重型

74. 该患儿脱水的程度是

A. 轻度脱水

B. 中度脱水

C. 重度脱水

D. 低渗脱水

E. 高渗脱水

75. 该患儿脱水的性质是

A. 低渗性脱水

B. 等渗性脱水

C. 高渗性脱水

D. 中度脱水

E. 重度脱水

(76~79 题共用题干)

某健康男婴，出生体重为 3.5kg、身长为 50cm、头围 34cm，现在年龄为 6 个月，来医院做健康体检。

76. 预计该婴儿的体重应当为

A. 5.5kg

B. 6.0kg

C. 6.6kg

D. 7.0kg

E. 7.7kg

77. 预计该婴儿的身长应当为

A. 55cm

B. 65cm

C. 75cm

D. 85cm

E. 112cm

78. 预计该婴儿的头围应当为

A. 58cm

B. 50cm

C. 48cm

D. 44cm

E. 34cm

79. 预计该婴儿可以完成的动作是

A. 会坐

B. 会滚

C. 会爬

D. 会站

E. 会走

【B 型题】

(80~82 题共用备选答案)

A. 自杀

B. 学校恐惧症

C. 遗尿

D. 违拗

E. 溺水

80. 幼儿期常见的心理行为问题是

81. 学龄前期常见的心理行为问题是

82. 学龄期常见的心理行为问题是

(83~85 题共用备选答案)

A. 70%~75%

B. 50%~60%

C. 45%

D. 30%

E. 15%

83. 婴儿基础代谢所需的能量占总需能量的

84. 婴儿每日需要脂肪量应占总需能量的

85. 年长儿每日由碳水化合物所提供能量应

占总需能量的

（86~88 题共用备选答案）

A. 母乳

B. 鲜牛奶

C. 8%糖牛奶

D. 全脂奶粉

E. 羊奶

86. 钙磷比为 2：1 的乳品是

87. 缺乏叶酸的乳品是

88. 按体积比 1：4 加水冲调即成全乳的是

（89~91 题共用备选答案）

A. 风湿热

B. 儿童类风湿

C. 过敏性紫癜

D. 先天性胸腺发育不全

E. 黏膜皮肤淋巴结综合征

89. 会导致关节畸形的是

90. 容易引起肾脏损害的是

91. 容易引起冠状动脉炎的是

（92~94 题共用备选答案）

A. 妊娠 28 周至出生后 7 天

B. 出生脐带结扎到满 7 天

C. 出生脐带结扎到满 28 天

D. 妊娠 28 周至出生后 28 天

E. 出生脐带结扎到满 30 天

92. 围生期是

93. 新生儿期是

94. 早期新生儿是

（95~97 题共用备选答案）

A. 120g/L

B. 110g/L

C. 100g/L

D. 90~60g/L

E. 60~30g/L

95. 1 岁小儿诊断贫血的标准是血红蛋白低于

96. 6~14 岁小儿诊断贫血的标准是血红蛋白低于

97. 重度贫血的标准是血红蛋白为

（98~100 题共用备选答案）

A. 水果汁

B. 米汤

C. 馒头

D. 碎肉

E. 软饭

98. 2 个月小儿可以添加

99. 5 个月小儿可以添加

100. 8 个月小儿可以添加

参考答案

专业实践能力［儿科护理学亚专业］　优选卷二

【A1 型题】

1. E　2. C　3. D　4. C　5. D　6. B
7. D　8. B　9. C　10. C　11. E　12. E
13. D　14. C　15. D　16. E　17. D
18. D　19. E　20. A　21. C　22. A
23. D　24. A　25. A　26. C　27. B
28. B　29. B　30. B　31. B　32. D
33. A　34. D　35. A　36. C　37. A
38. B　39. C　40. C　41. E　42. C
43. E

【A2 型题】

44. C　45. E　46. E　47. B　48. E
49. B　50. C　51. A　52. D　53. C
54. E　55. C　56. D　57. B　58. B
59. A　60. A

【A3/A4 型题】

61. C　62. B　63. A　64. B　65. A
66. B　67. B　68. E　69. D　70. D
71. E　72. C　73. C　74. C　75. B
76. E　77. B　78. D　79. A

【B 型题】

80. D　81. C　82. B　83. B　84. C
85. B　86. A　87. E　88. D　89. B
90. C　91. E　92. A　93. C　94. B
95. B　96. A　97. E　98. A　99. B
100. C

解　析

扫码查看

相关内容

协和护考

全国护理学中级（主管护师）资格考试优选卷

专业实践能力

[儿科护理学亚专业]

优选卷（一）

中国协和医科大学出版社

北　京

专业实践能力［儿科护理学亚专业］
优选卷（一）

【A1 型题】

1. 小儿的能量需要与成人最主要的不同之处是
   A. 基础代谢所需的能量
   B. 生长发育所需的能量
   C. 食物特殊动力作用所需的能量
   D. 活动所需的能量
   E. 排泄物中的能量损失
2. 下列预防佝偻病发生的措施，错误的是
   A. 母体妊娠期后 3 个月应补充维生素 D
   B. 母体妊娠期应多晒太阳
   C. 坚持母乳喂养
   D. 婴儿在生后 2 个月起补充维生素 D
   E. 按时添加辅食
3. 法洛四联症体位是
   A. 膝胸位
   B. 左侧卧位
   C. 右侧卧位
   D. 俯卧位
   E. 仰卧位
4. 预防早产儿发生新生儿呼吸窘迫综合征，可在产前给予产妇注射
   A. 洛见林
   B. 尼克刹米
   C. 维生素 K_1
   D. 硫酸镁
   E. 地塞米松
5. 关于疫苗接种的操作正确的是
   A. 所有小儿都应按时按量接种疫苗
   B. 发热、腹泻的患儿不能接种疫苗
   C. 脊髓灰质炎糖丸应用热水送服
   D. 接种前应用聚维酮碘消毒注射部位的皮肤
   E. 过敏性皮疹属于接种疫苗的正常反应
6. 营养不良常见于
   A. 1 岁以下小儿
   B. 2 岁以下小儿
   C. 3 岁以下小儿
   D. 5 岁以下小儿
   E. 8 岁以下小儿
7. 免疫成分含量最高的是
   A. 婴儿配方奶
   B. 初乳
   C. 过渡乳
   D. 成熟乳
   E. 晚乳
8. 脐静脉插管后导管末端应位于
   A. 上腔静脉
   B. 脐静脉
   C. 下腔静脉
   D. 肝静脉
   E. 颈静脉
9. 母乳喂养的婴儿不易患肠道感染的原因是母乳中含有
   A. IgA
   B. IgG
   C. 分泌型 IgA
   D. IgE
   E. 淋巴细胞
10. 住院儿童最易出现退行性行为的年龄阶段是
   A. 婴儿期
   B. 幼儿期

C. 学龄前期
D. 学龄期
E. 青春期

11. 维生素D缺乏性佝偻病主要见于
A. 1岁以下小儿
B. 2岁以下小儿
C. 3岁以下小儿
D. 5岁以下小儿
E. 8岁以下小儿

12. 40kg小儿的体表面积为
A. $1.05m^2$
B. $1.15m^2$
C. $1.18m^2$
D. $1.20m^2$
E. $1.25m^2$

13. 关于新生儿肺透明膜病描述正确的是
A. 主要是由于缺乏Ⅱ型肺泡细胞引起的
B. 出生时即可出现窒息
C. 呼吸困难进行性加重
D. X线片显示双肺透过度增高
E. 胃液震荡试验阳性可确诊

14. 营养不良患儿的早期表现为
A. 皮下脂肪的减少
B. 消瘦
C. 体重不增
D. 精神不振
E. 血浆蛋白下降

15. 有促进生长发育的作用，并是形成视紫质所必需的维生素是
A. 维生素A
B. B族维生素
C. 维生素C
D. 维生素D
E. 维生素E

16. 某早产儿，生后3天，食欲缺乏，哭声低。测体温34.5℃，下肢出现硬肿，皮肤发凉，心音低钝，心率100次/分。其首优的护理诊断为
A. 营养不良
B. 体温过低
C. 有窒息的危险
D. 有感染的危险
E. 体液不足

17. 先天性巨结肠的病因是
A. 局部肠管畸形扩张
B. 局部肠管畸形狭窄
C. 由于经常便秘引起局部肠管扩张
D. 由于消化功能紊乱，排便不正常
E. 肠壁神经节细胞缺乏，局部痉挛狭窄，近端肠管扩张

18. 正常新生儿胃容量为
A. 20~30ml
B. 10~20ml
C. 30~60ml
D. 70~80ml
E. 80~100ml

19. 婴儿手足搐搦主要死亡原因是
A. 心力衰竭
B. 脑水肿
C. 喉痉挛
D. 呼吸衰竭
E. 手足搐搦

20. 小儿尿路感染途径中血行感染的易感人群是
A. 新生儿
B. 幼儿
C. 学龄儿童
D. 学龄前儿童
E. 青少年

21. 小儿肥胖的标准为
A. 体重高于同年龄、同身高正常小儿标准的15%
B. 体重高于同年龄、同身高正常小儿标准的10%
C. 体重高于同年龄、同身高正常小儿标准的20%

D. 体重高于同年龄、同身高正常小儿标准的30%

E. 体重高于同年龄、同身高正常小儿标准的50%

22. 锌缺乏症患儿的血清锌浓度低于

A. 10.47μmol/L

B. 11.47μmol/L

C. 13.47μmol/L

D. 12.47μmol/L

E. 14.47μmol/L

23. 麻疹具有早期诊断价值的临床表现是

A. 发热

B. 上呼吸道炎

C. 科氏斑

D. 感冒症状

E. 头痛

24. 高渗性脱水的主要特征是

A. 血钠130mmol/L

B. 血钠>150mmol/L

C. 血钾>3.5mmol/L

D. 失水<失钠

E. 血钾>5.5mmol/L

25. 婴儿较年长儿体液总量相对较多，主要增多的是

A. 细胞内液，细胞外液

B. 细胞外液，间质液

C. 细胞内液，血浆

D. 细胞外液，血浆

E. 细胞内液，间质液

26. 新生儿期是指

A. 自受孕到出生脐带结扎时

B. 自出生脐带结扎到1周岁

C. 自出生脐带结扎开始到满28天

D. 自出生后第一天到生后第30天

E. 自出生后第一天到生后第40天

27. 化脓性脑膜炎患儿脑脊液外观表现特点为

A. 清亮透明

B. 毛玻璃样

C. 呈脓性混浊

D. 呈血性混浊

E. 静置24小时有网状薄膜形成

28. 小儿慢性腹泻的病程在

A. 2周~2个月

B. 2月个以上

C. 4月个以上

D. 3月个以上

E. 6月个以上

29. 婴幼儿在右肋缘下1~2cm易触及肝脏，右肋缘下不能触及肝脏的年龄是

A. 4岁后

B. 3岁后

C. 5岁后

D. 6岁后

E. 7岁后

30. 10%葡萄糖200ml、生理盐水300ml、1.4%碳酸氢钠100ml，其混合液的张力是

A. 1/3张

B. 1/2张

C. 2/3张

D. 1/4张

E. 等张

31. 富含锌的食物包括

A. 新鲜蔬菜

B. 新鲜水果

C. 粗粮、米、面

D. 大豆及豆制品

E. 肝、鱼、瘦肉

32. 新生儿颅内出血不适宜的措施是

A. 保持安静，尽力避免惊扰

B. 烦躁不安时可用镇静药

C. 仰卧位头偏向一侧，防止窒息

D. 保证热量及营养物的供给

E. 可使用维生素K_1以控制出血

33. 腹泻脱水患儿补液后排尿，此时输液瓶

中尚有不含钾液体 300ml 此液体中最多可加入 10%氯化钾

A. 6ml
B. 9ml
C. 10ml
D. 12ml
E. 16ml

34. 在婴儿饮食中添加米汤、米糊及稀粥的适宜时间是

A. 出生后 1~3 个月
B. 出生后 4~6 个月
C. 出生后 7~9 个月
D. 出生后 10~12 个月
E. 出生后 14 个月

35. 母乳喂养小儿患佝偻病较人工喂养少的原因是因为母乳中

A. 钙、磷比例适宜
B. 含钙多
C. 含磷多
D. 含维生素 D 多
E. 含矿物质多

36. 腹泻脱水患儿，在补液后出现眼睑水肿，说明

A. 输入的液体中钠盐过少
B. 输入的液体中电解质溶液比例过高
C. 输入的液体中葡萄糖液比例过高
D. 输入的液体总量过多
E. 输液速度过快

37. 青春期常见的心理行为问题是

A. 自杀
B. 学校恐惧症
C. 遗尿
D. 违拗
E. 溺水

38. 小儿发热时常用的解热药为

A. 阿司匹林
B. 安乃近
C. 对乙酰氨基酚
D. 肠溶栓剂
E. 地西泮

39. 甲状腺功能不足可以引起

A. 智能障碍
B. 代谢亢进
C. 生理功能亢进
D. 生长发育加速
E. 蛋白质合成增加

40. 重症肺炎和轻型肺炎的区别是

A. 持续高热
B. 唇周发绀，伴三凹征
C. 肺实变体征
D. 咳嗽气促明显
E. 中毒症状明显，并累及全身其他系统

41. 儿童希望自己是他人眼中的好孩子，此时他处于道德发展的哪一阶段

A. 前习俗道德水平第一阶段
B. 前习俗道德水平第二阶段
C. 习俗道德水平第三阶段
D. 习俗道德水平第四阶段
E. 后习俗道德水平

42. 小儿乳牙出齐的年龄为

A. 1.0~1.5 岁
B. 1.5~2.0 岁
C. 2.0~2.5 岁
D. 4~6 个月
E. 7~12 个月

43. PICC 插管最常选择的血管是

A. 贵要静脉
B. 正中静脉
C. 头静脉
D. 腋静脉
E. 颈静脉

44. 胸围可以反映

A. 胸廓的发育程度
B. 骨骼的发育程度
C. 脊柱的发育程度

D. 膈肌的发育程度
E. 心脏的发育程度

45. 风湿热患儿需要绝对卧床的时间是
A. 无心脏炎者 3 周
B. 轻度心脏炎者 4 周
C. 重度心脏炎者 5 周
D. 轻度关节障碍者 6 周
E. 重度关节障碍者 7 周

46. 服用铁剂时应避免
A. 与牛奶同服
B. 与维生素 C 同服
C. 与肉类同服
D. 与氨基酸同服
E. 与果糖同服

47. 复种脊髓灰质炎疫苗的年龄是
A. 1 岁
B. 2 岁
C. 3 岁
D. 4 岁
E. 5 岁

【A2 型题】

48. 患儿，女性，2 岁。体重 10kg。因先天性心脏病导致心衰入院治疗。为其输液时，每小时输入的液体量应小于
A. 50ml
B. 70ml
C. 90ml
D. 80ml
E. 100ml

49. 患儿，男性，12 岁。患腮腺炎后较严重的并发症是
A. 颈淋巴结炎
B. 舌下腺炎
C. 颌下腺炎
D. 睾丸炎
E. 咽炎

50. 患儿，女性，6 个月。足月顺产，护士为其家长进行指导。正确的是
A. 母乳喂养
B. 混合喂养
C. 及时添加谷物水果
D. 及时添加肝泥、肉末
E. 及时服用铁剂

51. 患儿，女性，4 岁。因流涕，咳嗽，伴发热 3 天就诊。查体：T 39.8℃，声音嘶哑，球结膜充血，耳后，颈部可见斑丘疹，部分融合，疹间皮肤正常。从未接受过任何预防接种，2 周前用过青霉素。最可能的诊断是
A. 水痘
B. 风疹
C. 麻疹
D. 药物疹
E. 猩红热

52. 某患儿因麻疹入院治疗。目前该患儿处于出疹期，体温 40.5℃。正确的护理措施是
A. 适当活动
B. 乙醇擦浴
C. 冰袋冷敷
D. 小量解热药
E. 冷盐水灌肠

53. 某 8 个月患儿，母乳喂养，未加辅食。近 2 个月面色苍白，食欲缺乏，经检查诊断为缺铁性贫血，拟用铁剂治疗。下列提法正确的是
A. 贫血纠正后即停铁剂
B. 不宜在两餐之间服用
C. 忌与维生素 C 同服
D. 与牛奶同服
E. 首选二价铁

54. 对感染蛲虫的患儿其被褥用开水浸泡后在阳光下暴晒，需要连续
A. 3 天
B. 5 天

C. 7天

D. 10天

E. 12天

55. 某9个月患儿，因稀水便3天，以腹泻病、中度脱水收入院。给予含钾液体静脉补液以纠正脱水，此患儿补钾静脉滴注时间应不少于

A. 2小时

B. 6小时

C. 9小时

D. 12小时

E. 16小时

56. 某4个月小儿，出生体重为3.5kg，预计其体重应为

A. 4.8kg

B. 6.3kg

C. 6.8kg

D. 7.0kg

E. 12.8kg

57. 患儿，男性，1岁。表现为眼距宽，眼裂小，外眼角上斜，鼻根低平，通贯手，身材矮小，头围小于正常，智力低下，伴有室间隔缺损。该患儿可能患有

A. 先天性心脏病

B. 甲状腺功能减退症

C. 糖原贮积病

D. 苯丙酮尿症

E. 21-三体综合征

58. 某3岁半小儿，体检有鸡胸及轻度"X"形腿，血钙、血磷及骨X线检查正常。判断该小儿应为

A. 佝偻病激期

B. 佝偻病初期

C. 佝偻病恢复期

D. 佝偻病后遗症期

E. 软骨营养不良

59. 患儿，男性，5岁。患有左向右分流型先天性心脏病（先心病）。左向右分流型先心病患儿生长发育落后是由于

A. 肺动脉高压

B. 肺循环血量增加

C. 肺循环血量减少

D. 体循环血量增加

E. 体循环血量减少

60. 患者，女性，35岁。准备要第二胎，但又怀疑现在的环境对胎儿不利，所以去医院咨询相关人员关于先心病的知识。先心病病因的环境因素中最主要的是

A. 接触大量放射线

B. 孕母早期服药史

C. 孕妇患代谢紊乱性疾病

D. 宫内感染

E. 妊娠早期饮酒、吸食毒品

【A3/A4型题】

（61~63题共用题干）

患儿，男性，4岁。右前臂骨折后行石膏管型固定，3小时后出现手部苍白、发凉，桡动脉搏动减弱，不让人碰右手手指，一碰即大哭不止。

61. 此时应警惕该患儿是否出现了

A. 压疮

B. 石膏管型综合征

C. 化脓性皮炎

D. 骨折断端移位

E. 骨筋膜隔室综合征

62. 在确诊后，对此并发症最有效的处理措施是

A. 给予镇痛药

B. 应用脱水药

C. 患肢功能锻炼

D. 松解石膏或切开减压

E. 伤口换药和皮肤护理

63. 若该并发症不能及时有效处理，很可能导致患儿出现

A. 关节僵硬

B. 骨化性肌炎
C. 缺血性肌挛缩
D. 缺血性骨坏死
E. 创伤性关节炎

(64~66 题共用题干)

某 2 岁小儿，7 天前出现咳嗽、低热、流涕等上呼吸道感染症状。3 天前热退，但咳嗽日益严重，尤其以夜间为甚。经检查以百日咳收入院。

64. 目前该患儿呈现典型痉咳状态，常突发数十声急促的咳嗽，终末长吸气伴高调鸡鸣样吼声。此时最主要的护理诊断为
A. 潜在并发症：肺不张
B. 低效性呼吸型态
C. 自主呼吸受损
D. 有窒息的危险
E. 活动无耐力

65. 针对患儿的痉挛性咳嗽，正确的护理措施是
A. 痉咳发作时取头低足高位
B. 进食后活动以防止呕吐
C. 伴窒息者需专人监护
D. 严禁服用镇静药
E. 痉挛性咳嗽前进食

66. 对该患儿的隔离应当持续到
A. 起病后 2 周
B. 起病后 3 周
C. 起病后 4 周
D. 痉咳后 2 周
E. 痉咳后 3 周

(67~69 题共用题干)

某患儿，3 岁，因结核性脑膜炎入院治疗。目前该患儿表现为精神呆滞、睡眠不安、双目凝视、喜哭。

67. 该患儿目前处于
A. 脑膜刺激征期
B. 昏迷期
C. 结核性脑膜炎前驱期
D. 结核性脑膜炎中期
E. 结核性脑膜炎晚期

68. 该患儿目前适宜的护理诊断是
A. 有皮肤完整性受损的危险
B. 潜在并发症：颅内高压
C. 有窒息的危险
D. 有受伤的危险
E. 活动无耐力

69. 该患儿目前适宜的护理措施是
A. 绝对卧床
B. 鼻饲饮食
C. 约束肢体
D. 侧脑室穿刺
E. 油纱布覆盖眼睛

(70~72 题共用题干)

某足月新生儿，第一胎，男性，出生后第 3 天，母乳喂养，生后 24 小时出现黄疸，皮肤黄染逐渐加重。检查：血红蛋白（Hb）110g/L，母血型 O，子血型 B。

70. 该患儿最有可能的诊断为
A. 胆道闭锁
B. 新生儿生理性黄疸
C. Rh 血型不合溶血病
D. ABO 血型不合溶血症
E. 新生儿败血症

71. 该患儿护理措施不包括
A. 给予光照疗法
B. 输血浆
C. 保暖
D. 停止母乳喂养
E. 预防感染

72. 遵医嘱给予该患儿光照治疗，光照治疗前的准备工作不包括
A. 为患儿剪指甲
B. 为患儿清洁皮肤
C. 为患儿涂护肤油
D. 为患儿戴眼罩
E. 保护患儿会阴部

（73~75 题共用题干）

患儿，女性，10 个月。因面色苍白 2 个月来医院就诊。患儿生后单纯母乳喂养，未添加辅食。查体：精神萎靡，营养发育较差，反应迟钝，皮肤黏膜和甲床苍白，头发枯黄，前囟 2cm×3cm，心、肺无异常，肝肋下 2cm，脾肋下 1.5cm。血红蛋白 70g/L，血涂片见红细胞体积小、含色素低。

73. 该患儿的贫血属于
   A. 无贫血
   B. 轻度
   C. 中度
   D. 重度
   E. 极重度

74. 应采取的措施是
   A. 输血治疗
   B. 口服铁剂
   C. 口服叶酸
   D. 口服维生素 C
   E. 肌内注射维生素 B_{12}

75. 用药后的表现为
   A. 3~4 天网织红细胞上升
   B. 3 周后网织红细胞上升
   C. 3~4 天血红蛋白逐渐上升
   D. 2~3 天红细胞逐渐上升
   E. 血红蛋白与网织红细胞同时增加

（76~78 题共用题干）

患儿，男性，8 岁。眼睑水肿 4 天伴尿少，近 2 日尿呈浓茶色，患儿无尿频、尿急、尿痛。患儿 3 周前曾患上呼吸道感染。查体：T 36.2℃，R 26 次/分，P 100 次/分，BP 130/90mmHg，神清，双眼睑及颜面水肿，双足背轻度非凹陷性水肿，心肺（-），腹软，肝、脾肋下未及。

76. 该患儿正确的诊断是
   A. 先天性肾病
   B. 单纯性肾病
   C. 肾炎性肾病
   D. 急性肾小球肾炎
   E. 尿路感染

77. 患儿入院第 3 天出现频繁咳嗽、气急、咳泡沫痰，尿量减少为 200ml/d。查体：心率增快，双肺布满湿啰音，肝明显增大。该患儿可能并发了
   A. 支气管肺炎
   B. 心力衰竭
   C. 严重循环充血
   D. 急性肾衰竭
   E. 高血压脑病

78. 目前患儿的尿量每日 300ml，此时应
   A. 限制水摄入
   B. 限制钠盐摄入
   C. 限制蛋白质的摄入
   D. 限制糖的摄入
   E. 正常饮食

（79~81 题共用题干）

某 5 岁小儿，因高热、咽部和扁桃体充血肿胀，表面有点状黄白色渗出物来院就诊，以猩红热收入院。目前该患儿体温达 39℃，全身出疹。皮疹首发于耳后，之后遍及全身，为在弥漫性充血的皮肤上出现分布均匀的针尖大小的丘疹，疹间无正常皮肤。

79. 针对高热的正确护理措施是
   A. 绝对卧床休息
   B. 冷水擦浴
   C. 乙醇擦浴
   D. 枕冰帽
   E. 进软食

80. 针对皮肤的正确护理措施是
   A. 使用 0.25%炉甘石洗剂涂擦
   B. 脱皮时用消毒剪刀修剪皮肤
   C. 使用消毒水浸泡衣物
   D. 每日用肥皂水清洁皮肤
   E. 使用生理盐水清洁皮肤

81. 该患儿应隔离至
   A. 发病后 1 周

B. 发病后 2 周
C. 皮疹消退
D. 症状消失后 1 周，连续咽拭子培养 3 次阴性
E. 症状消失后 2 周，连续咽拭子培养 2 次阴性

【B 型题】

(82~83 题共用备选答案)
A. 呼吸窘迫综合征
B. 哮喘持续状态
C. 急性喉炎
D. 颅内出血
E. 窒息

82. 婴幼儿急性呼吸衰竭常见的原因是
83. 儿童急性呼吸衰竭常见的原因是

(84~86 题共用备选答案)
A. 拥抱反射
B. 颈肢反射
C. 吸吮反射
D. 吞咽反射
E. 提睾反射

84. 出生时存在，1 岁左右消失的反射是
85. 出生时存在且永不消失的反射是
86. 出生时不存在的反射是

(87~89 题共用备选答案)
A. 猫叫综合征
B. 甲状腺功能减退症
C. 糖原贮积症
D. 苯丙酮尿症
E. 21-三体综合征

87. 智力正常的是
88. 早期饮食控制可避免智力低下的是
89. 通常有猿绒的是

(90~92 题共用备选答案)
A. 1~3 个月
B. 4~6 个月
C. 6~7 个月
D. 7~9 个月
E. 10~12 个月

90. 添加鱼肝油的月龄是
91. 添加蛋黄的月龄是
92. 添加肉末的月龄是

(93~95 题共用备选答案)
A. 胎龄满 28 周至未满 37 周新生儿
B. 胎龄满 37 周至未满 42 周的新生儿
C. 胎龄 32 周至 41 周的新生儿
D. 胎龄满 42 周以上的新生儿
E. 胎龄 40 周以上的新生儿

93. 足月儿是指
94. 早产儿是指
95. 过期产儿是指

(96~97 题共用备选答案)
A. 拥抱反射活跃
B. 鼻翼扇动、发绀
C. 进行性呼吸困难
D. 烦躁不安、易激惹
E. 意识不清，肌张力低下

96. 新生儿重度缺氧缺血性脑病的表现特点是
97. 新生儿肺透明膜病的表现特点是

(98~100 题共用备选答案)
A. 尿蛋白（+++），血总蛋白降低，血清白蛋白降低，胆固醇增高，血压正常
B. 尿蛋白（+），白细胞（+++），血压正常，血补体正常
C. 尿蛋白（+），红细胞（++），血压增高，血补体降低
D. 尿蛋白（+++），尿红细胞（++），血总蛋白降低，胆固醇和血压增高
E. 尿红细胞（+++），血压、血胆固醇、血补体均正常

98. 急性肾炎的特点是
99. 单纯性肾病的特点是
100. 肾炎性肾病的特点是

参考答案

专业实践能力［儿科护理学亚专业］　优选卷一

【A1 型题】

1. B　2. D　3. A　4. E　5. B　6. C
7. B　8. C　9. C　10. B　11. B　12. E
13. C　14. C　15. A　16. B　17. E
18. C　19. C　20. A　21. C　22. B
23. C　24. B　25. B　26. C　27. C
28. B　29. D　30. C　31. E　32. C
33. B　34. B　35. A　36. B　37. A
38. C　39. A　40. E　41. C　42. C
43. A　44. A　45. B　46. A　47. D

【A2 型题】

48. A　49. D　50. D　51. C　52. D
53. E　54. D　55. B　56. B　57. E
58. D　59. E　60. D

【A3/A4 型题】

61. E　62. D　63. C　64. D　65. C
66. E　67. C　68. B　69. A　70. D
71. D　72. C　73. C　74. B　75. A
76. D　77. C　78. A　79. A　80. B
81. D

【B 型题】

82. C　83. B　84. C　85. D　86. E
87. C　88. D　89. E　90. A　91. B
92. D　93. B　94. A　95. D　96. E
97. C　98. C　99. A　100. D

解　析

扫码查看
相关内容

协和护考

全国护理学中级（主管护师）资格考试优选卷

专业知识

[儿科护理学亚专业]

优选卷（二）

中国协和医科大学出版社
北　京

专业知识［儿科护理学亚专业］
优选卷（二）

【A1 型题】

1. 蓝光疗法的适应证为
   A. 新生儿硬肿病
   B. 新生儿破伤风
   C. 新生儿颅内出血
   D. 新生儿败血症
   E. 新生儿高胆红素血症
2. 婴儿每日每千克体重需要水的量为
   A. 100ml
   B. 110ml
   C. 125ml
   D. 140ml
   E. 150ml
3. 中性粒细胞与淋巴细胞比例 2 次相等的年龄是
   A. 4~6 周、4~6 岁
   B. 4~6 天、4~6 个月
   C. 4~6 天、4~6 岁
   D. 4~6 个月、4~6 岁
   E. 4~6 周、7~8 岁
4. 体重（kg）= 6（kg）+月龄×0.25，此公式适用于
   A. 13~15 岁
   B. 2~12 岁
   C. 1~3 岁
   D. 1~6 个月
   E. 7~12 个月
5. 引起疱疹性咽峡炎的病原体是
   A. 腺病毒
   B. 柯萨奇 A 组病毒
   C. 流感病毒
   D. 鼻病毒
   E. 葡萄球菌
6. 小儿视深度充分发育，视力达到 1.0 的年龄为
   A. 3 岁
   B. 2 岁
   C. 4 岁
   D. 6 岁
   E. 10 岁
7. 早产儿胎龄 35 周，出生体重 1600g，无青紫，合理的喂养措施是
   A. 出生后半小时喂 10%糖水 2ml/kg
   B. 出生后半小时喂奶
   C. 出生后 2~4 小时喂 10%糖水 2ml/kg
   D. 出生后 2~4 小时喂奶
   E. 出生后 8 小时喂 10%糖水 2ml/kg
8. 下列关于小儿心理活动的描述正确的是
   A. 6 个月的婴儿能有重现记忆
   B. 婴儿以有意注意为主
   C. 学龄前期儿童以具体形象思维为主
   D. 新生儿有想象力
   E. 新生儿也有意志
9. 心脏胚胎发育的关键时期是
   A. 第 2~8 周
   B. 第 8~12 周
   C. 第 16~20 周
   D. 第 12~16 周
   E. 第 20~24 周
10. 上下呼吸道的分界
    A. 会咽和喉
    B. 咽
    C. 环状软骨

D. 甲状软骨下缘
E. 气管与支气管分界处

11. 正常情况下卵圆孔解剖闭合时间多在出生后
A. 2~4 个月
B. 1~3 个月
C. 5~7 个月
D. 8~9 个月
E. 10~12 个月

12. 构成血红蛋白、肌蛋白、细胞色素和其他酶系统主要成分的元素是
A. 磷
B. 钙
C. 铁
D. 铜
E. 锌

13. 充血性心力衰竭的症状不包括
A. 呼吸浅表，增快
B. 面色苍白或青灰
C. 脉细速，心率可达 160~180 次/分
D. 尿少、肝大
E. 脉压增宽，大小 50mmHg

14. 关于新生儿败血症的叙述不正确的是
A. 嗜睡
B. 精神萎靡
C. 均有高热
D. 拒乳
E. 黄疸加重

15. 母乳中含量较多的脂肪酸为
A. 花生四烯酸
B. 亚麻酸
C. 亚油酸
D. 油酸
E. 饱和脂肪酸

16. 长期食用易致巨幼细胞贫血的乳品是
A. 牛乳
B. 母乳
C. 羊乳
D. 全脂奶粉
E. 脱脂奶粉

17. 单纯性肾病的好发年龄是
A. 1~2 岁
B. 2~7 岁
C. 12~15 岁
D. 8~12 岁
E. 15~18 岁

18. 婴儿应逐渐停止夜间哺乳的月份是
A. 2~3 个月
B. 3~4 个月
C. 5~6 个月
D. 4~5 个月
E. 6~7 个月

19. 学龄前儿童 24 小时正常尿量是
A. 400~600ml
B. 200~400ml
C. 600~800ml
D. 800~1000ml
E. 1000~1400ml

20. 治疗糖原贮积症目前效果较好的替代疗法是
A. 长期鼻饲
B. 口服生玉米淀粉
C. 高蛋白饮食
D. 高糖饮食
E. 低脂肪饮食

21. 新生儿期进行筛查的遗传代谢病是
A. 21-三体综合征
B. 猫叫综合征
C. 肝豆状核变性
D. 血友病
E. 苯丙酮尿症

22. 黏膜皮肤淋巴结综合征的特征性表现是
A. 恢复期指端膜状脱皮
B. 病初指端膜状脱皮
C. 急性发热
D. 淋巴结肿大

E. 心肌梗死

23. 风湿性舞蹈症的特点是
    A. 不自主运动、动作缓慢
    B. 多表现为头部摇晃
    C. 精神集中时减轻
    D. 入睡后加重
    E. 女童多见

24. X-连锁低丙种球蛋白血症的特点是
    A. 仅男性发病
    B. 感染程度较轻
    C. 新生儿手足搐搦
    D. 多见于青壮年
    E. T 细胞功能异常

25. 痉挛型脑瘫患儿脑损伤的部位为
    A. 脑干
    B. 小脑
    C. 锥体系
    D. 锥体外系
    E. 大脑皮质

26. 接种疫苗后出现的变应性皮疹中最多见的为
    A. 麻疹样红斑
    B. 猩红热样红斑
    C. 荨麻疹
    D. 固定性红斑
    E. 风疹

27. 经过呼吸道传播的疾病是
    A. 麻疹
    B. 肝炎
    C. 细菌性痢疾
    D. 脊髓灰质炎
    E. 流行性乙型脑炎

28. 接触隔离使用的标志是
    A. 蓝色标志
    B. 黄色标志
    C. 橙色标志
    D. 棕色标志
    E. 红色标志

29. 麻疹的检疫期为
    A. 14 天
    B. 7 天
    C. 21 天
    D. 28 天
    E. 35 天

30. 猩红热易出现的并发症是
    A. 急性肾小球性肾炎
    B. 急性胰腺炎
    C. 肺炎
    D. 睾丸炎
    E. 脑炎

31. 新生儿破伤风临床表现的主要特征是
    A. 肌张力变化
    B. 意识改变
    C. 呼吸困难
    D. 苦笑面容
    E. 惊厥

32. 关于骨髓外造血的描述，不正确的是
    A. 多发生于严重感染之后
    B. 多发生于青春期
    C. 外周血中出现有核红细胞和幼稚中性粒细胞
    D. 肝、脾、淋巴结增大
    E. 病因去除后，恢复正常骨髓造血

33. 易患免疫系统疾病如急性肾炎、风湿热等的年龄阶段是
    A. 婴儿期
    B. 新生儿期
    C. 幼儿期
    D. 学龄前期
    E. 学龄期

34. 病毒性心肌炎最常见的病原体是
    A. 埃可病毒
    B. 流行性感冒病毒（流感病毒）
    C. 轮状病毒
    D. 柯萨奇病毒
    E. 腺病毒

35. 吉兰-巴雷综合征儿童脑脊液检查的特征性表现是
A. 细胞数量增多
B. 蛋白含量增高
C. 蛋白-细胞分离
D. 糖含量正常
E. 细菌培养阴性
36. 急性呼吸衰竭给氧浓度一般为
A. 20%~25%
B. 15%~20%
C. 30%~40%
D. 45%~50%
E. 50%~60%
37. 新生儿正常的呼吸频率为
A. 30~35 次/分
B. 25~30 次/分
C. 35~40 次/分
D. 40~45 次/分
E. 45~50 次/分
38. 以下关于正常足月新生儿叙述正确的是
A. 呼吸以胸式呼吸为主
B. 生后 12 小时开始排胎便
C. 出生后卵圆孔永久闭合
D. 出生时血液中胎儿血红蛋白占 30%
E. 肾小球的浓缩功能较完善
39. 新生儿寒冷损伤综合征的处理措施不正确的是
A. 快速复温
B. 供给足够的热量
C. 支持疗法
D. 控制感染
E. 对症处理
40. 引起核黄疸的血清胆红素浓度一般超过
A. 205μmol/L
B. 170μmol/L
C. 256μmol/L
D. 340μmol/L
E. 427μmol/L
41. 控制新生儿惊厥的首选药物是
A. 地西泮
B. 苯巴比妥
C. 水合氯醛
D. 苯妥英钠
E. 氯硝西泮
42. 脐静脉插管的保留时间一般为
A. 5 天
B. 3 天
C. 7 天
D. 10 天
E. 15 天
43. 口服给药时应当注意
A. 小婴儿可以采取平卧的体位给药
B. 油类药物可以用滴管直接滴入口中
C. 可以用奶瓶给小婴儿喂药
D. 患儿拒绝服药时可以暂缓给药
E. 药物可以和食物混合喂服
44. 在婴儿饮食中添加稠粥、软饭及挂面的适宜时间是
A. 出生后 3 个月
B. 出生后 5 个月
C. 出生后 7 个月
D. 出生后 9 个月
E. 出生后 10 个月
45. 营养性缺铁性贫血易发年龄是
A. 4 个月至 6 个月
B. 2 个月至 3 个月
C. 6 个月至 2 岁
D. 3 岁至 6 岁
E. 6 岁至 12 岁
46. 关于超低出生体重儿的叙述正确的是
A. 出生体重不足 4000g
B. 出生体重不足 3000g
C. 出生体重不足 2000g
D. 出生体重不足 1500g
E. 出生体重不足 1000g

【A2 型题】

47. 患儿，女性，6 岁。2 天前晨起时发现排茶色尿，并伴有眼睑水肿，1 天前出现头痛。查体：T 36.8℃，P 96 次/分，BP 130/90mmHg，发育正常，营养中等，双眼睑水肿，双下肢非凹陷性水肿。此时最重要的护理措施是
   A. 卧床休息
   B. 无盐饮食
   C. 限制水的摄入
   D. 预防感染
   E. 加强皮肤护理
48. 患儿，男性，6 岁。以急性肾炎收入院，目前水肿消退，血压正常，肉眼血尿消失。此时护士应告诉患儿
   A. 绝对卧床
   B. 在室内做轻微活动
   C. 恢复上学，但要避免体育活动
   D. 恢复正常活动
   E. 可以剧烈活动
49. 患儿，男性，18 个月。自幼青紫，有晕厥史，今晨起频繁抽搐，神志不清。查体：两肺干啰音，P 150 次/分。应考虑为
   A. 支气管肺炎伴心力衰竭
   B. 代谢性酸中毒
   C. 化脓性脑膜炎
   D. 法洛四联症缺氧发作
   E. 流行性乙型脑炎
50. 患儿，男性，5 岁。已确诊为室间隔缺损，因龋齿需将此牙拔除。医生在拔牙前给予抗生素预防感染，其目的是预防
   A. 支气管肺炎
   B. 感染性心内膜炎
   C. 牙龈炎
   D. 脑脓肿
   E. 心力衰竭
51. 某家长怀疑自己 3 岁的孩子得了贫血，遂来医院咨询。6 个月至 6 岁小儿贫血是指血红蛋白水平低于
   A. 100g/L
   B. 90g/L
   C. 110g/L
   D. 120g/L
   E. 130g/L
52. 患儿，男性，5 岁。无明显原因面色进行性苍白伴疲乏无力，经常出现鼻出血。查体：肝、脾稍大，淋巴结轻度增大，皮肤可见瘀斑。血常规：红细胞、血红蛋白及血小板均减少，骨髓细胞形态学检查可见原始及幼稚细胞极度增生。该患儿可能的诊断是
   A. 营养性贫血
   B. 再生障碍性贫血
   C. 原发免疫性血小板减少症
   D. 血友病
   E. 白血病
53. 患儿，男性，9 岁。咳嗽、发热 6 天，2 天来加重，曾用头孢菌素 3 天无效，改用大环内酯类抗生素后 2 天体温下降，T 37.5℃。胸部 X 线检查发现左上肺小片状淡薄云絮状阴影。血清冷凝集试验阳性。该患儿考虑为
   A. 呼吸道合胞病毒肺炎
   B. 腺病毒肺炎
   C. 金黄色葡萄球菌肺炎
   D. 流感嗜血杆菌肺炎
   E. 肺炎支原体肺炎
54. 某患儿于半小时前误服强酸，可以使用的抢救方法是
   A. 洗胃
   B. 催吐
   C. 导泻
   D. 喝碳酸氢钠
   E. 喝氢氧化铝凝胶
55. 某健康女婴，体重 6kg，使用 8%糖牛奶

喂养，其每日所需奶量为

A. 460ml

B. 500ml

C. 560ml

D. 600ml

E. 660ml

56. 某健康男婴，年龄2个月，来门诊接受预防接种，他应当接种的是

A. 百白破混合疫苗第1次

B. 卡介苗

C. 脊髓灰质炎疫苗第1次

D. 麻疹疫苗第1次

E. 乙肝疫苗第2次

57. 某9个月男婴，腹泻2天，排便每日15~16次，蛋花汤样，精神萎靡，眼泪少，尿少，呼吸快，唇红。血钠138mmol/L，皮肤弹性差。诊断为

A. 中度低渗脱水，酸中毒

B. 轻度等渗脱水，酸中毒

C. 重度低渗脱水，酸中毒

D. 中度等渗脱水，酸中毒

E. 重度等渗脱水，酸中毒

58. 某患儿生后6天，反应差，哭声低，小腿及大腿出现硬肿，测体温33℃，腋肛温差为正值。将该患儿放置的暖箱温度应调节预热到

A. 28℃

B. 25℃

C. 30℃

D. 35℃

E. 38℃

59. 某8岁男童，因关节肿痛就诊，以儿童类风湿病收入院。目前该患儿体温正常，主要表现为反复发作的游走性关节炎。目前该患儿适宜的护理诊断是

A. 如厕自理缺陷

B. 活动无耐力

C. 躯体移动障碍

D. 潜在并发症：心肌受损

E. 潜在并发症：关节水肿

60. 某6岁患儿，高热，面色苍白，四肢厥冷，有脓血便，诊断为中毒性细菌性痢疾。该患儿应隔离至

A. 粪便常规正常

B. 体温恢复正常

C. 病情稳定后1周

D. 粪便培养1次阴性

E. 临床症状消失或3次粪便培养阴性

【A3/A4 型题】

（61~62 题共用题干）

某11个月男婴，弛张热，咳嗽6天，神萎，食欲缺乏，时有呕吐。查体：烦躁不安，气促，面色苍白，皮肤可见猩红热样皮疹，两肺可闻中小湿啰音。周围血白细胞（WBC）26×10^9/L。

61. 该患儿最可能的诊断是

A. 腺病毒肺炎

B. 肺炎支原体肺炎

C. 金黄色葡萄球菌肺炎

D. 肺炎链球菌肺炎

E. 呼吸道合胞病毒肺炎

62. 该患儿在治疗过程中突然出现呼吸困难加重，经吸痰和给予氧气吸入后无明显缓解，应考虑可能是

A. 肺部炎症加重

B. 并发脓气胸

C. 高热所致

D. 并发心力衰竭

E. 呼吸性酸中毒

（63~64 题共用题干）

某11岁男童，因双下肢出现紫红色出血点来院就诊，经检查确诊为过敏性紫癜。

63. 目前该患儿双下肢及臀部出现大量紫癜，此时护士除应采取措施保护患儿皮肤外，还应当注意预防

A. 心脏损害
B. 体温过高
C. 口唇干裂
D. 消化道出血
E. 淋巴结肿大

64. 近日该患儿主诉腹痛、恶心，同时发现粪便变黑，其应当采取
A. 禁食
B. 半流食
C. 无渣饮食
D. 低盐饮食
E. 低蛋白饮食

（65~66 题共用题干）

某男童，4 个月。因呕吐、皮肤湿疹、尿有鼠尿味来院就诊。经检查确诊为苯丙酮尿症收入院。

65. 该患儿需要控制饮食，护士对其适宜的指导是
A. 高蛋白饮食
B. 单纯母乳喂养
C. 适当添加辅食
D. 低苯丙氨酸饮食
E. 单纯谷类食物喂养

66. 经治疗，该患儿病情平稳，血苯丙氨酸浓度控制适宜，准备出院。家长询问何时可以恢复正常饮食，正确的回答是
A. 8 岁之后
B. 6 岁之后
C. 4 岁之后
D. 2 岁之后
E. 1 岁之后

（67~68 题共用题干）

患儿，男性，7 岁。因 1 个月来持续低热、消瘦、食欲缺乏、疲乏来院就诊。

67. 对该患儿行结核菌素试验检查，其结果为结节红硬，直径 23mm。判定为
A. 阴性
B. 弱阳性
C. 中等阳性
D. 强阳性
E. 极强阳性

68. 该患儿经检查确诊为原发性肺结核，使用异烟肼、利福平和乙胺丁醇治疗，疗程 12 个月。此时护士除了需要监测患儿视力、视野及辨色能力还应当监测
A. 听力
B. 肝功能
C. 血尿酸
D. 前庭功能
E. 血尿素氮

（69~70 题共用题干）

某 10 个月小儿，昨日感冒，今日体温 39. 5℃，突然出现双眼凝视、头后仰、面肌和四肢呈阵挛性抽搐，急诊入院。

69. 对该患儿正确的急救措施是
A. 吸氧，按医嘱给解痉药
B. 仰卧位，头侧向一边
C. 约束肢体
D. 急查脑电图
E. 建立静脉通道

70. 经抢救该患儿在发病期间仅有一次全身性发作，持续时间为 1 分钟。恢复后没有留下阳性神经系统体征且 1 周后复查脑电图正常。该患儿属于
A. 癫痫
B. 失神发作
C. 热性惊厥
D. 肌阵挛发作
E. 强直性发作

（71~72 题共用题干）

患儿，女性，1 岁。生后 3 个月起青紫渐加重，活动后气急。查体：生长发育明显落后，口唇、鼻尖、耳垂、指（趾）青紫明显，伴杵状指（趾），胸骨左缘闻及Ⅲ级收缩期杂音，肺动脉瓣听诊区第二心音减弱。诊断为法洛四联症收住入院。

71. 患儿第2天晨起吃奶时出现阵发性呼吸困难、烦躁和青紫加重，出现晕厥。其原因是

A. 脑膜炎
B. 脑栓塞
C. 脑脓肿
D. 心力衰竭
E. 肺动脉漏斗部处肌痉挛

72. 该患儿应该采取的体位是

A. 仰卧位
B. 右侧卧位
C. 左侧卧位
D. 俯卧位
E. 膝胸位

（73~74题共用题干）

患儿，4岁。患室间隔缺损，病情较重，平时需用地高辛维持心功能。现患儿因上呼吸道感染后诱发急性心力衰竭，按医嘱用毛花苷C，患儿出现恶心、呕吐、视物模糊。

73. 上述临床表现的原因是

A. 上呼吸道感染加重
B. 胃肠感染
C. 急性心力衰竭加重
D. 洋地黄中毒反应
E. 室间隔缺损的表现

74. 要确定上述判断还应做的检查是

A. 粪便检查
B. 心脏超声检查
C. X线检查
D. 心电图检查
E. 心导管检查

（75~76题共用题干）

患儿，女性，11个月。牛乳喂养，未加辅食。近2个月来食欲缺乏，面色苍白，皮肤弹性差，精神不振，体重6.5kg，腹部皮下脂肪0.2cm。

75. 判断该患儿的营养状况属于

A. 营养过剩
B. 正常
C. 轻度营养不良
D. 中度营养不良
E. 重度营养不良

76. 该患儿的护理措施哪项不妥

A. 口服胃蛋白酶助消化
B. 补充维生素和微量元素
C. 做好皮肤的清洁护理
D. 预防低血糖
E. 尽快给予营养丰富的饮食

（77~80题共用题干）

某健康足月女婴，7个月，体重7kg，母乳喂养，母亲突患急性乳腺炎，来门诊咨询。

77. 母亲询问正常小儿适宜的断奶时间为

A. 6~8个月
B. 10~12个月
C. 18个月
D. 1.5~2.0岁
E. 2.0~2.5岁

78. 为保证还能继续哺乳，母亲应

A. 积极治疗，按时哺乳
B. 积极治疗，暂停哺乳
C. 将乳汁挤出后喂给小儿
D. 人工喂养，但定时将乳汁挤出
E. 采用混合喂养法

79. 如采用人工喂养，该小儿每日需要8%的糖牛奶的量为

A. 660ml
B. 320ml
C. 780ml
D. 880ml
E. 1200ml

80. 如采用人工喂养，该小儿每日除8%的糖牛奶外，还需要喂水的量为

A. 660ml
B. 270ml
C. 780ml

D. 880ml

E. 1200ml

【B 型题】

（81～82 题共用备选答案）

A. 阴性

B. 弱阳性

C. 中度阳性

D. 强阳性

E. 极强阳性

81. 结核菌素试验部位红硬、直径 8mm 属

82. 结核菌素试验部位红硬、直径 23mm 属

（83～84 题共用备选答案）

A. 蒜臭味

B. 鼠尿味

C. 粪臭味

D. 苦杏仁味

E. 烂苹果味

83. 有机磷农药中毒呼吸中会带有

84. 氰化物中毒呼吸中会带有

（85～87 题共用备选答案）

A. 长期羊奶喂养

B. 动物血、黄豆、肉类

C. 过硬、油炸等刺激性食物

D. 新鲜瓜果、蔬菜

E. 长期用未煮沸的牛奶

85. 为预防巨幼细胞贫血应避免

86. 原发免疫性血小板减少症患儿应避免吃

87. 为预防缺铁性贫血小儿应常吃

（88～90 题共用备选答案）

A. 新生儿

B. 8 个月

C. 1 岁

D. 2 岁

E. 4 岁

88. 体重达出生体重 3 倍的年龄是

89. 能并足跳，能叠 6～7 块方积木的年龄是

90. 基本上能自己穿、脱简单衣服的年龄是

（91～93 题共用备选答案）

A. 肺动脉高压时可出现下半身青紫

B. 肺动脉瓣第二心音固定分裂

C. 易出现心律失常

D. 胸部 X 线片显示肺血少，心影呈靴形

E. 可发生艾森门格综合征

91. 房间隔缺损表现为

92. 动脉导管未闭表现为

93. 法洛四联症表现为

（94～96 题共用备选答案）

A. 胎儿期

B. 婴儿期

C. 幼儿期

D. 学龄前期

E. 学龄期

94. 从精子和卵子结合到小儿出生称为

95. 出生后到满 1 岁之前称为

96. 3 岁到 7 岁称为

（97～98 题共用备选答案）

A. 对乙醚敏感

B. 日光暴晒 1 小时死亡

C. 在痰和渗出物中可存活数周

D. 一般室温 2～3 天失去传染性

E. 在 10℃水中可以存活 1～2 周

97. 腮腺炎病毒特点是

98. 水痘-带状疱疹病毒的特点是

（99～100 题共用备选答案）

A. 药物中毒

B. 严重挤压伤

C. 大面积烧伤

D. 双侧输尿管结石

E. 低血容量休克

99. 肾前性急性肾衰竭常见的原因是

100. 肾后性急性肾衰竭常见的原因是

参考答案

专业知识［儿科护理学亚专业］ 优选卷二

【A1 型题】

1. E　2. E　3. C　4. E　5. B　6. D
7. C　8. C　9. A　10. C　11. C　12. C
13. E　14. C　15. C　16. C　17. B
18. B　19. C　20. B　21. E　22. A
23. E　24. A　25. C　26. C　27. A
28. C　29. C　30. A　31. D　32. B
33. D　34. D　35. C　36. C　37. D
38. B　39. A　40. D　41. B　42. C
43. B　44. E　45. C　46. E

【A2 型题】

47. C　48. B　49. D　50. B　51. C
52. E　53. E　54. E　55. E　56. C
57. D　58. C　59. C　60. E

【A3/A4 型题】

61. C　62. B　63. D　64. C　65. D
66. A　67. D　68. B　69. A　70. C
71. E　72. E　73. D　74. D　75. D
76. E　77. B　78. D　79. C　80. B

【B 型题】

81. B　82. D　83. A　84. D　85. A
86. C　87. B　88. C　89. D　90. E
91. B　92. A　93. D　94. A　95. B
96. D　97. D　98. A　99. E　100. D

解　析

扫码查看
相关内容

协和护考

全国护理学中级（主管护师）资格考试优选卷

基础知识
优选卷（二）

中国协和医科大学出版社
北　京

基础知识
优选卷（二）

【A1 型题】

1. 对于大多数传染病来说，最多见的表现是
   A. 病原体被清除（一过性感染）
   B. 隐性感染
   C. 显性感染
   D. 病原携带状态
   E. 潜伏性感染
2. 食管癌患者的主要诊断手段是
   A. 食管钡餐 X 线检查
   B. 食管拉网检查
   C. CT
   D. 纤维食管镜
   E. 放射性核素扫描
3. 输卵管妊娠最常见的原因是
   A. 受精卵游走
   B. 内分泌失调
   C. 输卵管慢性炎症
   D. 输卵管手术黏连
   E. 精神神经功能紊乱
4. 下列关于左、右主支气管的描述中，错误的是
   A. 气管在隆凸处分为左、右主支气管
   B. 右主支气管较左主支气管粗、短、直
   C. 进行气管插管时，若插入过深，易误插入右主支气管
   D. 异物易吸入左主支气管
   E. 肺脓肿好发于右肺与右主支气管的结构特点有关
5. 污染伤口是指
   A. 伤口有致病菌存在，已发生感染
   B. 伤口被锐器刺伤、割伤
   C. 伤口有较多分泌物
   D. 伤口内有致病菌存在，但未发生感染
   E. 伤后时间较长
6. 蛛网膜下腔出血最常见的病因是
   A. 高血压脑动脉硬化
   B. 脑动脉炎性管壁坏死
   C. 动脉粥样硬化
   D. 动静脉畸形
   E. 先天性脑动脉瘤
7. 流行性乙型脑炎最主要的死亡原因是
   A. 反复惊厥抽搐
   B. 过高热
   C. 循环衰竭
   D. 中枢性呼吸衰竭
   E. 外周性呼吸衰竭
8. 颈椎病发生的基本原因是
   A. 颈椎间盘退行性变
   B. 发育性颈椎管狭窄
   C. 颈部肌肉痉挛
   D. 急性颈部损伤
   E. 颈椎不稳
9. 小儿出生时的头围是
   A. 34cm
   B. 44cm
   C. 46cm
   D. 48cm
   E. 50cm
10. 诊断结核性脑膜炎最可靠的依据是
   A. 脑脊液外观呈毛玻璃样
   B. 脑脊液压力增高
   C. 脑脊液放置 24 小时有薄膜形成

D. 脑脊液中找到结核分枝杆菌
E. 脑脊液中糖和氯化物降低

11. 白细胞尿是指新鲜尿离心沉渣后每高倍镜视野白细胞数
A. 超过 3 个
B. 0~3 个
C. 超过 5 个
D. 超过 7 个
E. 超过 10 个

12. 预防接种属于
A. 非特异性免疫
B. 自然主动免疫
C. 自然被动免疫
D. 人工主动免疫
E. 人工被动免疫

13. 婴儿期每日每千克体重所需能量为
A. 580kJ
B. 540kJ
C. 500kJ
D. 460kJ
E. 420kJ

14. 在我国，急性胰腺炎最常见的病因是
A. 胆道疾病
B. 腹部外伤
C. 酗酒
D. 暴饮暴食
E. 十二指肠乳头邻近部位病变

15. 慢性肺源性心脏病（肺心病）机制中，导致肺动脉高压形成的最主要因素是
A. 缺氧
B. 毛细血管网损毁或闭塞
C. 水钠潴留，血容量增多
D. 继发性红细胞增多，血液黏稠度增加
E. 肺小动脉炎

16. 风湿性心脏病（风心病）与下列哪种细菌反复感染有关
A. A 族乙型溶血性链球菌
B. A 族丙型溶血性链球菌
C. B 族丙型溶血性链球菌
D. B 族乙型溶血性链球菌
E. 葡萄球菌

17. 小儿颅骨骨缝闭合的时间为生后
A. 4~6 周
B. 6~8 周
C. 3~4 个月
D. 4~6 个月
E. 1 年至 1 年半

18. 关于外阴阴道假丝酵母菌病，下列说法错误的是
A. 内裤、毛巾用开水烫洗
B. 用 2%~4%碳酸氢钠阴道灌洗可提高疗效
C. 全身或局部应用抗真菌药
D. 常与糖尿病并发
E. 合并妊娠时应暂停治疗

19. 巨大胎儿的定义是指胎儿出生体重
A. ≥3500g
B. ≥3000g
C. >3500g
D. ≥4000g
E. >4000g

20. 急性细菌性痢疾的首选药物是
A. 大环内酯类
B. 青霉素
C. 磺胺类
D. 喹诺酮类
E. 头孢类

21. 有关月经的说法，下述错误的是
A. 初潮是指第 1 次月经来潮
B. 经期是指每次月经持续的天数
C. 月经周期是指前次月经结束到下次月经开始的时间
D. 经期一般为 3~7 天
E. 月经周期一般为 28~30 天

22. 流行性出血热的典型症状“三红”是指

A. 面部、颈部及胸部皮肤潮红
B. 面部、颈部皮肤发红及结膜充血
C. 面部、颈部及腋下皮肤潮红
D. 颈部、腋下及背部皮肤潮红
E. 颈部、胸部及腰背部皮肤潮红

23. 急性心肌梗死发病后发热，多在1周内恢复正常，发热原因是
A. 继发尿路感染
B. 体温调节中枢紊乱
C. 肺部感染
D. 心肌坏死组织吸收
E. 体温调节中枢供血不足

24. 有关原发性痛经病因的陈述，正确的是
A. 患者体内雌激素水平异常升高致痛经
B. 痛经者子宫内膜和月经血中前列腺素（PG）含量较正常妇女明显升高
C. 患者的平滑肌敏感性增加致子宫过度收缩的结果
D. 支配子宫的神经敏感性增高、痛阈降低致痛经
E. 子宫内膜炎症致局部缺血、缺氧，引起痛经

25. 围产期是指
A. 从孕期满27周至生后7天
B. 从孕期满37周至生后7天
C. 从孕期满28周至生后7天
D. 从孕期满28周至生后1个月
E. 从孕期满37周至生后1个月

26. 对急性呼吸窘迫综合征（ARDS）的诊断和病情判断有重要意义的检查是
A. 血气分析
B. X线检查
C. 呼吸功能监测
D. 心电图检测
E. 血流动力学监测

27. 拍摄胸部X线片诊断血行播散型肺结核，应在病程的
A. 起病后3天
B. 起病后1周
C. 起病后2~3周
D. 起病后10天
E. 起病后1个月

28. 急性肾衰竭时少尿是指成人24小时尿量少于
A. 30ml
B. 50ml
C. 100ml
D. 200ml
E. 400ml

29. 梅毒的潜伏期一般为
A. 24小时
B. 1~2天
C. 3~7天
D. 2~4周
E. 3~7个月

30. 肝颈静脉回流征阳性是指
A. 心源性肝硬化伴黄疸和肝功能损害
B. 长期右心衰竭时肝持续淤血形成肝硬化
C. 急性肝淤血者出现肝大、压痛
D. 压迫患者腹部或肝脏时颈静脉充盈消失
E. 压迫患者腹部或肝脏时颈静脉充盈更加明显

31. 全身麻醉患者发生高血压可能的原因是
A. 下肢骨折后长期卧床的老年手术患者
B. 术中镇痛药用量不足
C. 术中长时间容量补充不足
D. 手术牵拉或直接刺激迷走神经
E. 麻醉过深导致血管扩张

32. 诊断乳房深部脓肿的主要依据是
A. 全身发热，乳房压痛
B. 乳房红、肿、热
C. 超声检查提示液体

D. 穿刺抽到脓液
E. 局部有波动感

33. 新生儿生理性黄疸出现的时间是
A. 出生后 24 小时内
B. 出生后 24~48 小时
C. 出生后 48~72 小时
D. 出生后 5 天内
E. 出生后 1 周内

34. 发生尿瘘最常见的原因是
A. 产伤和妇科手术损伤
B. 膀胱结核
C. 生殖道或膀胱晚期癌肿
D. 放射治疗
E. 长期安放子宫托

35. 诊断直肠癌最简便有效的方法是
A. 直肠指检
B. 内镜检查
C. 血清癌胚抗原（CEA）测定
D. 粪便隐血试验
E. B 超

36. 交感神经对血液循环的调节不正确的是
A. 交感神经兴奋时使心率加快
B. 交感神经兴奋时使心肌收缩力增强
C. 交感神经兴奋 α、β 受体调节血液循环
D. 副交感神经兴奋时使血压升高
E. 交感神经兴奋时通过肾上腺素能受体产生与副交感神经相反的作用

37. 属于特异性感染的是
A. 疖
B. 丹毒
C. 菌血症
D. 破伤风
E. 阑尾炎

38. 机体调节酸碱平衡最迅速的途径是
A. 肺
B. 肾
C. 血液缓冲系统
D. 细胞内外离子交换
E. 神经-内分泌系统

39. 急性阑尾炎腹痛起始于脐周或上腹部的机制是
A. 胃肠功能紊乱
B. 内脏神经反射
C. 躯体神经反射
D. 阑尾位置不固定
E. 阑尾管壁痉挛

40. 下列哪项不是糖尿病酮症酸中毒的诱因
A. 感染
B. 外伤及手术
C. 妊娠及分娩
D. 饮食不当
E. 胰岛素过量

41. 常用于了解肾功能的影像学诊断手段是
A. KUB 检查
B. IVP 检查
C. DSA 检查
D. RPG 检查
E. CT 检查

42. 下列属于原发性肾病综合征的是
A. 糖尿病肾病
B. 过敏性紫癜肾炎
C. 系统性红斑狼疮肾炎
D. 膜性肾病
E. 骨髓瘤性肾病

43. 早期妊娠是指
A. 妊娠 10 周以前
B. 妊娠 8 周以前
C. 妊娠 12 周以前
D. 妊娠 14 周以前
E. 妊娠 16 周以前

44. 原发性腹膜炎和继发性腹膜炎的区别主要在于
A. 腹痛性质
B. 腹胀程度
C. 病原菌种类

D. 体温升高程度
E. 有无腹腔原发病灶

45. 易挥发毒物排出的形式是
A. 以原形经胆道排出
B. 以原形经呼吸道排出
C. 以原形经皮肤排出
D. 以原形经肾脏排出
E. 以原形经肠道排出

46. 以下最容易引起急性肾衰竭的外伤是
A. 挫伤
B. 扭伤
C. 穿通伤
D. 挤压伤
E. 切割伤

47. 下列关于胸膜腔的描述错误的是
A. 胸膜腔是一个潜在的开放腔隙
B. 胸膜腔内持续为负压
C. 吸气时胸膜腔内负压增大
D. 正常人胸膜腔内也有少量液体起润滑作用
E. 胸膜腔内负压是促进胸腔内静脉血和淋巴液回流的重要因素

48. 发生帕金森病的原因，是由于下列哪种神经递质的减少
A. 乙酰胆碱
B. 多巴胺
C. 5-羟色胺
D. 肾上腺素
E. γ-氨基丁酸

49. 以下属于治疗性手术的是
A. 淋巴结活体组织检查（活检）术
B. 乳腺癌改良根治术
C. 食管癌的胃造口术
D. 重睑手术
E. 直肠癌的结肠造口术

50. 诊断急性腹膜炎最重要的体征是
A. 腹部叩诊鼓音
B. 肝浊音界消失
C. 腹膜刺激征阳性
D. 移动性浊音阳性
E. 腹部立位 X 线片有多个小液平面

51. 急腹症患者未明确诊断前应禁用
A. 安眠药
B. 阿托品
C. 去痛片
D. 哌替啶
E. 镇静药

52. 慢性心力衰竭（心衰）的病因不包括
A. 长期心脏压力负荷过重
B. 长期心脏容量负荷过重
C. 心室舒张充盈受限
D. 原发性心肌损害
E. 循环血量不足

53. 急性胰腺炎最常见的病因是
A. 酒精中毒
B. 暴饮暴食
C. 梗阻因素
D. 高脂血症
E. 高钙血症

54. 下列属于人工主动免疫制剂的是
A. 抗毒素
B. 抗菌血清
C. 白喉类毒素
D. 抗病毒血清
E. 丙种球蛋白

55. 心搏骤停患者首选的复苏药物是
A. 阿托品
B. 碳酸氢钠
C. 利多卡因
D. 肾上腺素
E. 异丙肾上腺素

56. 大量咯血是指
A. 一次咯血量大于 100ml
B. 一次咯血量小于 100ml
C. 一次咯血量大于 200ml
D. 一次咯血量大于 300ml

E. 24 小时咯血量大于 300ml

57. 第一产程宫口扩张活跃期是指
A. 宫口扩张 3~4cm
B. 宫口扩张 0~3cm
C. 宫口扩张 3~8cm
D. 宫口扩张 3cm 至近宫口开全
E. 宫口扩张 0cm 至近宫口开全

58. 关于正常产褥的说法，下列正确的是
A. 子宫体恢复至非孕大小需 4 周时间
B. 宫颈外形约于产后 3 日恢复至未孕状态
C. 产后 2 周宫颈完全恢复至正常形态
D. 产后 10 日，腹部检查触不到子宫底
E. 产后 2 周，除胎盘附着处外，子宫腔表面均由新生的内膜修复

59. 对急性化脓性骨髓炎具有诊断意义的检查是
A. X 线检查
B. CT 检查
C. 血常规检查
D. 关节穿刺检查
E. 局部分层穿刺检查

60. 肠内营养制剂中可用于防治肝性脑病的特殊配方制剂是
A. 必需氨基酸配方
B. 高糖配方
C. 低蛋白配方
D. 高支链氨基酸配方
E. 高维生素配方

61. 引起垂体性侏儒症的原因是
A. 甲状腺素缺乏
B. 性激素缺乏
C. 生长激素缺乏
D. 糖皮质激素缺乏
E. 盐皮质激素缺乏

62. 毒物排泄的主要途径为
A. 肝
B. 肠道
C. 呼吸道
D. 胆道
E. 肾

63. 结核病引起死亡的主要原因是
A. 盆腔结核
B. 结核性脑膜炎
C. 血行播散型肺结核
D. 原发性肺结核
E. 支气管淋巴结核

64. 急性阑尾炎易发生坏死、穿孔的主要原因是
A. 阑尾开口小
B. 阑尾淋巴丰富
C. 阑尾蠕动慢而弱
D. 阑尾动脉为终末动脉
E. 阑尾系膜短

65. 导致子宫破裂的原因，错误的是
A. 胎先露下降受阻
B. 镇静药使用过多
C. 急性大量使用缩宫素
D. 各种不适当的阴道助产手术
E. 子宫壁瘢痕破裂

66. 国际 TNM 分期法中的“M”是指
A. 原发肿瘤
B. 肿瘤部位
C. 远处转移
D. 区域淋巴结
E. 肿瘤的恶性程度

67. 原发性闭经是指
A. 年龄超过 13 岁，第二性征已发育或未发育，而无月经来潮者
B. 年龄超过 16 岁，第二性征已发育，或年龄超过 14 岁，第二性征未发育，而无月经来潮者
C. 年龄超过 15 岁，第二性征已发育，而无月经来潮者
D. 年龄超过 14 岁，第二性征已发育，而无月经来潮者

E. 年龄超过 18 岁，第二性征已发育或未发育，而无月经来潮者

68. 慢性阻塞性肺气肿最常见的病因是
A. 支气管扩张症
B. 慢性支气管炎
C. 肺尘埃沉着症
D. 支气管哮喘
E. 肺纤维化

69. 导致产褥发生率最主要的原因是
A. 乳腺感染
B. 上呼吸道感染
C. 尿路感染
D. 手术切口感染
E. 产褥感染

70. 下列各种细胞中人类免疫缺陷病毒（HIV）主要感染的是
A. 单核细胞
B. B 淋巴细胞
C. 神经胶质细胞
D. $CD4^{+}T$ 淋巴细胞
E. NK 细胞

71. 协助诊断急性出血性脑血管病，首选的检查项目为
A. 血、尿、粪便常规
B. 头颅 CT
C. 脑脊液检查
D. 心电图检查
E. 病理反射

【A2 型题】

72. 患者，男性，35 岁。有静脉注射吸毒史 10 年，HIV 感染检测（+）。导致感染最可能的途径是
A. 蚊虫叮咬
B. 性生活不洁
C. 消化道感染
D. 呼吸道感染
E. 游泳池

73. 患者，男性，65 岁。原发性高血压病史 20 年，突然发生言语不清，伴左面部麻木，近 6 个月来共发生过 3 次，每次持续 3~5 分钟。查体：无神经系统异常，头颅 CT 无异常。患者反复发作上述情况将会导致
A. 脑出血
B. 硬膜下血肿
C. 脑梗死
D. 脑膜炎
E. 蛛网膜下腔出血

74. 患者，女性，35 岁。因车祸脾破裂，出现面色苍白、四肢冰冷。查体：P 120 次/分，BP 86/66mmHg，中心静脉压（CVP）$4cmH_2O$，左下胸压痛明显，左小腿有一 3.0cm×1.5cm 伤口，有脓性分泌物。患者最可能发生了
A. 感染性休克
B. 心源性休克
C. 神经源性休克
D. 低血容量性休克
E. 过敏性休克

75. 患者，女性，25 岁。已婚未育，阴道有脱出物，拟诊为子宫脱垂Ⅱ度轻型。导致该患者发生子宫脱垂的最可能原因是
A. 分娩损伤
B. 手术损伤
C. 腹压增加
D. 盆底组织发育不良
E. 盆底组织退行性变

76. 患者，女性，32 岁。4 年前经阴道分娩一子，则其宫口形状最可能为
A. 圆形
B. 横椭圆形
C. 横裂形
D. 纵椭圆形
E. 竖裂形

77. 患者，男性，65 岁。因诊断甲状腺功能

亢进症（甲亢）一直坚持服用甲巯咪唑1年，目前无任何不适。下列哪项指标提示仍需持续服药
A. 甲状腺扫描示弥漫性甲状腺肿大
B. 血清总三碘甲腺原氨酸（T_3）总甲状腺素（T_4）增高
C. 贫血、血沉加快
D. T_3 抑制试验可疑阳性
E. C 反应蛋白增高

78. 患者，男性，65 岁。有肝硬化病史5年。近 1 周食欲明显减退，伴呕吐、腹泻，2 天前出现尿量明显减少，每天200ml 左右。血生化检查结果为尿素氮11mmol/L。则最可能的诊断是
A. 感染
B. 肝肾综合征
C. 原发性肝癌
D. 肝肺综合征
E. 门静脉血栓形成

79. 患者，男性，52 岁。突然意识丧失，呼吸不规则。判断有无发生心搏骤停的指标是
A. 桡动脉搏动消失
B. 颈动脉搏动消失
C. 瞳孔散大
D. 血压下降明显
E. 心音消失

80. 某颅脑损伤患者，唤之睁眼，回答问题错误，躲避刺痛。其格拉斯哥昏迷计分为
A. 15 分
B. 12 分
C. 11 分
D. 8 分
E. 5 分

81. 一新生儿胎龄 38 周，出生体重 2700g，其出生体重在同胎龄儿平均体重的第15 百分位。该新生儿是
A. 早产儿、大于胎龄儿
B. 早产儿、适于胎龄儿
C. 足月儿、小于胎龄儿
D. 足月儿、适于胎龄儿
E. 足月儿、大于胎龄儿

82. 患儿，男性，4 岁。高热 3 天发生抽搐。小儿惊厥最常见的原因是
A. 肺炎
B. 上感、高热
C. 细菌感染
D. 败血症
E. 病毒感染

83. 患者，男性，60 岁。患有缺铁性贫血1 年。关于人体的铁代谢，下列说法错误的是
A. 人体内的铁主要来源于食物
B. 人体能吸收的铁为 3 价铁
C. 女性铁的丢失形式主要为月经、粪便、哺乳、妊娠等
D. 合成红细胞的铁主要来源于衰老红细胞破坏释放铁的再利用
E. 人体铁的贮存形式主要为含铁血黄素和铁蛋白

84. 患者，男性，25 岁。患急性肾小球肾炎3 个月。急性肾小球肾炎多发生于下列哪种细菌所致的上呼吸道感染之后
A. 肺炎链球菌
B. 金黄色葡萄球菌
C. 乙型溶血性链球菌
D. 大肠埃希菌
E. 流感嗜血杆菌

85. 患者，男性，50 岁。因胃溃疡需要服用抗溃疡药物。下列药物中抑制胃酸分泌作用最强的是
A. 西咪替丁
B. 雷尼替丁
C. 奥美拉唑
D. 硫糖铝
E. 枸橼酸铋钾

【B 型题】

（86～87 题共用备选答案）

A. 颈椎结核
B. 胸椎结核
C. 胸腰段结核
D. 腰椎结核
E. 腰骶段结核

86. 表现为咽后壁脓肿的是

87. 表现为椎旁脓肿和腰大肌脓肿的是

（88～89 题共用备选答案）

A. 1/2 张
B. 1/3 张
C. 1/4 张
D. 2/3 张
E. 等张

88. 2∶3∶1 溶液为

89. 4∶3∶2 溶液为

（90～91 题共用备选答案）

A. 前上方移位
B. 后上方移位
C. 内收外旋移位
D. 掌侧和尺侧移位
E. 背侧和桡侧移位

90. 屈曲型肱骨髁上骨折患者的骨折远端出现

91. 史密斯（Smith）骨折患者骨折远端出现

（92～94 题共用备选答案）

A. 糖尿病
B. 动脉粥样硬化
C. 风湿性心脏病
D. 先天性脑动脉瘤
E. 高脂血症

92. 脑血栓形成最常见的病因是

93. 脑栓塞最常见的病因是

94. 蛛网膜下腔出血最常见的病因是

（95～97 题共用备选答案）

A. 深绿色、黏稠、无臭味
B. 金黄色、糊状、无臭味
C. 淡黄色、成形、有臭味
D. 褐色半成形
E. 稀水奶瓣、蛋花汤样

95. 胎粪是

96. 人乳喂养儿的粪便是

97. 牛乳喂养儿的粪便是

（98～100 题共用备选答案）

A. 月经前或月经来潮 12 小时内进行诊断性刮宫
B. 月经干净后 3 天进行诊断性刮宫
C. 在月经第 3 天进行诊断性刮宫
D. 在月经第 5 天进行诊断性刮宫
E. 月经周期任何日期内均可进行诊断性刮宫

98. 诊断无排卵性功能失调性子宫出血（功血）者用

99. 子宫内膜腺癌患者用

100. 黄体萎缩不全者用

参考答案

基础知识　优选卷二

【A1 型题】

1. B　2. A　3. C　4. D　5. D　6. E
7. D　8. A　9. A　10. D　11. C　12. D
13. D　14. A　15. A　16. A　17. C
18. E　19. D　20. D　21. C　22. A
23. D　24. B　25. C　26. A　27. B
28. E　29. D　30. E　31. B　32. D
33. C　34. A　35. A　36. D　37. D
38. C　39. B　40. E　41. B　42. D
43. C　44. E　45. B　46. D　47. A
48. B　49. B　50. C　51. D　52. E
53. C　54. C　55. D　56. D　57. D
58. D　59. E　60. D　61. C　62. E
63. B　64. D　65. B　66. C　67. B
68. B　69. E　70. D　71. B

【A2 型题】

72. B　73. C　74. D　75. D　76. C
77. A　78. B　79. B　80. C　81. D
82. B　83. B　84. C　85. C

【B 型题】

86. A　87. C　88. A　89. D　90. A
91. D　92. B　93. C　94. D　95. A
96. B　97. C　98. A　99. E　100. D

解　析

扫码查看
相关内容

协和护考

全国护理学中级（主管护师）资格考试优选卷

基础知识

优选卷（一）

中国协和医科大学出版社
北 京

基础知识
优选卷（一）

【A1 型题】

1. 流行性乙型脑炎（乙脑）的主要传染源是
   A. 黑线姬鼠
   B. 蚊子
   C. 猪
   D. 患者
   E. 患者和隐性感染者
2. 下丘脑性闭经常见的原因是
   A. 垂体肿瘤
   B. 卵巢功能早衰
   C. 子宫内膜炎
   D. 甲状腺功能亢进症
   E. 精神、神经因素
3. 分泌生长激素的内分泌器官是
   A. 下丘脑
   B. 腺垂体
   C. 肾上腺
   D. 甲状腺
   E. 甲状旁腺
4. 心源性呼吸困难最先出现的是
   A. 急性肺水肿
   B. 夜间阵发性呼吸困难
   C. 劳力性呼吸困难
   D. 心源性哮喘
   E. 端坐呼吸
5. 可使心率加快、心肌收缩力加强的体液因素是
   A. 乙酰胆碱
   B. 钾
   C. 镁
   D. 钠
   E. 心肌抑制因子
6. 肺炎最常见的病原体是
   A. 细菌
   B. 病毒
   C. 肺炎支原体
   D. 肺炎衣原体
   E. 军团菌
7. 下列关于肺血管的描述，错误的是
   A. 肺有双重血流供应，即肺循环和支气管循环
   B. 肺循环是一个高压、高阻力循环系统
   C. 各级支气管和肺营养主要由支气管循环供应
   D. 肺的气体交换功能主要由肺循环执行
   E. 肺动脉携带静脉血，肺静脉输送动脉血
8. 婴儿哭闹时腹股沟部出现一肿块，安静时肿块消失，诊断为腹股沟斜疝，目前的治疗原则是
   A. 择期手术
   B. 紧急手术
   C. 暂不手术
   D. 早期手术
   E. 禁忌手术
9. 若结核菌素试验阳性，新患麻疹的患儿应当
   A. 短程疗法
   B. 标准疗法
   C. 强化治疗
   D. 巩固治疗
   E. 预防性化疗

10. 下列引起上消化道出血的疾病中，最为常见的是

A. 食管胃底静脉曲张破裂

B. 急性胃炎

C. 消化性溃疡

D. 胃癌

E. 食管癌

11. 长途行军导致第 2、3 跖骨骨折的原因为

A. 间接暴力

B. 直接暴力

C. 肌肉牵拉

D. 疲劳性骨折

E. 病理性骨折

12. 系统性红斑狼疮（SLE）的发病与下列哪种因素无关

A. 遗传

B. 雌激素

C. 败血症

D. 紫外线

E. 病毒感染

13. 爪形手的常见原因是骨折造成

A. 愈合障碍

B. 关节僵硬

C. 损伤性骨化

D. 缺血性肌挛缩

E. 缺血性骨坏死

14. 可以采用择期手术的疾病是

A. 肝癌

B. 腹外疝

C. 脾破裂

D. 嵌顿疝

E. 肠扭转

15. 诊断肾结核最可靠的依据是

A. 尿中找到抗酸杆菌

B. 尿培养结核分枝杆菌阳性

C. 附睾触及结节

D. 尿中有大量脓细胞

E. 膀胱镜见到膀胱黏膜有溃疡炎症

16. 出现方肩畸形的原因是

A. 锁骨骨折

B. 肩关节盂空虚

C. 肱三头肌撕裂伤

D. 上臂明显肿胀

E. 肱骨外科颈骨折

17. 对诊断腰椎管狭窄症有主要意义的体征是

A. 脊柱侧弯

B. 腰部后伸受限和压痛

C. 踝反射减弱或消失

D. 直腿抬高试验阳性

E. 病变间隙的棘突压痛

18. 最有助于诊断肺脓肿的症状是

A. 呼吸困难

B. 畏寒、高热

C. 咳嗽、咯血

D. 咳大量脓臭痰

E. 剧烈胸痛

19. 诊断骨肿瘤良恶性最主要的依据是

A. 实验室检查

B. 病情发展快

C. 临床表现明显

D. 病理组织学检查

E. X 线或同位素检查

20. 功能失调性子宫出血是指

A. 青春期或围绝经期妇女的异常出血

B. 生育期妇女子宫异常出血

C. 生殖器官无明显器质性病变的异常子宫出血

D. 绝经后妇女的异常出血

E. 人工流产术后妇女的异常出血

21. 护士在医疗过程中发现不良事件时，正确的做法是

A. 报告不良事件

B. 若当事人不是自己，可报可不报

C. 报告同事不良事件是“小人”的

做法

D. 如果别人不知道尽量化解

E. 若无不良后果，可报可不报

22. 下列护理人员的做法符合护理道德原则的是

A. 按照法律要求，给患者提供适度的信息供其选择

B. 发扬尊老爱幼道德风尚，优先护理年老及儿童患者

C. 护理患者时从实际出发，重点考虑医疗效率及经济利益

D. 向患者及家属隐瞒病情以保证工作不受干扰

E. 满足患者需求，对其言听计从，以保证患者利益

23. 最常见的引起再生障碍性贫血的药物是

A. 红霉素

B. 氯霉素

C. 乙酰螺旋霉素

D. 庆大霉素

E. 青霉素

24. 1 型糖尿病发生的主要原因是

A. 老年人肾小球排糖少

B. 吃糖过多，短期内无法排出

C. 胰岛素分泌绝对不足

D. 靶细胞对胰岛素敏感性降低

E. 老年人肾小管重吸收糖多

25. 传染病区别于其他疾病的最基本特征是

A. 有病原体

B. 有传染性

C. 有流行性

D. 有地方性和季节性

E. 有免疫性

26. 诊断急性胰腺炎时，血清淀粉酶至少应超过正常值的

A. 2 倍

B. 1 倍

C. 3 倍

D. 4 倍

E. 5 倍

27. 急性细菌性痢疾患者出现里急后重感提示病变侵及

A. 乙状结肠

B. 直肠

C. 升结肠

D. 回肠末端

E. 降结肠

28. 手术前患者最常见的护理诊断是

A. 营养失调

B. 体液不足

C. 体温过高

D. 焦虑或恐惧

E. 疼痛

29. 血栓闭塞性脉管炎患者夜间常屈膝抱足而坐的主要原因是

A. 静息痛

B. 肢体感觉迟钝

C. 肢端麻木

D. 下肢发凉

E. 下肢游走性浅静脉炎

30. 引起细菌性腺样体炎最主要的致病菌为

A. 葡萄球菌

B. 溶血性链球菌

C. 肺炎克雷伯菌

D. 肺炎链球菌

E. 大肠埃希菌

31. 属于肾性肾衰竭的病因是

A. 肾中毒

B. 前列腺增生

C. 双侧输尿管结石

D. 大出血、休克

E. 盆腔肿瘤压迫输尿管

32. 弥散性血管内凝血（DIC）最常见的原因是

A. 严重感染

B. 严重创伤

C. 休克早期

D. 恶性肿瘤

E. 休克晚期

33. 小儿无尿是指 24 小时尿量少于

A. 20ml

B. 0ml

C. 50ml

D. 80ml

E. 100ml

34. 原发性不孕症的定义是指

A. 育龄妇女，婚后性生活正常，未避孕，同居 2 年未孕者

B. 育龄妇女，婚后性生活正常，未避孕，同居 1 年未孕者

C. 夫妇同居，性生活正常，虽第 1 次婚姻曾生育，此后未避孕，1 年未孕者

D. 夫妇同居，性生活正常，第 1 次婚姻曾生育，再婚后未避孕，2 年未孕者

E. 夫妇同居后 1 年未孕，一方有无法纠正的解剖生理缺陷者

35. 确诊菌血症的依据是

A. 全身中毒症状

B. 起病急骤，寒战高热

C. 白细胞计数增多

D. 血细菌培养阳性

E. 由原发感染病灶

36. 由细菌导致的传染病是

A. 水痘

B. 麻疹

C. 腮腺炎

D. 百日咳

E. 幼儿急疹

37. 腰椎间盘突出症的基本病因是

A. 妊娠

B. 车祸撞伤腰椎

C. 腰部急性损伤

D. 椎间盘退行性变

E. 长期反复弯腰扭转

38. 按照《中国成人超重和肥胖症预防控制指南》，肥胖是指身体质量指数（BMI）大于或等于

A. 18.5

B. 20

C. 21

D. 23

E. 25

39. 各型休克最基本的病理生理变化是

A. 组织缺氧

B. 代谢改变

C. 血压下降

D. 重要脏器受损

E. 微循环灌注不足

40. 高血压的非药物治疗中，限制钠盐摄入是指

A. 每日食盐摄入量不超过 10g

B. 每日食盐摄入量不超过 12g

C. 每日食盐摄入量不超过 8g

D. 每日食盐摄入量不超过 6g

E. 每日食盐摄入量不超过 3g

41. 引起心前区疼痛最常见的病因是

A. 肺栓塞

B. 心脏神经症

C. 心绞痛、心肌梗死

D. 急性心包炎

E. 病态窦房结综合征

42. 婴儿时，以下能量消耗占所需总能量的比例最大的一项是

A. 基础代谢所需

B. 生长发育所需

C. 食物的特殊动力作用

D. 活动所需

E. 排泄损失能量

43. 婴儿能够有意识地叫出“爸爸”“妈妈”的月份是

A. 2个月
B. 6个月
C. 8个月
D. 10个月
E. 12个月

44. 新生儿视觉的清晰范围为
A. 5~10cm
B. 10~15cm
C. 15~20cm
D. 20~30cm
E. 30~60cm

45. 胎头的最大横径是
A. 枕下前囟径
B. 枕额径
C. 枕颏径
D. 双顶径
E. 双颞径

46. 关于蜕膜的概念，正确的是
A. 受精卵着床后，子宫内膜发生蜕膜变化
B. 覆盖在囊胚上的蜕膜称为真蜕膜
C. 与极滋养层接触的蜕膜称为包蜕膜
D. 除真蜕膜、包蜕膜外覆盖在子宫腔内的蜕膜为底蜕膜
E. 蜕膜是发育成熟的胎盘的母体部分

47. 甲状腺功能亢进症（甲亢）患者术前需要服用的减少甲状腺素合成的药物是
A. 阿托品
B. 普萘洛尔
C. 硫氧嘧啶
D. 甲状腺素
E. 复方碘化钾

48. 风湿性心脏病最常见侵犯的瓣膜是
A. 主动脉瓣
B. 肺动脉瓣
C. 二尖瓣
D. 三尖瓣
E. 人工瓣膜

49. 能协助诊断子宫内膜癌经济有效的方法是
A. 分段诊刮
B. 诊断性刮宫
C. 宫腔冲洗法
D. 阴道后穹隆脱落法细胞学检查
E. 宫颈刮片检查

50. 下列哪项检查对肾盂肾炎有诊断价值
A. 尿常规示白细胞管型
B. 血尿素氮、肌酐升高
C. 尿红细胞大于3个/高倍视野
D. 内生肌酐清除率下降
E. 24小时尿蛋白定量

51. 小儿上部量等于下部量的年龄是
A. 新生儿
B. 1岁
C. 2岁
D. 6岁
E. 12岁

52. 以下关于代谢性酸中毒的叙述，不正确的是
A. 呼吸加深、加快
B. 常伴发高钾血症
C. 幽门梗阻患者易发生
D. 外科临床最常见的酸碱失衡类型
E. 重症患者常用5%碳酸氢钠溶液纠正

53. 维持细胞外液渗透压的重要离子是
A. K^+
B. Na^+
C. Mg^{2+}
D. H^+
E. Ca^{2+}

54. 低渗性脱水时，体液的容量变化特点为
A. 细胞外液正常，细胞内液减少
B. 细胞外液减少，细胞内液正常
C. 细胞外液显著减少，细胞内液轻度减少
D. 细胞外液轻度减少，细胞内液显著

减少

E. 细胞外液、内液按比例减少

55. 浅表痛为锐痛，其传入神经纤维是

A. A 纤维

B. B 纤维

C. C 纤维

D. Aγ 纤维

E. Aδ 纤维

56. 妊娠合并心脏病产妇，分娩时出现胎儿窘迫的原因是

A. 胎儿畸形

B. 胎儿先天性心脏病

C. 胎盘功能减退

D. 脐带血运受阻

E. 母体血氧含量不足

57. 关于心脏传导系统的说法，不正确的是

A. 心脏的传导系统由窦房结、结间束、房室结、左右束支和浦肯野纤维网组成

B. 传导系统的主要功能为产生并传导冲动，维持心脏的正常节律

C. 正常人由窦房结发放冲动

D. 心脏的正常起搏点是窦房结

E. 房室结具有自律性

58. 在我国，与原发性肝癌的发生关系最密切的是

A. 水土因素

B. 黄曲霉毒素

C. 肝炎后肝硬化

D. 酒精性肝硬化

E. 肝良性肿瘤恶变

59. 结核病最主要的传播途径是

A. 飞沫

B. 尘埃

C. 食物和水

D. 皮肤接触

E. 毛巾或餐具

60. 子宫脱垂是指宫颈外口达

A. 坐骨结节水平以下

B. 坐骨结节水平以上

C. 坐骨棘水平以上

D. 坐骨棘水平以下

E. 骶尾骨以下

61. 在下列病因中与子宫脱垂无关的是

A. 子宫增大以致压力增加

B. 盆底组织损伤

C. 子宫支持结构先天发育异常

D. 卵巢功能减退

E. 腹腔压力增加

62. 构成腹外疝疝囊的是

A. 脏腹膜

B. 壁腹膜

C. 腹壁肌

D. 腹壁筋膜

E. 腹壁皮肤

63. 导致子宫脱垂的最主要原因是

A. 子宫圆韧带松弛

B. 子宫阔韧带变厚

C. 卵巢悬韧带松弛

D. 子宫主韧带松弛

E. 盆底肌松弛

64. 导致发生自然流产的最主要原因是

A. 宫颈松弛

B. 染色体异常

C. 母儿血型不合

D. 内分泌功能失调

E. 子宫畸形

65. 肝硬化合并上消化道出血最主要的原因是

A. 缺乏维生素 K

B. 食管胃底静脉曲张破裂

C. 血小板减少

D. 凝血功能障碍

E. 胃溃疡活动性出血

66. 烧伤低血容量性休克常发生在伤后

A. 8 小时以内

B. 12 小时以内

C. 24 小时以内
D. 48 小时以内
E. 72 小时以内

67. 复苏药物的最主要的给药途径是
A. 心内注射
B. 肌内注射
C. 静脉注射
D. 皮下注射
E. 气管内给药

68. 关于极低出生体重儿的叙述正确的是
A. 出生体重不足 2500g
B. 出生体重不足 1500g
C. 出生体重不足 1000g
D. 出生体重不足 750g
E. 出生体重不足 500g

【A2 型题】

69. 患者，女性，25 岁。诊断为单纯性甲状腺肿，清晨测得脉率 110 次/分，血压 130/80mmHg。该患者还有可能存在
A. 轻度甲亢
B. 中度甲亢
C. 重度甲亢
D. 甲状腺功能减退症（甲减）
E. 基础代谢率正常

70. 患者，女性，38 岁。身体消瘦，近 2 周咳嗽、咳痰、低热、盗汗，应用抗生素静脉滴注 7 天，效果不明显，偶尔咳嗽痰中带血，胸部 X 线片显示右上肺有一不典型片状阴影。首先考虑的诊断是
A. 肺癌
B. 肺结核
C. 病毒性肺炎
D. 胸腔积液
E. 肺脓肿

71. 患者，男性，40 岁。行经尿道膀胱肿瘤电切术后 3 天，护理措施不正确的是
A. 心理护理
B. 导尿管护理
C. 饮食指导
D. 减少饮水量避免刺激
E. 加强基础护理

72. 孕妇，30 岁。孕 2 产 1，第 1 胎为剖宫产分娩，主因宫内妊娠 40^{+3} 周行常规产前检查就诊。产科检查：胎心率 132 次/分，臀先露，无子宫收缩，无阴道出血，未破膜，骨盆测量提示漏斗骨盆。产科 B 超：双顶径 10.3cm，股骨长 7.8cm。孕妇遵医生建议住院行剖宫产，术后回病房。为防止孕妇产后出血的发生，护士应密切观察
A. 术后 4 小时内阴道出血情况
B. 术后 4 小时内，血压、脉搏情况
C. 术后 2 小时内子宫收缩情况
D. 术后 2 小时内有无尿频或肛门坠胀感
E. 术后 4 小时内子宫收缩情况

73. 患儿，男性，5 岁。发热 2 天，体温高达 39℃，伴头痛咽痛，病后第 2 天从头部及躯干开始出现皮疹，呈向心性分布，确诊为水痘。对患儿的护理措施不正确的是
A. 卧床休息
B. 保持皮肤清洁，衣着宽松
C. 给予乙醇擦浴
D. 高热量、高维生素、高蛋白，易消化的流质或半流质饮食
E. 做好口腔护理

74. 患者，女性，45 岁。因严重感染入院。查体：T 39.5℃，P 90 次/分，R 25 次/分，BP 116/80mmHg。血气分析：PaO_2 55mmHg，$PaCO_2$ 30mmHg。首先考虑的是
A. 急性肾衰竭（ARF）
B. 急性呼吸窘迫综合征（ARDS）
C. DIC
D. 阿根廷出血热（AHF）

E. 多器官功能衰竭综合征（MODS）

75. 患者，女性，36 岁。因胸闷、气短前来就诊。查体：患者面颊与口唇轻度发绀，心前区可触及收缩期抬举性搏动，心尖区触及舒张期震颤，心尖区可听到第一心音亢进和舒张中期隆隆样杂音。最可能的诊断是

A. 二尖瓣关闭不全

B. 二尖瓣狭窄伴肺动脉高压

C. 二尖瓣狭窄

D. 三尖瓣狭窄

E. 三尖瓣狭窄伴右心室肥大

76. 患者，女性，32 岁。顺产后半年，自诉外阴“肿物”脱出，行动不便，腰骶酸痛。首先考虑的诊断是

A. 外阴癌

B. 外阴创伤

C. 前庭大腺囊肿

D. 子宫脱垂

E. 尿瘘

77. 某初产妇，孕 37 周，宫口开全半小时频频用力，未见胎头拨露。检查：宫底部为臀，腹部前方可触及胎儿小部分，未触及胎头。肛查胎头已达棘下 2cm，矢状缝与骨盆前后径一致，大囟门在前方。可以初步诊断为

A. 骨盆入口轻度狭窄

B. 骨盆入口头盆不称

C. 原发性子宫收缩无力

D. 持续性枕横位

E. 持续性枕后位

78. 患者，女性，33 岁。诊断为外阴癌。外阴癌中最常见的病理类型是

A. 基底细胞癌

B. 汗腺癌

C. 前庭大腺癌

D. 恶性黑色素瘤

E. 鳞状细胞癌

79. 患者，男性，60 岁。患有糖尿病 20 年。2 型糖尿病患者最常见的死亡原因是

A. 感染

B. 低血糖

C. 糖尿病肾病

D. 酮症酸中毒

E. 心脑血管意外

80. 某男孩，各种发育指标正常。其脊柱出现胸椎后凸的时间是

A. 出生时

B. 3 个月

C. 6 个月

D. 9 个月

E. 12 个月

81. 患者，男性，55 岁。由于肠结核发生肠瘘。肠瘘最常见的电解质紊乱是

A. 低钾、低钠

B. 低钾、高钠

C. 高钾、高钠

D. 高钾、低钠

E. 低钾、钠正常

82. 患者，男性，60 岁。因车祸后发生腹膜炎。急性腹膜炎患者发生休克的主要原因是

A. 剧烈腹痛

B. 大量呕吐失液

C. 呼吸循环功能不全

D. 胃肠道渗出液刺激

E. 毒素吸收及血容量减少

83. 患者，女性，33 岁。诊断为急性乳腺炎。急性乳腺炎常发生于

A. 产前 3~4 周

B. 产前 1~2 周

C. 产后 1~2 周

D. 产后 3~4 周

E. 产后 5~6 周

84. 患者，男性，50 岁。由于排尿灼烧感来医院检查，医师开具了尿液检查。普通

细菌培养每毫升尿细菌计数在

A. 10/ml 以上

B. 10^3/ml 以上

C. 10^5/ml 以上

D. 10^7/ml 以上

E. 10^9/ml 以上

85. 患者，男性，55 岁。因咯血被诊断为肺癌。在肺癌的普查和诊断中占重要地位的检查是

A. X 线检查

B. CT

C. 痰细胞学检查

D. MRI

E. 纤维支气管镜检查

【B 型题】

（86~87 题共用备选答案）

A. 腹壁浅动脉外侧，腹股沟韧带上方

B. 腹壁浅动脉内侧，腹股沟韧带上方

C. 腔隙韧带外侧，腹股沟韧带下方

D. 腹壁下动脉外侧，腹股沟韧带上方

E. 腹壁下动脉内侧，腹股沟韧带上方

86. 腹股沟斜疝的疝囊颈位于

87. 腹股沟直疝的疝囊颈位于

（88~89 题共用备选答案）

A. 50~100ml/kg

B. 100~120ml/kg

C. 120~150ml/kg

D. 150~180ml/kg

E. 180~200ml/kg

88. 小儿中度脱水入院第 1 天应供给的液体总量（在禁食情况下）为

89. 小儿重度脱水入院第 1 天应供给的液体总量（在禁食情况下）为

（90~91 题共用备选答案）

A. 雌激素

B. 孕激素

C. 雄激素

D. 黄体生成素

E. 卵泡刺激素

90. 可促进阴道上皮增生和角化的是

91. 可兴奋下丘脑体温调节中枢的是

（92~94 题共用备选答案）

A. 炎症性病变

B. 穿孔性病变

C. 出血性病变

D. 梗阻性病变

E. 绞窄性病变

92. 起病缓慢，持续性腹痛属于

93. 肝浊音界消失，X 线检查见膈下游离气体属于

94. 腹腔穿刺抽出不凝固血液属于

（95~97 题共用备选答案）

A. 盐酸

B. 胃蛋白酶原

C. 胃蛋白酶

D. 碱性黏液

E. 生长抑素

95. 胃黏膜主细胞可分泌

96. 胃黏膜壁细胞可分泌

97. 胃黏膜黏液细胞可分泌

（98~100 题共用备选答案）

A. 没有限制

B. 卧床休息为主，允许慢慢下床排尿、排便

C. 充分休息，增加睡眠

D. 绝对卧床休息

E. 避免重体力劳动

98. 心功能Ⅰ级应

99. 心功能Ⅱ级应

100. 心功能Ⅲ级应

参考答案

基础知识　优选卷一

【A1 型题】

1. C　2. E　3. B　4. C　5. D　6. A
7. B　8. C　9. E　10. C　11. D　12. C
13. D　14. B　15. B　16. B　17. B
18. D　19. D　20. C　21. A　22. A
23. B　24. C　25. B　26. C　27. B
28. D　29. A　30. B　31. A　32. A
33. C　34. A　35. D　36. D　37. D
38. E　39. E　40. D　41. C　42. A
43. D　44. C　45. D　46. A　47. C
48. C　49. A　50. A　51. E　52. C
53. B　54. C　55. E　56. E　57. A
58. C　59. A　60. D　61. A　62. B
63. E　64. B　65. B　66. D　67. C
68. B

【A2 型题】

69. B　70. B　71. D　72. C　73. C
74. B　75. C　76. D　77. E　78. E
79. E　80. C　81. A　82. E　83. D
84. C　85. A

【B 型题】

86. D　87. E　88. C　89. D　90. A
91. B　92. A　93. B　94. C　95. B
96. A　97. D　98. E　99. C　100. B

解　析

扫码查看
相关内容